エビデンスに基づく美容皮膚科治療

編集
宮地 良樹
京都大学名誉教授

葛西健一郎
葛西形成外科

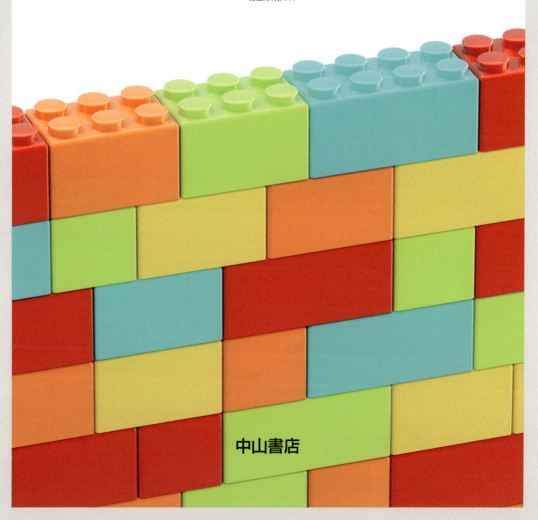

中山書店

本書で示されるエビデンスレベル

レベル 1		十二分のエビデンスがあり，明らかに推奨される
レベル 2		一定のエビデンスはある，状況により推奨してよい
レベル 3		エビデンスは少ない，エキスパートオピニオンの段階である
レベル 4		エビデンスはまだない，推奨できない
レベル 5		施行は好ましくないことを示すある程度以上のエビデンスがある

序

　エビデンスという言葉が医療の世界に登場したときに，毎日患者の診断と治療のみに忙殺されている臨床家としては，ずいぶん戸惑ったものである．臨床というものは，先人たちから脈々と語り継がれてきた経験とノウハウの膨大な蓄積であって，あんなうすっぺらな数十例の臨床試験で有意差が出たか出ないかなんてことには関係ないし，そんなことで伝統の治療法が「ガイド」される「ライン」が引かれたのでは，たまったものじゃない，という思いが強かった．しかし，その後時は流れ，本当に価値のある治療というものは，しっかりした臨床試験を実施すれば必ず有意差をもって有効という結果が出るということがだんだん明らかになり，逆に有効という結果の出ない治療法は，どれほど伝統があって広く用いられている方法であっても，何らかの問題があるのだということが明白になってきた．「エビデンス」は，現在ではもはや，医学の世界においては「真理」・「真実」に近い意味を獲得しているといっても過言ではない．

　ところが，エビデンスを測る尺度と美容治療はどうも相性が悪い．治療法が見えてしまうから二重盲検が設計しにくい．美容は客観的評価がされにくく，患者の主観的満足度が優先される傾向が強い．きれいになったかどうかは複数の要素から総合的に判断されるので，一つの介入の評価であっても，他要素の影響を否定できない．などの問題点が常に存在し，薬の有効性の評価などに比べて，良い臨床研究が進まないという根本的問題点がある．美容治療の現場にいる者としては悲しいことだが，美容治療に携わる臨床医の学術リテラシーのレベルが低いという現実も問題である．

　宮地先生から本書の企画のお話があったとき，実は私はこのような事情をよく考えたうえで「この企画はちょっと無理だと思います」と，一度はお断りした．宮地先生は「ガイドラインを作るわけじゃないのだからもっと気楽に，一般皮膚科医が患者さんにその治療法のことを尋ねられたときに答えられる助けになればいいのです」とおっしゃったので，その意義に賛同して，やはり引き受けることにした．それにしても，執筆の先生方は大変だったと思う．自分も執筆にあたっては結構苦労した．治療法の極意を後輩に伝授する入門書なら何回も書いているが，その治療のエビデンスレベルを一般皮膚科医に知らせるというのは初めての経験で，どう書いたらよいのか悩ましいものであった．だから，逆に書く側こそ勉強になったといえるかもしれない．ともかく，本書の完成にあたり，難しい原稿をお書きくださった執筆の先生方，そして「レベルメーター」などの分かりやすいデザインで制作してくれた中山書店編集部の皆さん，さらに何よりも私にとって貴重な「考える機会」を与えてくださった宮地先生に深く感謝いたします．

　編者としては，本書が多くの読者の役に立つことを願っています．

2019年3月

葛西健一郎
葛西形成外科　院長

CONTENTS エビデンスに基づく美容皮膚科治療

1章 フィラー注入

- フィラー製剤の種類と選択 ……………………………… 岩城佳津美　2
- 解剖学的老化プロセスとフィラーの奏効機序 …………… 岩城佳津美　7
- シワの種類と注入法 ……………………………………… 岩城佳津美　14
- フィラー注入のゴール …………………………………… 岩城佳津美　23
- 効果の持続 ………………………………………………… 岩城佳津美　31
- 問題点と今後の課題 ……………………………………… 岩城佳津美　35

2章 ボトックス®注射

- 表情シワに対するボトックス®注射 ……………………… 古山登隆　42
- 多汗症に対するボトックス®注射 …………… 佐藤英明, 古山登隆　54
- 全般的エビデンスレベルと今後の展望 …………………… 古山登隆　59
- column 筋肉減量目的のボトックス®注射 ……… 佐藤英明, 古山登隆　61
- column マイクロボトックス ……………………………… 緒方寿夫　67

3章 エネルギーデバイスによるシワ・たるみ治療

- 各種エネルギーデバイスによるシワ・たるみ治療総論 …… 宮田成章　70
- RF（radiofrequency） …………………………………… 宮田成章　77
- HIFU（high intensity focused ultrasound） …………… 宮田成章　85
- IPL（近赤外線帯域）と複合機器 ………………………… 宮田成章　92
- 全般的エビデンスレベルと今後の展望 …………………… 宮田成章　97

4章 シワ・たるみのレーザー治療

- ロングパルスレーザー ………………………… 駒場千絵子, 河野太郎　100
- フラクショナルレーザー …………………………………… 河野太郎　105
- ピコ秒レーザー ……………………………………………… 河野太郎　110
- 全般的エビデンスレベルと今後の展望 …………………… 河野太郎　114

5章 シミのレーザー治療

- シミの分類と総論 ……………………………………………………… 葛西健一郎　118
- SKのレーザー治療 ……………………………………………………… 葛西健一郎　127
- ADMのレーザー治療 …………………………………………………… 葛西健一郎　134
- 肝斑の保存的治療とレーザー治療 ……………………………………… 葛西健一郎　140
- IPL・ロングパルスレーザー等によるノーダウンタイム治療 ………… 葛西健一郎　149

6章 ケミカルピーリングとその周辺

- ケミカルピーリングの概要 ……………………………………… 山下理絵, 近藤謙司　158
- ケミカルピーリングの適応, 禁忌およびガイドラインでの位置づけ　山下理絵, 近藤謙司　160
- 各ピーリング剤の作製方法と保存 ……………………………… 山下理絵, 近藤謙司　161
- 治療の実際―治療のコツと落とし穴 …………………………… 山下理絵, 近藤謙司　162
- 合併症と対策 ……………………………………………………… 山下理絵, 近藤謙司　167
- ケミカルピーリングに併用する機器を用いた治療 …………… 山下理絵, 近藤謙司　168
- 問題点と全般的エビデンスレベル, 今後の展望 ……………… 山下理絵, 近藤謙司　169

7章 機能性化粧品

- 美白剤 ……………………………………………………………………… 船坂陽子　172
- 機能性化粧品, 抗シワ化粧品 …………………………………………… 尾見徳弥　180

8章 AGA

- AGAの病態と基礎知識 …………………………………………………… 乾　重樹　192
- 奏効機序と臨床試験成績に基づくエビデンス ………………………… 乾　重樹　199
- 適応, 副作用, 問題点 …………………………………………………… 乾　重樹　205
- QOLへの対応―ウィッグの使用を含めて ……………………………… 乾　重樹　211
- 治療の全般的エビデンスレベルと今後の展望 ………………………… 乾　重樹　217

9章 レーザー脱毛

- 臨床医としての基礎知識 ………………………………………………… 北野幸恵　220
- 専門医としての治療アプローチ ………………………………………… 北野幸恵　231

索引 …………………………………………………………………………………………… 242

執筆者一覧 (執筆順)

岩城佳津美	いわきクリニック 形成外科・皮フ科
古山登隆	自由が丘クリニック
佐藤英明	自由が丘クリニック
緒方寿夫	南平台 緒方クリニック
宮田成章	みやた形成外科・皮ふクリニック
駒場千絵子	東海大学医学部外科学系形成外科学
河野太郎	東海大学医学部外科学系形成外科学
葛西健一郎	葛西形成外科
山下理絵	湘南藤沢形成外科クリニックR
近藤謙司	湘南藤沢形成外科クリニックR
船坂陽子	日本医科大学医学部皮膚科学
尾見徳弥	クイーンズスクエア 皮膚科・アレルギー科
乾　重樹	大阪大学大学院医学系研究科皮膚・毛髪再生医学寄附講座／心斎橋いぬい皮フ科
北野幸恵	千歳台きたのクリニック

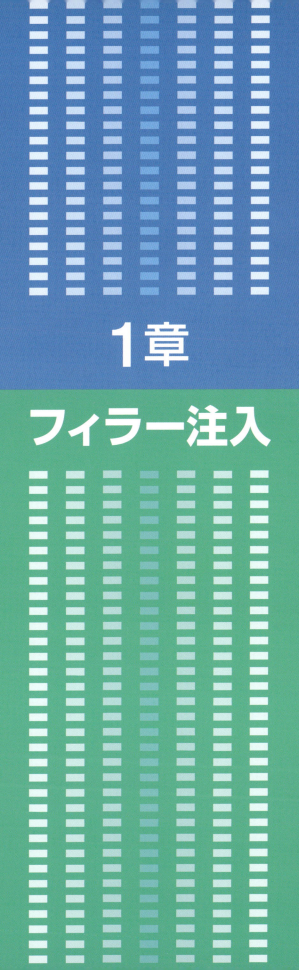

1章

フィラー注入

フィラー製剤の種類と選択

岩城佳津美（いわきクリニック形成外科・皮フ科）

> **本テーマのエビデンスレベル**
>
> フィラー注入には，安全性が高く吸収性の製剤を使用すべきである．
> ・コラーゲン製剤，ヒアルロン酸製剤の使用 → レベル1
> ・カルシウムハイドロキシアパタイト製剤，PCL（ポリカプロラクトン）製剤の使用 → レベル1
> ・非吸収性フィラー製剤全般の使用 → レベル5
> ・乳房増大目的のフィラー注入 → レベル4 （製剤によっては レベル5 ）

フィラー製剤の種類

フィラー注入治療においては，注入手技だけでなく，どのようなフィラー製剤を使用するかということが非常に重要である．自身が使用しない製剤であっても，患者が過去に注入を受けていたり，他院で施術を受けた後のトラブル相談に来院することもあるため，代表的なフィラー製剤の特徴は押さえておく必要がある．安全性のエビデンスが乏しい製剤，非吸収性の製剤は絶対に使用すべきではない．

吸収性フィラー

コラーゲン製剤

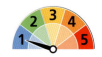

コラーゲン製剤は，注入剤として40年以上の歴史をもつ[1]．通常6か月程度で分解・吸収される．国内では，現在ウシ由来コラーゲン製剤として，コーケンアテロコラーゲンインプラント®（高研）（1％，2％，3％）が1986年から医療機器製造販売承認を受け，販売されている[*1]．ウシ由来原材料を使用した製剤ではBSE（牛海綿状脳症）など感染リスクへの対策が進められ，現在，ウシ由来コラーゲンは，隔離飼育された若いウシ（14か月齢～20か月齢）の皮膚組織から製造されている．また狂牛病の病原体は脳，脊髄，眼などの中枢神経に限られて存在しており，ウシ由来コラーゲン製剤の注入による狂牛病の感染リスクはほぼないと考えられる[*2]．

ウシ由来のコラーゲン製剤は，約3％[2]に遅延型アレルギー反応を起こすことがあるため，注入前に皮内テストが必要で，4週間の経過観察の後に実際の治療が可能となる．しかし，事前の皮内テストが陰性であったにもかかわらず，

---

*1 6.5％の製剤もあるが，販売承認を取得していない．

*2 参考サイトhttp://www.jaam.or.jp/collagen/collagen_safe/

注入後に遅延型アレルギー反応（注射部位の発赤・腫脹）を起こした症例を筆者は2～3例経験した．いずれもステロイド外用剤や内服などにより，時間とともに消失した．ウシ由来コラーゲンのほか，ブタ由来コラーゲンもあり，これはウシ由来のものよりもアレルギー反応を起こしにくいとされているが，異種動物由来のコラーゲンであるため，やはり皮内テストは必要である[3]．

これら異種動物由来のコラーゲンに対する過敏反応を回避するために，近年ヒト由来のコラーゲン製剤が製造されている．現在入手可能なヒトコラーゲン製剤として，Humallagen®*3 があり，皮内テストなしに使用できる．現在まで，問題となる副作用は筆者が確認した限り報告されておらず，筆者も頻用している．

*3
3.5%ヒト由来コラーゲン，Regenerative Medicine International, 米国）（通称，ベビーコラーゲン）．

コラーゲン製剤の適応部位は，真皮内～皮下浅層である．フィラー製剤の市場ではヒアルロン酸製剤が圧倒的なシェアを占めているが，真皮レベルの浅い小ジワや，目元のちょっとした陥凹など，コラーゲン製剤でなければ補正しにくい部位もあり[4]，フィラー治療にはやはり必要不可欠な製剤である．最後の仕上げに欠かせない，料理でいうところの塩・コショウ的存在である．

ヒアルロン酸製剤

現在最も多く使用され，フィラー製剤の主流となっているのがヒアルロン酸製剤である．ヒアルロン酸は，ムコ多糖類の一種で正常な皮膚の成分の一つである．器官または種特異性をもたないため，理論的にはアレルギー反応のリスクはないといってよい[5]．したがって，注入前の皮内テストは不要である．まれに報告されるアレルギー反応[6]は，製剤の生成過程で含まれる少量の蛋白質や架橋剤BDDEによるものであると考えられている．

BDDE
1,4-butanediol diglycidyl ether

現在使用されている製剤は，ほとんどのものが細菌発酵によって生成された非動物性安定化ヒアルロン酸である．弾性，凝集性，硬度などの性質が異なるヒアルロン酸製剤が多種発売されているが，これは架橋の程度，分子構造や分子量，ヒアルロン酸濃度などの違いによる．また，ヒアルロン酸を皮下に注入することによって生じる機械的な真皮の伸展刺激によって線維芽細胞が刺激され，コラーゲンの産生が促進されることが証明されている[7]．

---

column bio-stimulator としての働き

ラットの皮下にジュビダームビスタ®ウルトラプラスをボーラス注入したところ，ヒアルロン酸が徐々に線維芽細胞，コラーゲン線維，毛細血管，脂肪細胞から成る自家組織に置き換わっていき，注入64週後には形状は平坦化したものの，注入直後と同等のボリュームが維持されていた，という論文が，2018年Mochizukiらによって発表された[8]．カルシウムハイドロキシアパタイト製剤やPCL（ポリカプロラクトン）製剤と同様に，ヒアルロン酸製剤もバイオスティミュレーター（bio-stimulator）として働くことが証明されたことになる．

PCL
polycaprolactone

*4
Vitrase®（ヒツジ精巣由来），Hylenex®（ヒト由来）などがある．ヒト由来のほうがアレルギーのリスクが低いが，高価である．

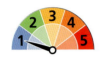

FDA
Food and Drug Administration（食品医薬品局）

注入されたヒアルロン酸製剤は，体内に存在するヒアルロン酸分解酵素により緩徐に分解・吸収されるが，その期間は製剤の性質や，生体側の諸条件により大幅に変動する．製剤の多様性と安全性，吸収性ではあるが適度な持続性，そしてトラブル発生時にはヒアルロニダーゼ製剤*4 を注射することによりすみやかに分解・除去できることが，ヒアルロン酸製剤が広く普及した要因であると考えられる．

カルシウムハイドロキシアパタイト製剤

カルシウムハイドロキシアパタイト製剤レディエッセ（RADIESSE®）（Merz，ドイツ）は，合成カルシウムハイドロキシアパタイトの球状マイクロ粒子（直径 25～45μm）30%と，キャリアジェル（カルボキシメチルセルロース）70%から成る（2006年FDA承認済み）．2016年には0.3%リドカイン含有のRADIESSE®（＋）が発売された．

注入後は9～12か月でマクロファージの貪食作用により分解される[9]．マクロファージが分解し始めると，カルシウムハイドロキシアパタイト粒子の周りに新しいコラーゲン線維が形成されることが証明されており[10]，ボリューム増加だけでなく，バイオスティミュレーターとしても使用される製剤である．口唇に注入した場合，（異物肉芽腫ではない）結節を生じることがあるため禁忌とされている[11]．

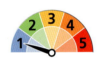

PCL製剤

吸収性縫合糸に使用されているPCL（ポリカプロラクトン）とキャリアジェル（カルボキシメチルセルロース）を主成分とするエランセ（ELLANSE®）（Sinclair Pharma，英国）は，吸収性ながら長期の持続性と，カルシウムハイドロキシアパタイト製剤同様，コラーゲン形成誘導作用が証明されており[12]，バイオスティミュレーターとして近年再び注目を浴びている．

その他の吸収性フィラー

日本ではほとんど使用されていないが，ポリ-L-乳酸製剤やヒアルロン酸とデキストランモノマー粒子の混合物から成る製剤などがある．ポリ-L-乳酸製剤は，注射後徐々に容量が増大し，5～6か月で最大になるため，それを予測して注入する必要がある[13]．また，遅発性異物肉芽腫を生じることがあると報告されている[14]．

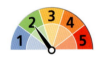

■ 非吸収性フィラー

非吸収性のフィラーは，注入結果が好ましくない場合の修正が困難である．また，注入されたフィラーは組織内にびまん性に存在するため，何か問題が生じたときに，フィラーのみを除去することが非常に困難で，組織ごと外科的に切除するしかない．いずれの製剤も，長期的に異物肉芽腫[15]や局所的な細菌感染による小結節の発生[16]，その他，感染，皮膚潰瘍，皮膚の感覚異常，製剤の移動，骨侵食などの有害事象が多数報告されており，<u>絶対に使用すべきではない</u>*5．

非吸収性フィラーの代表的なものとして，ポリアクリルアミドハイドロゲル（アクアミド〈Aquamid®〉），ヒアルロン酸混合アクリルハイドロジェル（ダーマライブ〈Dermalive®〉）などがあり，ネットで検索してみると，日本でもいまだにこれらの製剤を扱っているクリニックが多数あるのが現状である．

また近年日本でも乳房増大に使用され始めた**アクアフィリング**（Biomedica spol. s.r.o. チェコ）は，長期の安全性が確立されておらず[17]，美容大国である韓国の韓国乳房美容再建外科学会からも「乳房増大のためのアクアフィリングの使用に関する声明」[18] *6 が2016年に出され，日本美容外科学会（JSAPS）も注意喚起を行っている．そもそも米国FDAは乳房増大にフィラーを用いることを許可していない[19]．

使用すべき製剤

日本では，2014年にアラガンジャパン社，2015年にガルデルマ社のヒアルロン酸製剤が厚生労働省の製造販売承認を取得している．ヒアルロン酸製剤は高度管理医療機器*7 に分類されており，第1選択として承認品を使用すべきであると考える．ただし国内承認品だけでは，多様な施術をカバーしきれないことも事実である．

筆者も承認品に加え，いくつかのフィラー製剤を取りそろえているが，導入基準としては，完全吸収性フィラーであること，安全な成分のみで構成されていること，製造メーカーが信頼できること，安全性に関するデータが豊富であること（長期の安全性が確認されていることが望ましい）に加え，FDA承認，CEマーク*8 取得の有無なども考慮し，製剤を選択している．「新しい」とされる材料のフィラー製剤は，長期の安全性が確認されるまで使用を避けるべきである．

以下に，臨床試験データが豊富で，安心して使用できるフィラー製剤をいくつかあげておく（2018年現在）．

ヒアルロン酸

- ジュビダームシリーズ（アラガンジャパン，日本）：2014年にジュビダームビスタ® ウルトラ，ジュビダームビスタ® ウルトラ プラス，0.3%リドカイン含有のジュビダームビスタ® ウルトラ XC，ジュビダームビスタ® ウルトラ プラス XCが，2016年にジュビダームビスタ® ボリューマ XCが医療機器製造販売承認を取得済み．加えて2018年6月にジュビダームビスタ® ボリフト XCも医療機器製造販売承認を取得した．
- レスチレンシリーズ（ガルデルマ，日本）：レスチレン® リド，レスチレンリフト® リド（いずれも0.3%リドカイン含有）．2015年に医療機器製造販売承認を取得済み．
- テオシアルシリーズ（Teoxane，スイス）：TEOSYAL® RHA シリーズ 1〜4番（治療部位により選択．いずれも0.3%リドカイン含有）をはじめ，豊富な

---

*5
パラフィン，シリコンゲルなどは，多くの悲惨な晩発性トラブルを引き起こしたため，現在では使用されなくなっているが，何十年も前に注入されたこれらの注入剤によるトラブルが現在でも報告されている．

（製剤によってはレベル 5）

*6
「長期の安全性の十分な証拠が集積され検証されるまで，乳房増大のためのアクアフィリングの使用にはっきりと反対する．」と明記されている．

JSAPS
Japan Society of Aesthetic Plastic Surgery

*7 高度管理医療機器
薬事法により，使用中に障害が起きた場合，生命や健康に重大な影響を与えるおそれがあるため，適正な管理が必要とされている医療機器．

*8 CEマーク
EU（欧州連合）加盟国の安全基準を満たしていることを証明するマーク．

ラインナップを取りそろえている．

- その他，ベロテロシリーズ（Merz，ドイツ）や，クレヴィエルシリーズ（PharmaResearch Products，韓国）など．

コラーゲン

- コーケンアテロコラーゲンインプラント（高研）：ウシ由来のコラーゲン製剤のため，皮内テストが必要である．濃度は3％，2％，1％の3種類がある[*9]

カルシウムハイドロキシアパタイト

- レディエッセ（RADIESSE®）（Merz，ドイツ）：2006年FDA承認．

[*9] 本製剤は国内唯一の承認済みコラーゲン製剤であるが，皮内テストが必要なことやアレルギーのリスクなどもあり，国内では圧倒的にヒトコラーゲン製剤Humallagen®が使用されている．

文献

1) Knapp TR, et al. Injectable collagen for soft tissue augmentation. Plast Reconstr Surg 1977；60：398-405.
2) Kamer FM, Churukian MM. Clinical use of injectable collagen：a three-year retrospective review. Arch Otolaryngol 1984；110：93-8.
3) 征矢野進一．実践アトラス 美容外科注入療法．東京：全日本病院出版会；2014．p.3-15.
4) 岩城佳津美．（フィラー）注入によるシワ治療．Bella Pelle 2017；2：28-32.
5) Larsen N, et al. Hylan gel biomaterial：dermal and immunologic compatibility. J Biomed Mater Res 1993；27：1129-34.
6) Lupton JR, Alster TS. Cutaneous hypersensitivity reaction to injectable hyaluronic acid gel. Dermatol Surg 2000；26：135-7.
7) Wang F, et al. In vivo stimulation of de novo collagen production caused by cross-linked hyaluronic acid dermal filler injections in photodamaged human skin. Arch Dermatol 2007；143：155-63.
8) Mochizuki M, et al. Evaluation of the in vivo kinetics and biostimulatory effects of subcutaneously injected hyaluronic acid filler. Plast Reconstr Surg 2018；142：112-21.
9) Drobeck HP, et al. Histologic observation of soft tissue responses to implanted, multifaceted particles and discs of hydroxylapatite. J Oral Maxillofac Surg 1984；42：143-9.
10) Marmur ES, et al. Clinical, histologic and electron microscopic findings after injection of a calcium hydroxylapatite filler. J Cosmet Laser Ther 2004；6：223-6.
11) Duffy DM. Complications of fillers. Overview. Dermatol Surg 2005；31：1626-33.
12) Kim JA1, Van Abel D. Neocollagenesis in human tissue injected with a polycaprolactone-based dermal filler. J Cosmet Laser Ther 2015；17：99-101.
13) Moyle GJ, et al. Long-term safety and efficacy of poly-L-lactic acid in the treatment of HIV-related facial lipoatrophy. HIV Med 2006；7：181-5.
14) Dijkema SJ, et al. New-fill injections may induce late-onset foreign body granulomatous reaction. Plast Reconstr Surg 2005；115：76-8.
15) Ono S, et al. Complications after polyacrylamide hydrogel injection for soft-tissue augmentation. Plast Reconstr Surg 2010；126：1349-57.
16) Christensen L, et al. Adverse reactions following injection with a permanent facial filler polyacrylamide hydrogel（Aquamid）：causes and treatment. Eur J Plast Surg 2006；28：464-71.
17) Jung BK, et al. Complication of AQUAfilling® gel injection for breast augmentation：case report of one case and review of literature. Aesthetic Plast Surg 2018 27：1-5.
18) 乳房増大のためのアクアフィリングの使用に関する声明．http://www.jsaps.com/docs/info/170418_fulltext_jp.pdf
19) US Food and Drug Administration, Dermal Fillers（Soft Tissue Fillers）．https://www.fda.gov/MedicalDevices/ProductsandMedicalProcedures/CosmeticDevices/WrinkleFillers/default.htm

解剖学的老化プロセスとフィラーの奏効機序

岩城佳津美（いわきクリニック形成外科・皮フ科）

> **本テーマのエビデンスレベル**
>
> 製剤や注入法を適宜選択することによって多彩な効果を得ることができる．解剖学的老化プロセスについてはかなり詳細に解明されてきたが，まだまだ不明な点も残されている．
> ・フィラーの奏効機序　→ レベル1
> ・解剖学的老化プロセス　→ レベル2

フィラー注入で何ができるか

　ひと昔前は，皮膚の溝（シワ）直下にフィラーを注入し，シワを浅くするという注入法が主流であったが，製剤や注入技術の進歩により，フィラー注入で多彩な効果を得ることが可能になった（❶）．フィラー注入は，解剖学的要素を考慮しながら，これらの効果を組み合わせていく施術である．そこにフィラー

❶ ヒアルロン酸注入でできること

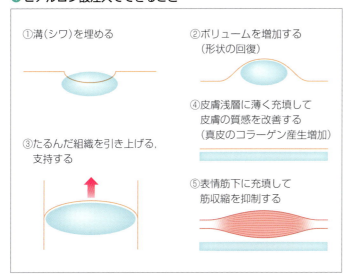

①〜⑤の効果は同時に得ることも可能である．たとえば，②のボリューム増加によって③や⑤の効果を同時に得ることができる．④は鈍針カニューレでの剝離操作による創傷治癒機転，および製剤がbio-stimulatorとして働くことによる（「フィラー製剤の種類と選択」の項参照）．

注入の醍醐味がある．

　一方，フィラー注入でできないことは，余剰皮膚を取り除くこと，脂肪の減量（増量，移動はある程度可能），骨の位置移動（骨の増量による前方移動はある程度可能だが，後退させることは不可能），眼窩などの穴を埋めることである[1]．

顔面の解剖学的老化プロセスとその対処法（奏効機序）

　顔面の解剖と解剖学的老化プロセスを理解しておくことは，フィラー注入を行う医師にとって最重要かつ必須事項である．フィラー注入で自然かつ美しい治療結果を得るためには，各パーツの不可逆的劣化（皮膚の伸展など）を考慮したうえで，老化プロセスを反転させるような作用が得られる注入を行うことが基本となる．

　顔面の老化は一言で集約すると，あらゆる層で生じる下垂と萎縮を主体とした複合的な変化の集積である．顔面の加齢は同時多発的に，そして相互作用を及ぼしながら進行していく[2]．顔面の層の基本構造は，下から顔面骨格，深層筋，深層脂肪，表情筋，浅層脂肪，皮膚となっており，脂肪コンパートメントや筋肉の間に線維性の結合組織である支持靱帯が存在している．ここでは，各層の加齢による変化とフィラーによる対処法（奏効機序）について述べる．

■ 顔面骨格

　加齢による萎縮の程度は，人種，性別，年齢によって個人差が大きく，特定の部位に選択的骨吸収が生じる[3]．生まれつき顔面骨格が脆弱な場合，早い年

❷ 選択的骨吸収の起こりやすい部位とフィラーによる補正

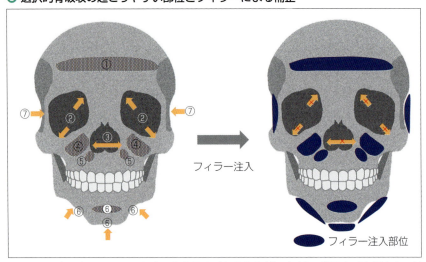

選択的骨吸収の起こりやすい部位は①前頭骨（水平3分割の中央），②眼窩（内側上方，外側下方に拡大），③梨状口（拡大），④⑤上顎骨（頰部前面と鼻翼付近が後退），⑥下顎骨（全体に萎縮），⑦側頭骨である．骨の萎縮変形部位にフィラーを注入し，その形状を補正する．

代から骨吸収が進行し，老けた顔貌となってしまう．そこで，萎縮の起こりやすい部位を理解しておく必要がある（❷）．

　フィラー注入において自然な外観を得るためには，この土台となる骨格の萎縮変形は重大な要素であるが，穴の開いている眼窩，梨状口以外の部位は，フィラーでその萎縮部分を補えば，ある程度形状を回復することが可能である（❷）．基本的に，萎縮変形部分の骨膜上に，あるいは部位によってはさらに上層にも重ねてフィラーを注入する．骨格の補正には粘性，弾性が高く，形状の保持に優れた製剤が適している．

■ 支持靱帯

　支持靱帯（retaining ligament）は，線維性の靱帯が骨（あるいは深在筋膜）から真皮までを貫通し，軟部組織を顔面骨格に固定している結合組織である．骨から真皮までを貫く真性支持靱帯と，深在筋膜から真皮まで伸びる柵状の偽性支持靱帯がある（❸）．

❸ 支持靱帯（retaining ligament）の模式図

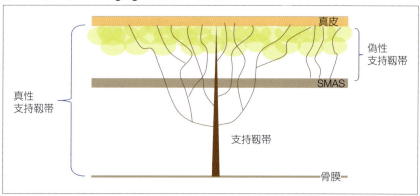

SMAS
superficial musculo-aponeurotic system

　支持靱帯は経年劣化により伸びてたるむが，骨と同様，たるみやすい部位がある[4,5]．主要な真性支持靱帯とたるみやすい部位を❹に示す．

　orbicularis retaining ligament と zygomatic ligament の2つの靱帯のたるみは，中顔面だけでなく下顔面にまで影響を及ぼす．maxillary ligament のたるみは，ほうれい線が深くなる要因となる．咬筋の内側に沿っている masseteric ligament は，下顎部のたるみ，マリオネットラインの形成に関与する[5]．靱帯のたるみは，外観に現れるシワやたるみと非常によく一致するため，支持靱帯の経年劣化が顔面の加齢変化の大きな一因となっていることがわかる（❺）．

　支持靱帯のたるみは，それを支える軟部組織のボリューム減少が大きな要因であるため，靱帯を支える部位にフィラーを注入することによってたるんだ靱帯を支持補強し，引き上げることができる（❻）．この靱帯を意識した注入法が近年主流になってきており，これは解剖学的に理にかなった注入手技である．

❹ 支持靱帯のたるみやすい部位

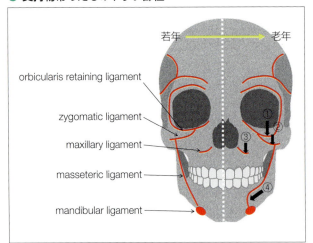

支持靱帯のたるみやすい部位：①orbicularis retaining ligamentの外側，②zygomatic ligamentの外側（①と②は同じ外側だが，上方のorbicularis retaining ligamentのほうがよりたるみの程度が大きい），③maxillary ligamentは下方に，④masseteric ligamentは内側下方にたるむ．

❺ 支持靱帯のたるみと外観のシワ，たるみ

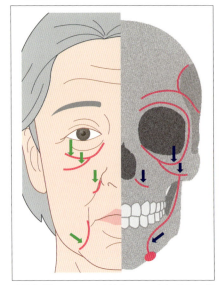

支持靱帯のたるみと外観のシワやたるみは非常によく一致する．

❻ 靱帯を支える部位へのフィラー注入

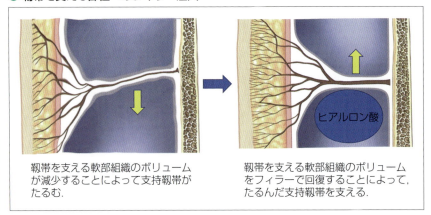

靱帯を支える軟部組織のボリュームが減少することによって支持靱帯がたるむ．

靱帯を支える軟部組織のボリュームをフィラーで回復することによって，たるんだ支持靱帯を支える．

脂肪コンパートメント

　顔面の脂肪は深層脂肪と浅層脂肪があり，それぞれのコンパートメント間には支持靱帯が存在する（❼）．基本的に，加齢とともに脂肪は萎縮していく．脂肪はクッションの中綿のように，顔面のふっくらした形状保持に重要で，とくに深層脂肪が萎縮するとやせこけた外観となってしまう．浅層脂肪が萎縮すると，コンパートメント間の境界が皮膚の溝として表面から認められるようになる[6]．

　萎縮した脂肪をフィラーで増量補正することによって，外観の形状が回復す

❼ 顔面の脂肪コンパートメント

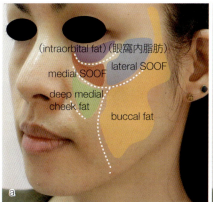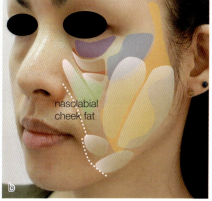

a：深層脂肪，b：浅層脂肪．白の点線：支持靱帯．

SOOF
suborbicularis oculi fat

るだけでなく，その境界にある支持靱帯も引き上がる（❶の②と③の効果を同時に得る注入）．また脂肪コンパートメントは個々に被膜に包まれているため，コンパートメントを意識して注入することにより，輪郭の形状デザインも可能となる（❽）．

筋肉（表情筋）

表情筋は骨格筋と異なり，骨に最低限しか固定されておらず，筋の停止が支持靱帯や軟部組織であるものが多い．表情筋そのものは常に使用されているため，骨格筋ほど加齢による萎縮変性は生じないが[7]，付着している靱帯や軟部組織の下垂に伴い，同時に下垂する．一部の表情筋には過緊張，菲薄化，肥大などの変化が生じる．

過収縮が整容的に問題となる部位として，額（前頭筋），顎（オトガイ筋）があるが，通常これらの表情筋の過収縮についてはボツリヌス毒素注射治療が一般的である．しかし，前頭筋へのボツリヌス毒素注射により，施術後に違和感や眼瞼下垂などが生じることがある．額や顎では，骨萎縮が筋の過収縮の一因となっているため，骨膜上にフィラーを注入することによって，筋の過収縮を抑制することができる．このフィラー注入は，ボツリヌス毒素注射に比べ，効果は穏やかであるが，眼瞼下垂がある患者にも施術可能で，同時に形状の補正効果も得られることがメリットである（❾）．

皮膚

皮膚は加齢とともに弾力性を失い，表面積が拡大する．高齢者へのフィラー注入においては，伸展してしまった皮膚がぴんと張るまで注入すると過矯正となり，不自然な仕上がりになってしまうため，皮膚の加齢変化を考慮しながら注入する必要がある．皮下浅層をカニューレで広範囲に剝離し，フィラーをシート状に薄く注入すれば，剝離操作による創傷治癒機転と製剤によるコラー

❽ SOOFへのフィラー注入

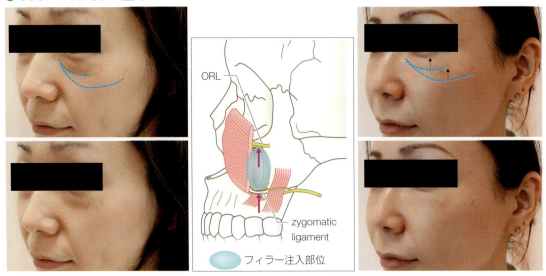

a：注入前　　　　　　　　　　　　　　　　　　　　b：SOOFにフィラーを0.7 mL注入後

orbicularis retaining ligament（ORL）とzygomatic ligamentの間に位置するSOOF（suborbicularis oculi fat）にフィラーを注入することによって，頬の形状が改善するとともに靱帯も引き上がる．

❾ 骨膜上へのフィラー注入

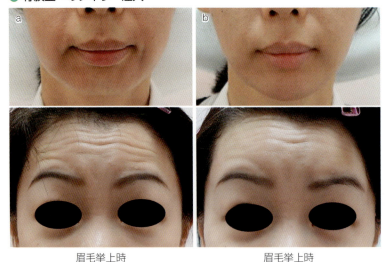

眉毛挙上時　　　　　　　　　　眉毛挙上時

a：注入前．b：注入後（上：レディエッセ1.5 mL，下：レディエッセ3.0 mL）．
骨膜上にフィラーを注入することによって，表情筋の過収縮を抑制すると同時に形状も補正することができる（❶の②と⑤の効果を同時に得る注入）．

ゲン産生促進作用によって，肌の張りや小ジワの改善が期待できる（❶の④）．

　注入に際しては，これら層ごとの変化だけでなく，他層および近隣組織との相互作用も考慮する必要がある．たとえば，orbicularis retaining ligamentは加齢とともに外側がたるむが，同時に靱帯が付着している眼窩も外側下方に拡

大するため，相互作用でさらに靱帯が下方に移動する．zygomatic ligamentは，外側がたるむと当時に，上顎骨の後退に伴い後方に引き込まれるなど，加齢変化には必ず相互作用が生じる．層ごとの変化とこれらの相互作用を考慮しながら，❶で示した注入効果を組み合わせて，加齢変化を反転させる注入を行う必要がある．

文献

1) 岩城佳津美．注入療法．最新美容皮膚科診療ナビゲーション．東京：秀潤社；2018．p.148-53．
2) Mendelson B, Wong CH. Anatomy of the aging face. In：Warren RJ, et al, editors. Plastic Surgery. Volume 2. 3rd ed. Elsevier Saunders；2012. p.78-92.
3) Mendelson B, Wong CH. Changes in the facial skeleton with aging：implications and clinical applications in facial rejuvenation. Aesthetic Plast Surg 2012；36：753-60.
4) Mendelson B, et al. Surgical anatomy of the midcheek：facial layers, spaces, and the midcheek segments. Clin Plast Surg 2008；35：395-404.
5) Mendelson B, et al. Surgical anatomy of the lower face：the premasseter space, the jowl, and the labiomandibular fold. Aesthetic Plast Surg 2008；32：185-95.
6) Pessa JE, Rohrich RJ. The cheek. In：Pessa JE, Rohrich RJ, editors. Facial Topography：Clinical Anatomy of the Face. St. Louis：Quality Medical Publishing；2012. p.47-93.
7) Penna V, et al. The aging lip：a comparative histological analysis of age-related changes in the upper lip complex. Plast Reconstr Surg 2009；124：624-8.

シワの種類と注入法

岩城佳津美（いわきクリニック形成外科・皮フ科）

> **本テーマのエビデンスレベル**
>
> シワが深くなる要因は，局所だけにあるのではない．重力によって軟部組織がずり落ち，靱帯などの固定された部位でせき止められ，シワやたるみとして現れる．さらに隣接する組織や異なる層からの二次的変化も加わるため，単に局所にフィラーを注入し，シワを埋め立てるだけでは自然かつ美しい改善は得られない．シワやたるみの成因を考慮し，解剖学的に理にかなった注入を行うことが重要である．注入手技については，これが正解というものはなく，各自で創意工夫すればよい．
>
> ・シワの種類とその注入法　→　レベル2

シワの分類

「シワ」は，皮膚の溝やくぼみをさすが，ひとことにシワといっても，その程度によって小ジワ（fine lines or wrinkles），中等度のシワ（fold or line），大ジワ（groove），さらにくぼみ（fossa）があり，また安静時には認めないが表情筋が収縮したときに出現する表情ジワ（expression wrinkles）がある．日本語ではすべて「シワ」の表記になってしまうが，英語表記にするとイメージがつかみやすい．

シワの深さや部位，成因によって適したフィラー製剤や注入テクニックを使い分ける必要がある．

シワの種類と注入法

小ジワに対する注入法[1]

光老化に伴う弾性線維の劣化や，表情筋が繰り返し収縮することによって皮膚に負荷がかかり小ジワが生じる．このような真皮レベルの浅いシワに対しては，単純に局所の溝を埋め立てるか，あるいは真皮層のコラーゲンを増加させるような注入（「解剖学的老化プロセスとフィラーの奏効機序」の❶ ④参照）を行う．目元周辺の真皮層〜皮下浅層にヒアルロン酸製剤を注入すると，ヒアルロン酸の吸水性によって後からミミズ腫れ（浮腫）になったり，チンダル現象[*1]によって製剤が青く透けて見えることがあるため，筆者は，目元周辺の補

*1 チンダル現象
皮膚の薄い部分の浅層にヒアルロン酸を注入すると，後から青く透けて見えてしまう現象．

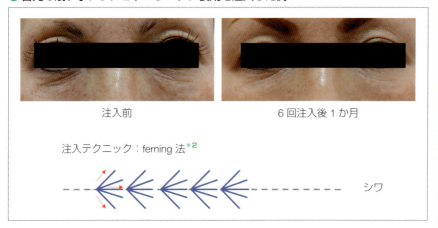

❶ 目元の浅い小ジワにヒトコラーゲン製剤を注入した例

注入前　　　　　　　　　6回注入後1か月

注入テクニック：ferning 法*2

シワ

*2　ferning 法

細かな fanning 法を繰り返していく注入法．シダ（fern）のように見えるためこのような呼称がついている．

正や非常に浅い小ジワへの注入にはヒトコラーゲン製剤 Humallagen® を使用している（❶）．

中等度のシワに対する注入法

中等度のシワとして，ほうれい線（nasolabial fold）*3，マリオネットライン（marionette line）が代表的である．一昔前は，シワの直下にのみフィラーを注入してシワを埋め立てていたが，これらのシワが深くなる原因は局所だけにあるのではなく，顔面上部や周辺組織からの影響によるところが大きいことがわかってきた．したがって，シワ直下への埋め立て注入だけでは，自然な改善を得ることができないばかりか，かえって不自然な仕上がりになってしまうこともある．そのため，シワが深くなる要因を解剖学的に理解し，その要因を解除するような注入を行う必要がある．とくに，マリオネットラインには顔面上部からのたるみが集約される．

代表的な中等度のシワへの注入法について述べる．

*3

p.28 症例2参照．

ほうれい線への注入（❷）

ほうれい線は，主として上顎骨の骨吸収による鼻翼基部のくぼみ，maxillary ligament のたるみに伴う深部脂肪の下垂，浅層脂肪である nasolabial cheek fat の下垂，皮膚の弾力性の低下，中顔面の表情筋過収縮など，複数の要因によって加齢とともに深く目立つようになる（❷a）．したがって，これらの要因を解除するような注入を組み合わせることによって，自然な改善が得られる（❷b）．

上顎骨の骨くぼみが大きい場合（触診と視診により判断）は，鼻翼基部の骨膜上に粘性・弾性の高いフィラーを片側 0.2〜0.4 mL 程度，ボーラス注入*4する．これによって，ほうれい線基部のくぼみが浅くなると同時に maxillary ligament を下から堤防のように支持し，上から深部脂肪がずり落ちるのを防ぐことができる．また加齢による maxillary ligament の伸展を遅延させ，たるみの予防効果も期待できる．さらに，加齢により広がった鼻翼の縮小効果も得られ

*4　ボーラス注入

フィラーを塊で注入する方法．

❷ ほうれい線が深くなる要因とそれに対する注入法

a：ほうれい線が深くなる要因

- maxillary ligament のたるみに伴う深部脂肪の下垂
- nasolabial cheek fat の下垂
- 上顎骨の骨吸収による鼻翼基部のくぼみ
- maxillary ligament

b：注入法

- 中顔面のリフティングポイントに注入し，皮膚ごと nasolabial cheek fat を引き上げる
- 必要に応じて，シワの埋め立て注入を追加する
- 鼻翼基部骨膜上へのボーラス注入により maxillary ligament を支持補強する

る．

　ほうれい線基部は，顔面（眼角）動脈が走行しているため，動脈塞栓の高リスクエリアであり，注入に際しては細心の注意が必要である．ほうれい線基部付近では，顔面（眼角）動脈は口角挙筋と上唇挙筋の間を走行しているため，安全な注入層は骨膜上か皮下浅層である[2]．リスクの高い中層への注入は避けるべきである．

　nasolabial cheek fat は，顔面上部（とくに中顔面）の下垂により，ほうれい線に覆いかぶさるように皮膚ごと下垂してくるので，これを引き上げるためには中顔面をリフトアップさせる注入が必要となる．これらの注入法を組み合わせ，ほうれい線を目立たせる要因となっている解剖学的な問題を解除した後，必要に応じてシワ直下の埋め立て注入を追加する．ただし，ほうれい線を完全に平坦にしてしまうと不自然な外観になってしまうため，年齢相応の補正にとどめるようにする．

　骨膜上への注入や中顔面のリフトアップには，形成性の良い粘性・弾性に富むフィラー製剤を使用する[*5]．シワの埋め立てには，なじみの良い中等度〜低度粘性，弾性のフィラー製剤を使用する[*6]．

　ほうれい線を浅くする目的で，上唇鼻翼挙筋や上唇挙筋にボツリヌス毒素を注射する方法もあるが[3]，厳密なコントロールが難しく，刺入部位や注入量によって不自然な表情になってしまう危険性があるため，筆者は行っていない．

[*5] ジュビダームビスタ® ボリューマ XC，レスチレン® リフトリド，レディエッセなど．

[*6] やや深めのシワにはジュビダームビスタ® ウルトラプラス，レスチレン® リフトリドなど，浅めのシワにはジュビダームビスタ® ボリフト，レスチレン® リドなど，真皮内には Humallagen®．

シワの種類と注入法

❸ マリオネットラインが深くなる要因とそれに対する注入法

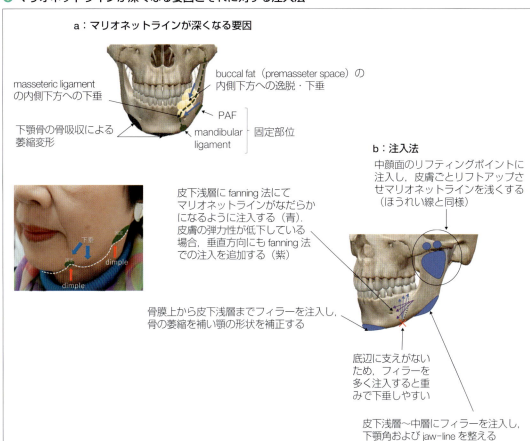

マリオネットラインへの注入 (❸)

　下顎骨の骨吸収による萎縮変形，広頸筋の弛緩（masseteric ligament の弛緩）に伴う premasseter space の拡大とそれに伴う buccal fat の前方下方への脱出[4]，皮膚の弾力性の低下など，あらゆるレベルにおける加齢性変化が複合的に合わさって下顎部のたるみが進行し，マリオネットラインが目立つようになる．さらに加えて，下顎ラインでは PAF と mandibular ligament 部において，皮膚が強固に骨格に固定されているため，そこに dimple が生じ，靱帯で固定された間の軟部組織が下垂し，jaw-line が独特の波打ち方（W 型）をするようになり，よりマリオネットラインが目立つ要因となる[5]（❸a）．

　マリオネットラインには，顔面上部からのたるみが集約されるため，ほうれい線と同様，最初に上・中顔面をリフトアップさせる注入を行う必要がある．そのうえで，必要に応じてマリオネットラインの埋め立て注入を追加する．マリオネットラインの埋め立ては，シワの直下だけでなく，fanning 法[*7]にてマリネットラインより内側にまで，シワがなだらかになるように注入する．高齢者の場合，皮膚の弾力性が低下しているため，その垂直方向にも fanning 法で

PAF
platysma-auricular fascia

*7 fanning 法（扇状刺入法）
刺入点から扇状に釘を刺入し，引きながらフィラーを注入する方法．

17

❹ midcheek groove とそれに対する注入法

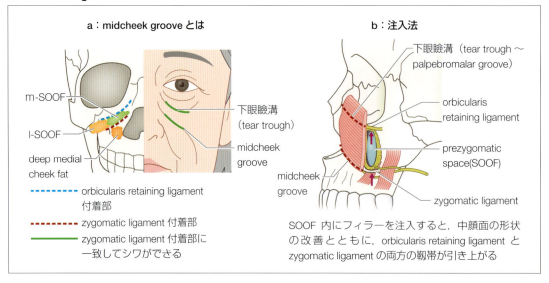

SOOF 内にフィラーを注入すると，中顔面の形状の改善とともに，orbicularis retaining ligament と zygomatic ligament の両方の靱帯が引き上がる

の注入を追加する．さらに W 型の jaw-line を滑らかに整えるが，靱帯で固定された間の下垂部分（❸ b の×印）は，底辺に支えとなる組織がないので，この部位にフィラーを多く注入すると，重みで余計に下垂してしまうため注意が必要である．注入する場合は，下顎骨のラインに沿って，前後をなだらかにつなぐ程度に少量のみとする．

■ 大ジワに対する注入法

　groove と表されるシワは，シワというより溝という表現のほうが適している．加齢に伴い，皮膚の大きな溝として現れる．代表的な大ジワとして，下眼瞼の溝（tear trough）と中顔面の溝（midcheek groove）があげられる．これらのシワが深くなると，下顔面にまでその影響が及ぶ．注入は，先に midcheek groove から補正し，その後 tear trough を補正する．

◀ midcheek groove への注入 ▶（❹）

　midcheek groove は SOOF 下縁に一致してできる溝で，通称ゴルゴライン*8 とよばれる．midcheek groove に一致して，上顎骨から真皮までを貫く真性支持靱帯 zygomatic ligament が付着しており，加齢に伴って靱帯の外側がたるむとともに，骨吸収による上顎骨の後退に伴い皮膚ごと内側に引き込まれるため，比較的早期からへこみが目立ってくる（❹ a）．また，頬部のふっくらとした丸い外観に大きく関与するのが，主として lateral SOOF（l-SOOF），medial SOOF（m-SOOF），deep medial cheek fat などの深層脂肪である．これら深層脂肪はそれぞれ被膜に包まれて独立しており，コンパートメントの容量をフィラーで調整することにより，頬の形状をデザインすることが可能である*9．

SOOF
suborbicularis oculi fat

＊8　ゴルゴライン
マンガ「ゴルゴ13」の主人公にある顔のラインからこのようによばれるようになった．

＊9
西洋人は lateral SOOF，東洋人は medial SOOF，deep medial cheek fat にボリュームがある輪郭を好む傾向にある．

❺ tear trough の構造とそれに対する注入法

a：tear trough の構造

眼輪筋・眼瞼部
眼輪筋・眼窩部
superficial fat
tear trough
皮膚を取り除いたところ

b：注入法

刺入点
眼窩下縁・上縁に沿って，眼輪筋下骨膜上にフィラーを注入する
補正が不十分な場合は，皮下浅層にごく微量注入を追加して調整する

　SOOFへのフィラー注入により上顎骨の減少を補い頬の丸みを回復させるとともに，たるんだ支持靱帯を引き上げる効果も同時に得られる[2]（❹b）．上顎骨の後退が著しい場合は，zygomatic ligament の伸展に限界があるため，midcheek groove を完全に消すことが難しく，過剰に注入すると靱帯の上下だけが膨らみ，余計に溝が目立つ場合があるので注意が必要である．midcheek groove への注入には，形状の保持に優れた高粘性・高弾性のフィラー製剤を使用する[*10]．

◆tear trough への注入　（❺）

　tear trough は，眼窩下縁内側から眼窩下縁に沿って瞳孔正中線まで伸びるダークでへこんだ溝で，解剖的に浅層脂肪が欠如しており，若年者にもみられる[6]．tear trough 部位の皮下は眼輪筋・眼窩部である．加齢に伴う眼窩の後退とtear trough上部の眼窩内脂肪の突出により徐々に目立つようになる（❺a）．tear trough への注入は，鈍針カニューレを用い，眼窩下縁・上縁に沿って，眼輪筋下にフィラーを注入する（❺b）．

　筆者は吸湿性が低く，チンダル現象の生じにくいヒアルロン酸製剤リデンシティⅡ®（Teoxane，スイス）を使用している．へこみの程度が大きい場合は，眼輪筋下への注入だけでは矯正不十分なため，ごく微量を皮下浅層に注入することがあるが，皮下浅層へのヒアルロン酸注入は，チンダル現象や後に過矯正になりやすいため，ヒトコラーゲン製剤 Humallagen® を使用している．

🟦 くぼみに対する注入法

　溝（groove）よりもさらに大きなくぼみ（fossa）は，もはやシワという表現には当てはまらないかもしれないが，フィラー注入によるシワ治療において，fossaへの注入は欠かせない．重要なくぼみ（fossa）は，temporal fossa（側頭窩）と，preauricular fossa（耳前窩）の2つである（❼a）．これらの部位のボ

*10
ジュビダームビスタ®ボリューマ XC，レスチレン®リフトリド，レディエッセなど．

> **column** midcheek groove 補正後に tear trough が目立つことが予想される場合

　SOOF にフィラーを注入し midcheek groove を補正すると，たるんでいた orbicularis retaining ligament が本来の位置に押し上げられ，SOOF のボリュームロスによって目立っていなかった tear trough が目立ってくることが多々ある[2]．これはあらかじめ予測が可能なので，中顔面（midcheek groove）の補正と同時に下眼瞼（tear trough）の補正も必要になることを，あらかじめ患者に説明しておく必要がある．注入は，midcheek groove→tear trough の順に行う（❻）．

❻ midcheek groove 補正後に tear trough が目立つことが予想される場合の対応

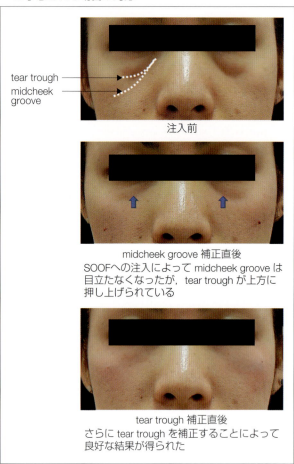

注入前

midcheek groove 補正直後
SOOFへの注入によって midcheek groove は目立たなくなったが，tear trough が上方に押し上げられている

tear trough 補正直後
さらに tear trough を補正することによって良好な結果が得られた

❼ 重要なくぼみ（fossa）とそれに対する注入法

a：くぼみ（fossa）

temporal fossa（側頭窩）
preauricular fossa（耳前窩）

b：注入法

zygomatic ligament
masseteric ligament

骨膜上にボーラス注入あるいは loose areolar connective tissue 層に fanning 法で注入

zygomatic ligament および masseteric ligament の両方が引き上がるポイントにフィラーで画鋲どめする要領でボーラス注入する

SMAS 上〜皮下浅層に fanning 法で，preauricular fossa が平らになるように注入する

下顔面にまで及ぶリフトアップ効果が得られる．

リュームが減少すると，下顔面にまでたるみが及ぶ．つまり，この2部位のボリュームをフィラーで補正することによって，顔全体のリフトアップ効果を得ることができる．とくに preauricular fossa は，midcheek groove と並んで最も重要なリフティング注入ポイントである．

◧temporal fossa（側頭窩）への注入▸（❼ b）

骨膜上にボーラス注入する．くぼみが大きい場合は，loose areolar connective tissue[*11]層へ鈍針カニューレを使用して fanning 法で注入を追加する．temporal fossa への注入により，ちょうどポニーテールを結わえたようなリフトアップ効果が得られる．

◧preauricular fossa（耳前窩）への注入▸（❼ b）

耳前部から鈍針カニューレを使用して，SMAS 上〜皮下浅層に fanning 法で注入する．preauricular fossa がくぼむと下顔面にまでたるみが及ぶため，ほうれい線，マリオネットライン，下顎部の補正には，この部位への注入が必要となる場合が多い．またリフトアップ効果を高めるためには，zygomatic ligament と masseteric ligament の両支持靱帯が引き上がる位置（頬骨縫合線付近）の頬骨弓・骨膜上にも，形状保持効果の高いフィラーを少量（0.5〜1.0 mL）ボーラス注入する．支持靱帯を頬骨弓に画鋲（押しピン）でとめるイメージである．

■ 表情ジワに対する注入法

安静時にはみられないが，表情筋の収縮に伴って出現する表情ジワの治療には，ボツリヌス毒素注射が一般的である．しかし，前額部へのボツリヌス毒素注射は，眼瞼下垂症がある場合は禁忌で，また違和感や瞼が重いなどの不快症状を伴うことがある．顎のオトガイ筋へのボツリヌス毒素注射も，食べ物がこぼれやすい，下唇と歯茎の間に食べ物が挟まりやすいなどの不快症状が出ることがある（とくに高齢者）．

*11
深側頭筋膜と側頭頭頂筋膜の間の疎な結合組織．

SMAS
superficial musculo-aponeurotic system

フィラー注入の場合は，表情筋下にフィラーを充填することによって，形状の補正と同時に筋の収縮を抑制し，表情ジワも緩和することができる．ボツリヌス毒素注射よりも効果は穏やかであるが，ボツリヌス毒素注射が適さない場合にも施術可能である（p.12 ❾）（「解剖学的老化プロセスとフィラーの奏効機序」の筋肉（表情筋）の項参照）．

注入のコツ

　実際の注入は，全体のバランスを考慮しつつ，各シワに対しテクニックを組み合わせて行う．美しく仕上げるコツは，年齢−5〜10歳相応の補正にとどめることである．たとえば，60歳の女性に真っ平らなほうれい線や，20代のような丸い頬は不自然な外観となる（症例は「フィラー注入のゴール」の項参照）．

文献

1) 岩城佳津美．（フィラー）注入によるシワ治療．Bella Pelle 2017；2：28-32.
2) 岩城佳津美．フェイシャル・フィラー—注入の極意と部位別テクニック．東京：克誠堂出版；2017.
3) 新橋武訳．de Maio M, Rzany B. 鼻唇溝．美容医療 ボツリヌストキシンを効果的に使うために．東京：克誠堂出版；2011．p.72-6.
4) Mendelson B, et al. Surgical anatomy of the lower face：the premasseter space, the jowl, and the labiomandibular fold. Aesthetic Plast Surg 2008；32：185-95.
5) 岩城佳津美．ヒアルロン酸およびレディエッセの注入手技①治療の基本と私の考え方．宮田成章編．Non-Surgical 美容医療超実践講座．東京：全日本病院出版会；2017．p.262-87.
6) Lemaire T. Infraorbital area：anatomy and dangers. In：Garcia P, et al, editors. Anatomy & Volumising Injections. Master collection 2. Paris：E2e Medical Publishing；2011. p.66-75.

フィラー注入のゴール

岩城佳津美（いわきクリニック形成外科・皮フ科）

> **本テーマのエビデンスレベル**
> 顔を美しく見せるには，全体のバランス（輪郭）が最も重要である．局所のシワ治療にとらわれず，常に全体のバランスと年齢相応の美しさを意識した注入を行うべきである．
> ・フィラー注入のゴール　→ レベル1

フィラー注入のゴールはどこか

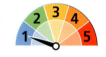

　筆者が注入療法を始めた20年前は，眉間やほうれい線など浅いシワの直下にコラーゲン製剤を注入し，シワを目立たなくするという手技が主流であった．その後，ヒアルロン酸製剤の出現によって，より深いシワも治療対象となったが，やはりシワの埋め立て注入が主流であった．その後，ヒアルロン酸製剤の進歩やカルシウムハイドロキシアパタイト製剤など，粘性・弾性に富むフィラー製剤の出現によって，シワの埋め立て注入に加え，皮下組織のボリュームをフィラーで増加させる手技が加わった．しかし，解剖学的な加齢機序を考慮せずに，ただへこんだ部分にフィラーを充塡していく注入手技によって，不自然に膨らんだ顔貌を呈してしまう，いわゆる over filled syndrome（過剰充塡症候群）が続出する結果となった．

　2010年ごろからは，顔面の解剖学的加齢機序に関する論文が多く発表され，その過程が明らかになるにつれ，解剖学的加齢機序を反転させるような作用を考慮した注入手技に変遷してきた．現在，フィラー注入のゴールは，一見して美しい輪郭をつくることだと筆者は考えている[1]*1．

　「見た目のよさ」に直接的に関与する視覚要素として，輪郭（形），色，テクスチャの3つが考えられ，そのうち輪郭（形）はとくに重要な要素といわれている[2]．人が対象物を見たとき，脳は最初に輪郭をとらえ，瞬時（1/1,000 msec以内）[3]にそれが美しいかどうかを鮮明かつ正確に判断する．したがって，輪郭が整っているということが見た目の美しさの最重要ポイントとなる．日本人の場合，逆卵型（oval face shape）の輪郭が美しい輪郭として好まれる傾向にある．また輪郭において，シンメトリー（左右対称性）も非常に重要な要素である[1]（❶）．逆に老化とは，一言で述べると輪郭が崩れていく過程ともいえる（❷）．

*1 術者の審美観と患者の希望にギャップがある場合の対応法は，患者教育である．患者教育もスキルの一つと考える．

❶ シンメトリー（左右対称性）の重要性

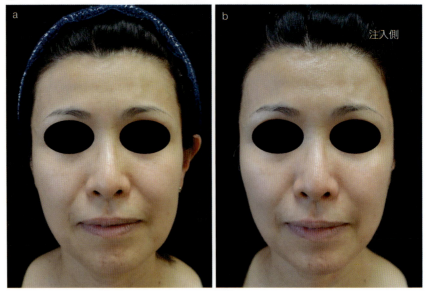

a：注入前．b：左半顔のみ注入後．注入前は輪郭に左右差（アシンメトリー）がみられる．たるみの程度が強い左半顔にのみヒアルロン酸注入を行い，輪郭をシンメトリー（左右対称）に整えた．右半顔には一切注入していないにもかかわらず，注入後は顔全体が引き締まった印象になり，若々しく見えるようになった．

❷ 加齢による輪郭の変化

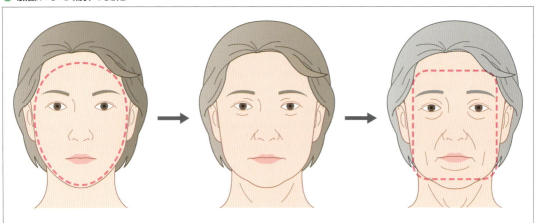

加齢とともに，萎縮と下垂によって逆卵型の輪郭の形状が崩れ，四角い輪郭に変化していく．

　　　フィラー注入を希望して来院する患者のほとんどは，ほうれい線など局所のシワの改善を希望するが，全体のバランス，つまり輪郭を整えるような施術を行っていかなければ，患者の満足度は低いものとなってしまう．患者が局所の治療を希望するのは，専門的な知識不足により，目につくシワを治せばもっと美しくなる，若々しくなると思い込んでいるからであって，最終的な患者の希望は「美しい顔」「若々しい顔」なのである．

輪郭にこだわった施術症例

症例1　30代女性

まずアセスメントから行う．

顔全体の評価 (❸)

輪郭の左右差（アシンメトリー）が目立つ

右半顔のほうがより輪郭が不整で，やせこけて貧相な外観に見える．左半顔のほうが，理想とされる逆卵型により近い輪郭となっている．したがって，この症例においては，左の輪郭の形状に，右の輪郭を近づけることを目標とする．

全体にやせこけた印象である

下垂とボリュームロスが生じると，やせこけて疲れた印象となり，へこんだところに影が生じ，顔全体が暗く見えるようになる．輪郭のラインにも不整がみられる．ボリュームが不足している部位の容量を補うことによって輪郭を補正し，下垂した部位を引き上げ，顔の影を消し，ふっくらとした健康的な輪郭を目標とする．

顔面の3分割（水平）による評価 (❹)

上顔面の評価

額全体に若干のボリュームロスがあるが，まだ補正が必要なほどではない．側頭部（こめかみ）がややへこんでいる．

中顔面の評価

midcheek groove領域のボリュームロスが大きく，くぼんでいる．ほうれい線基部にもくぼみがある．顔側面のpreauricular fossa（耳前窩）も，ボリュームロスによりへこんでいる（右＞左）．

❸ 症例1：30歳，女性．治療前

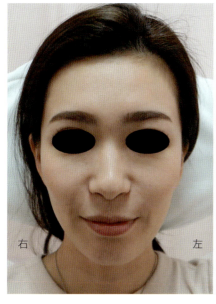
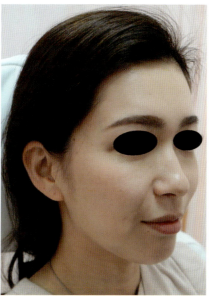

④ 症例1：顔面水平3分割での評価

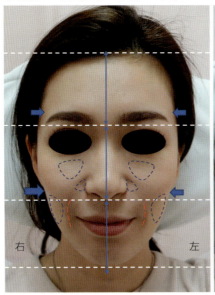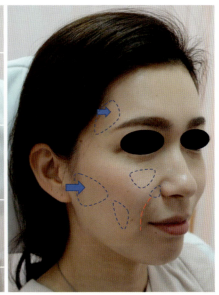

➡へこみが目立つ部位　----シワが目立つ部位
◯ボリュームロスにより陰影となっている部位

下顔面の評価

下顎部の長さが若干不足し，オトガイ筋の過緊張も若干認める．頬部下部にもくぼみがある．ほうれい線は若干認めるがさほど深くはない．

フィラー注入

実際の注入は，アセスメントでピックアップした部位をフィラーで補正していくが，一度にすべてを補正するにはかなりの注入量を要することになり，現実的に難しい．また，患者の治療希望部位と，注入が必要な部位に相違があることがほとんどである．したがって，初診時にアセスメントと治療計画（自然で美しい若返り効果を得るためには，どの部位へどの程度の量のフィラー注入が必要なのか，それがなぜ必要なのか）を丁寧に説明しておくことが重要である．患者教育も医師の重要なスキルの一つである．そのうえで，患者の予算と治療希望部位も考慮しつつ，毎回，最良の結果が得られるような注入を心がける．それによって患者との信頼関係が築かれ，次回の施術へとつながっていく．

この患者の場合は，約2年半にわたり計6回の施術（合計7.9 mL注入）を行った．症例1の注入経過を❺に，注入部位と量・製剤の種類を❻に示す．

注入後は，輪郭の左右差（アシンメトリー）が左右対称（シンメトリー）に近づき，全体の輪郭も理想形とする逆卵型に整った．また不足しているボリュームを補い，下垂した部位をリフトアップさせることによって顔の影が減少し，やせこけた印象からふっくらと健康的な印象になった．鼻筋を通すことは必ずしも必要ではないが，少しアクセントをつけることによって美しさが増す．また顎の形状を整えることによって，顔のバランスが非常に良くなり，なめ側面や側面視において美しい輪郭が得られている．

❺ 症例1:注入経過

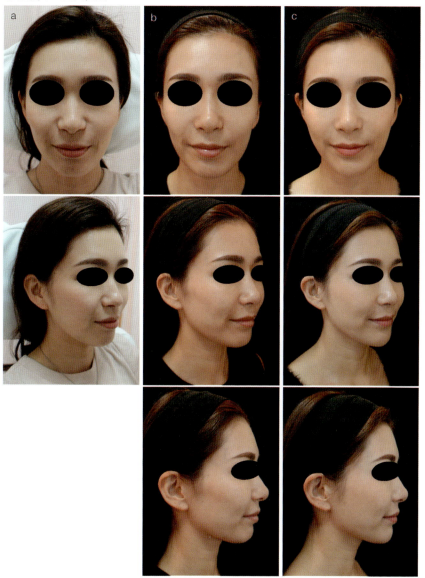

a:注入前,b:4回注入後,c:6回注入後.

　この仕上がりが,筆者が考えるフィラー注入のゴールである.これ以上の注入はかえって不自然さがでてくるため,今後は,この状態を維持するためのメンテナンス注入を1〜2年ごとに行っていく予定である.

症例2　50代女性

　まずアセスメントから行う.

顔全体の評価（❼）

下眼瞼〜中顔面の萎縮が目立つ

　下眼瞼の溝（tear trough），midcheek groove，およびほうれい線が深く，そ

❻ 症例1：6回施術の注入部位と量・製剤の種類

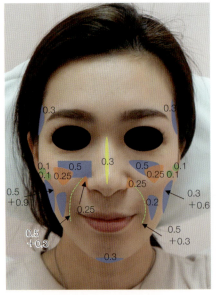

- ■ カルシウムハイドロキシアパタイト　レディエッセ（Merz, ドイツ）
- ■ ヒアルロン酸　テオシアル®RHA 3番（Teoxane, スイス）
- ■ ヒアルロン酸　ジュビダームビスタ®ウルトラXC（アラガンジャパン, 日本）
- ■ ヒアルロン酸　クレヴィエルコントゥール（AESTURA, 韓国）

❼ 症例2：50代，女性．治療前

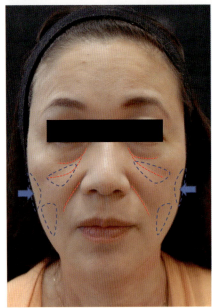 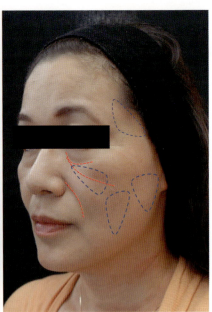

→ へこみが目立つ部位　--- シワが目立つ部位
◯ ボリュームロスにより陰影となっている部位

れによって顔に陰影が生じ，暗くやつれた印象である．

輪郭の左右差と頬部側面のやせによる下顎部のたるみが目立つ

頬部側面（preauricular fossa など）のボリュームロスは，下顔面に及ぶたるみの要因となる．

【フィラー注入】

年齢の割に下顎部の萎縮変形は少ないため，主として下眼瞼〜中顔面の補正

❽ 症例2：50代，女性

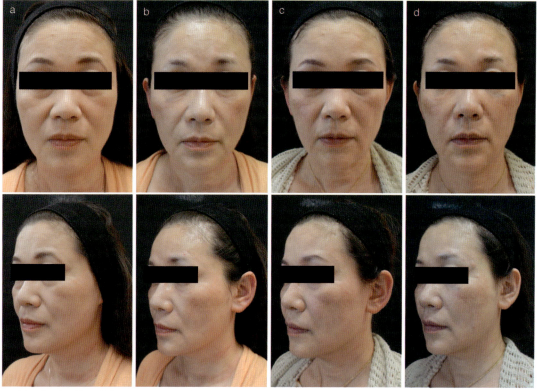

a：注入前，b：注入直後，c：4か月後（2回目注入前），d：2回目注入直後．

❾ 症例2：2回施術の注入部位と量・製剤の種類

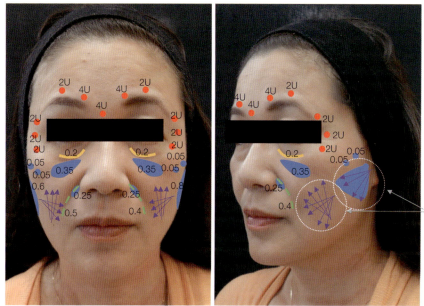

レディエッセを皮下浅層に薄く広く注入することによってバイオスティミュレーターとしての効果を期待

- ● ボツリヌス毒素製剤
- ← カルシウムハイドロキシアパタイト　レディエッセ（Merz，ドイツ）
- ヒアルロン酸　レスチレンリフト®リド（ガルデルマ，日本）
- ヒアルロン酸　ジュビダームビスタ®ボリューマ XC（アラガンジャパン，日本）
- ヒトコラーゲン製剤　Humallagen®（Regenerative Medicine International，米国）

と，頬部のリフティングポイントに注入し，たるんだ輪郭を引き上げることを目標とする．

　症例2の注入経過を❽に，注入部位と量・製剤の種類を❾に示す．

　注入後は，下眼瞼の溝（tear trough），midcheek groove がほとんど目立たなくなり，ほうれい線も浅くなっている．4.6 mL 増量しているにもかかわらず，フェイスラインがリフトアップしたことによって，顔が引き締まり小顔に見えるようになった．鼻翼基部への注入により小鼻縮小効果も得られている．年代を考慮し，頬部を膨らませすぎない，ほうれい線を浅くしすぎないことが重要である．年齢相応の仕上がりが自然な美しさを得るコツである．これ以降は効果維持のメンテナンス注入へと移行する．

文献

1) 岩城佳津美．注入療法．最新美容皮膚科診療ナビゲーション．東京：秀潤社；2018. p.148-53.
2) 酒井浩二，山本嘉一郎．形の感性を科学する．年報人間関係学 2005；8：25-32.
3) Olson IR, et al. Facial attractiveness is appraised in a glance. Emotion 2005；5：498-502.

効果の持続

岩城佳津美（いわきクリニック形成外科・皮フ科）

本テーマのエビデンスレベル

製剤よりも，注入される生体側の条件（年齢，シワの深さ，皮膚や皮下組織の性状など）の統一化が困難であり，フィラーの効果持続期間を一概に述べるのは難しい．吸収性のフィラーであっても，繰り返しの注入によって効果が長期（半永久的？）維持されるようになることは臨床的に明らかであるが，その機序はまだ明確になっていない部分も多い．

・効果の維持について　→　レベル2〜レベル3

各製剤の効果持続期間

各製剤には，メーカーが謳っている効果持続期間がある．主にほうれい線へ注入を行い，効果の持続期間を観察したものに基づいている[1]．ヒアルロン酸製剤は9〜24か月[2,3]*1，カルシウムハイドロキシアパタイト製剤は12か月以上[4]，PCL（ポリカプロラクトン）製剤では1〜4年効果が持続するタイプもある[5]．

しかし実際の効果持続期間は，いずれの製剤においても，判定方法や生体側の条件（年齢，皮膚の構造，生活習慣など），注入する部位・深さ・量，注入部位の可動性，注入技術などによってかなりの差が生じる．また効果が消失する前に再注入を行うと，効果持続期間が長くなる[1]．

*1 製剤の特性により異なる．

PCL
polycaprolactone

実際の効果持続期間

実際の施術において，筆者の20年の臨床経験上から以下の事象が明らかである．

1）mass（塊）で注入するほうが吸収が遅い（❶）．

たとえば，4 mLのフィラーをmass（塊）で注入した場合と，1 mL×4個注入した場合，後者のほうが表面積は4倍となる*2．したがって同量注入の場合では，できるだけ大きなmass（塊）で注入したほうが免疫学的な分解機序にさらされる表面積が少なくなるため，フィラーの吸収がそれだけ遅延すると考えられる[6]．

2）ヒアルロン酸製剤は吸収性フィラーであるが，明らかに長期にわたって

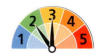

*2 $S=4\pi r^2, V=\frac{4}{3}\pi r^3$より．

❶ 注入方法によって表面積が4倍になる

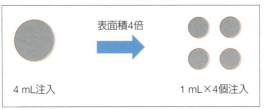

4 mL注入　　　　1 mL×4個注入

❷ ヒアルロン酸による豊胸術後のしこり

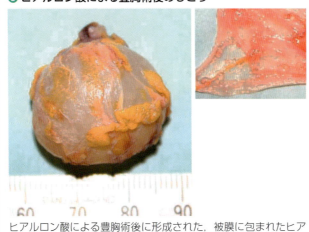

ヒアルロン酸による豊胸術後に形成された，被膜に包まれたヒアルロン酸塊．被膜内部には透明のヒアルロン酸の粒が確認できる．一見アテロームに似るが，被膜は非常に薄く破れやすい．
(ヴェリテクリニック名古屋院院長　李 政秀先生のご厚意により提供)

フィラー塊が残存することがある（とくに目元，頬部，ほうれい線など）．

　ヒアルロン酸はアレルギー反応を起こしにくいとはいえ，異物には違いないため，皮下にmass（塊）としてある程度の期間とどまると，mass（塊）の周囲に線維性の被膜が形成され，代謝吸収されなくなってしまうことがある[7]（❷）．また，目元などある特定の部位ではヒアルロン酸の代謝が非常に遅延するのではないかと予測されているが，明確な根拠はなく，あくまでも仮説である[8]．

3）いずれの製剤においても，再注入を繰り返すことによって効果が定着し，長期持続するようになる．

　1），2）の理由，およびバイオスティミュレーター（bio-stimulator）として働く製剤（「フィラー製剤の種類と選択」の項参照）は自家組織を増加させるため，繰り返しの注入を行えば，これらの作用の相乗効果により効果が長期維持できるようになると考えられる．長期効果維持症例を❸に示す．

4）顔面骨格が脆弱，および皮下組織がルーズで皮膚にはりがないやせ形の患者は，皮下組織がタイトで顔面骨格がしっかりしている患者と比して明らかにフィラーの吸収が速く，繰り返しの注入によっても効果が定着しにくい（❹）．

❸ 長期効果維持症例

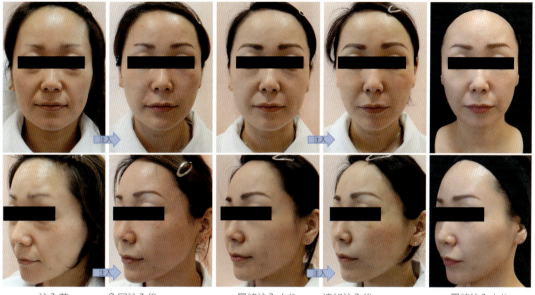

注入前 　　3回注入後　　➡　最終注入より　　追加注入後　　➡　最終注入より
　　　　　（注入量9.7 mL）　1年4か月後　　（注入量3.0 mL）　　2年後

3回注入後1年4か月の時点では，注入後より20～40%程度のボリューム減少が生じている印象だが，さらに追加注入を行った後は，2年経過しても10～20%程度のボリューム減少にとどまっている．とくに，斜め側面写真においては，注入前に比べ，3回注入後から継続的に良い状態のまま維持できている．主として使用した製剤は，カルシウムハイドロキシアパタイト製剤とヒアルロン酸製剤であるが，いずれもバイオスティミュレーター（bio-stimulator）として作用する．

❹ 顔面骨格が脆弱なやせ形の患者の場合のフィラー吸収

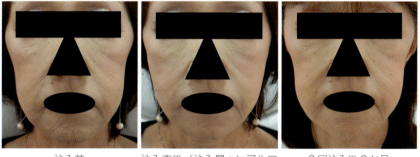

注入前　　　　注入直後（注入量：ヒアルロ　　3回注入後6か月
　　　　　　　ン酸　4.2 mL）

顔面骨格が脆弱，やせ型で皮膚が薄く皮下組織がルーズなタイプは，どのような種類のフィラーを使用しても吸収が速く，繰り返し注入を行っても，効果維持が得られにくい．3回注入を繰り返しても，6か月後には完全に元の状態に戻っているように見える．

　これは，長年の経験から明白な事実であるが，その理由について言及した論文は筆者が検索した限りでは見当たらなかった．

まとめ

効果持続期間に影響を及ぼす要素として，製剤側では，製剤の成分，ゲル硬

度，粘度，弾性，注入する量，注入方法，加えてヒアルロン酸の場合は架橋度，ヒアルロン酸濃度，水和の程度などの要素があげられる．生体側の要素としては，年齢，部位，深さ，皮膚の構造，生活習慣（喫煙，ダイエットなど），注入部位の可動性などがあげられる．同じフィラー製剤であっても，生体側の条件や注入法などによって持続期間はかなりの幅で変動するため，メーカーが謳う持続期間はあくまでも目安程度に考えるべきである．

文献

1) Narins RS, et al. Persistence of nasolabial fold correction with a hyaluronic acid dermal filler with retreatment：results of an 18-month extension study. Dermatol Surg 2011；37：644-50.
2) レスチレン®．http://www.lookgood-feelgood.jp/consumer/
3) ［医師解説］持続期間が2年間⁉ジュビダームビスタボリューマの6つの特徴．http://vst-beauty.jp/juvedermvista/professional/pc/about/characteristic.html#voluma
4) Radiesse®. https://global.radiesse.com/
5) de Melo F, et al. Recommendations for volume augmentation and rejuvenation of the face and hands with the new generation polycaprolactone-based collagen stimulator（Ellansé®）. Clin CosmetInvestig Dermatol 2017；10：431-40.
6) 岩城佳津美．フェイシャルフィラー注入の極意と部位別テクニック．東京：克誠堂出版；2017.
7) Fernández-Cossío S, Castaño-Oreja MT. Biocompatibility of two novel dermal fillers：histological evaluation of implants of a hyaluronic acid filler and a polyacrylamide filler. Plast Reconstr Surg 2006；117：1789-96.
8) Rzany B, DeLorenzi C. Understanding, avoiding, and managing severe filler complications. Plast Reconstr Surg 2015；136（5 Suppl）：196S-203S.

問題点と今後の課題

岩城佳津美（いわきクリニック形成外科・皮フ科）

本テーマのエビデンスレベル

フィラー注入の副作用のなかで最も重篤な失明は，いったん起こってしまうとリカバリーが非常に困難である．その対処法を熟知し，近医の眼科専門医と連携を図っておくことが必要である．
・血管塞栓の生じる機序とその対処法　→ レベル1 ～ レベル2

問題点

副作用

日本では，2014年にアラガンジャパン社のヒアルロン酸製剤，2015年にガルデルマ社のヒアルロン酸製剤が厚生労働省の製造販売承認を取得したことにより，医師にとっても患者にとってもフィラー注入の敷居が低くなった．それによって，近年注入療法に参入する医師が急増し，血管塞栓による皮膚壊死や失明など重篤な副作用の発生率も増加している[1,2]*1．

血管塞栓事故は，単にフィラー注入施術症例の増加によるだけでなく，注入部位の変化や注入量の増加によるところも大きい．主に浅いシワの埋め立て注入を行っていた時代には，リスク血管が存在するような深層への注入はあまり行っていなかったため，重篤な副作用も起こりにくかった．しかし近年は，製剤の進歩と注入手技の変化によって，いわゆるリスクエリアへの注入と多量注入を行うようになってきたため，それに伴い，塞栓事故も増加していると思われる．フィラー注入は，巷でプチ整形とよばれ，非観血的・ほぼダウンタイムなしに良好な結果を得ることができるため，施術も安易なイメージでとらえられがちであるが，本質はブラインド外科手技であるということを忘れてはならない．

フィラー製剤の血管塞栓による失明や皮膚壊死など重篤な副作用を回避するために，顔面の解剖学を熟知し，正しい技術を身につけることが重要である．また，万が一血管塞栓を起こしてしまった場合の対処法も身につけておくことが必要である．

本項は，フィラーによる動脈塞栓について述べる．

塞栓のリスクエリアと血管[3]

リスク血管が皮下のどの部位・どの深さを走行しているかを知っておかなけ

*1
フィラー注入に伴う副作用は多種多様にあるが，ほとんどのものは後遺症なく回復可能である．絶対に回避しなくてはならない副作用は，不可逆的かつ悲惨な結果を招く，非吸収性フィラーによる不満足な注入結果と異物肉芽腫，およびすべてのフィラー製剤の血管塞栓による失明や皮膚壊死である．非吸収性フィラーによる副作用は，製剤を使用しなければ回避できる．

❶ 塞栓が起こりやすいリスクエリア（a）と主要な血管（動脈）(b)

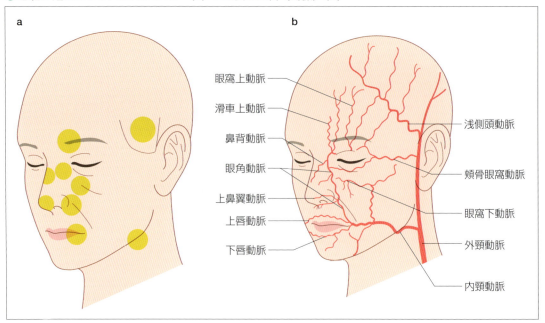

❷ 主要な血管の走行層

血管	走行層
滑車上動脈	皺眉筋および前頭筋上
眼角動脈	口角挙筋の上・上唇挙筋の下（ほうれい線付近） 上唇鼻翼挙筋の内側に沿う（内眼角付近）
眼窩下動脈	骨膜上（眼窩下孔）・上唇挙筋の下
浅側頭動脈	側頭頭頂筋膜内
顔面動脈	骨膜上（下顎部）

れば，地雷原を歩いているのと同じである．血行の遮断は，血管内に直接フィラーが注入され詰まる場合と，血管周辺からのフィラーによる圧迫や血管の攣縮の場合があるが，重篤な結果に至りやすいのは，血管内に詰まった場合である．とくに眼動脈への逆行性塞栓は失明に至るため，絶対に回避しなくてはならない．

塞栓が起こりやすいリスクエリアを❶aに，覚えておくべき主要な血管（動脈）を❶bに示す．皮膚壊死は眉間と鼻翼に生じやすい[4]*2．2つの図を並べてみると，フィラー注入を必要とするシワやくぼみに一致してリスク血管が走行しているのがわかる．たとえば，眉間の縦ジワには滑車上動脈，ほうれい線には眼角動脈が一致して走行している（❷）．そのため，塞栓を避けるためには血管の走行だけでなく，存在する層（深さ）も同時に知っておく必要がある．

眼動脈塞栓による失明の機序（逆行性塞栓）[5]

代表例として，滑車上動脈（眉間のシワ）へのフィラー注入から失明に至る

*2
滑車上動脈は血管径が細く側副血行路に乏しいことと，最もフィラー注入のニーズが高いほうれい線への注入時に，誤って上鼻翼動脈の血行が遮断されてしまうからである．

❸ 眼動脈塞栓による失明の機序（逆行性塞栓）（上から見た図，右側）

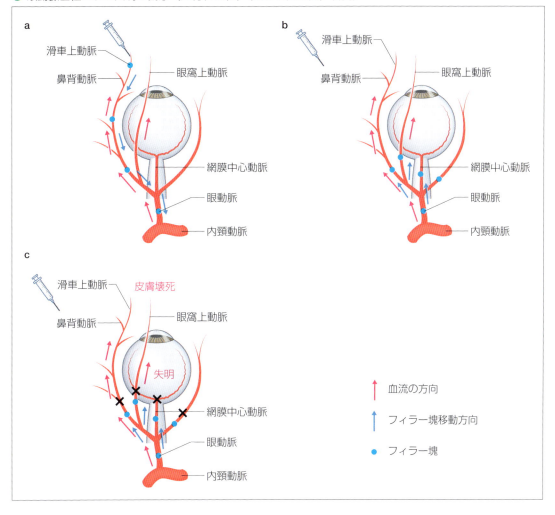

機序について解説する．

① 滑車上動脈内に，動脈圧よりも高い圧でフィラーが注入されると，フィラー塊は血流の方向に逆らって流れていき，眼動脈まで到達する（❸ a）．

② 注入を終え，シリンジを皮膚から引き抜くと，血管内にかかっていた圧がなくなり，眼動脈内にあったフィラー塊が血流にのって四方八方に流れる（❸ b）．

③ 網膜中心動脈に詰まると失明，その他の血管では支配領域の皮膚壊死，非常にまれではあるが，内頸動脈までフィラー塊が達してしまうと，脳血管にフィラー塊が流れていき，脳梗塞を生じることもある．網膜中心動脈は非常に細い血管なので，少量のフィラー塊でも塞栓を起こすリスクがある（❸ c）*3．

動脈塞栓を回避するテクニック[6]

① リスク血管の存在部位においては，可能な限り太めの鈍針カニューレを使用する．

*3
眼動脈塞栓は，交通している遠位の血管（滑車上動脈，眼窩上動脈，鼻背動脈，眼角動脈など）のどこからでも起こりうる．

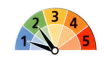

*4
筆者はリスクエリアにおいては 0.05 mL ずつ注入するごとに手を止め，安全を確認している．

②できるだけ低い注入圧（動脈圧より低い圧）で，ゆっくり注入する．
③一度に注入する量は 0.1 mL 以下にとどめる*4．
④リスクエリアにおいては，10〜15 秒間，シリンジの内筒を引いてシリンジ間に血液の逆流がみられないか確認する（aspiration test）．
⑤注入部位にエピネフリン添加リドカインを注射し，血管を収縮させておくと塞栓のリスクが減少するとの意見もあるが，エピネフリンによる末梢の血管収縮作用により皮膚の蒼白化が起こり，血管塞栓による蒼白化がわかりにくくなってしまうため，筆者は推奨しない．
⑥注入した製剤の容量だけ，注入部位の皮膚が隆起してくるかどうか確認しつつ注入する（血管内に注入されてしまった場合，注入部位の隆起が起こらないか，もしくは隆起が乏しい）．
⑦いつもと違う感覚を感じたらすぐに注入を中止し，安全を確認する．

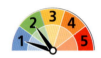

塞栓（とくに動脈）発生時の対処法[7]

基本は，塞栓の解除と血流の回復を図るということに尽きる．
①塞栓を疑ったときは，すぐに注入を中止する（可能であれば，すぐに針を抜かずにいったんシリンジの内筒を引いてみる）．
②温湿布とマッサージを行う．
③注入製剤がヒアルロン酸の場合，注入部位だけでなく血流障害の疑わしい動脈の支配領域全体の皮下にヒアルロニダーゼを注射する*5．
④循環の回復が得られるまで，繰り返し（40〜60 分ごと）ヒアルロニダーゼを注射する．

基本はこのような対応となるが，症状や状況に応じてその他の補助療法を追加する．

*5
ヒアルロニダーゼは血管壁を透過するため血管内に注入する必要はない[7]．

ISAPS
International Society of Aesthetic Plastic Surgery

> **column　ヒアルロニダーゼの投与量とアレルギー発症**
>
> 　ヒアルロニダーゼの投与量は，文献や製剤の種類・注入量などによって異なるため，一概に定量化することは難しい．ISAPS の提唱する Filler Crash Kit（2016 年）[8]では，虚血の疑われる領域の皮下に 300 単位のヒアルロニダーゼを繰り返し注射することを推奨している．多く投与しすぎた場合の弊害はあまりないため，循環の改善が得られるまで十分な量を投与することが望ましいと考える．
> 　またヒアルロニダーゼはアレルギーを起こすことがあるため，そのことを念頭におきながら投与する．ヒアルロニダーゼには，ヒト由来，ウシ由来，ヒツジ由来の製剤があるが，アレルギー発症率の少ないヒト由来製剤（Hylenex®）を準備しておくことが望ましい[9]．緊急時に備え，最低 12 バイアル常備しておく必要がある．筆者は 20 バイアルの Hylenex® を常備している．

❹ 塞栓による視力喪失時の対処法

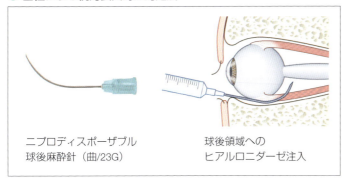

ニプロディスポーザブル　　球後領域への
球後麻酔針（曲/23G）　　　ヒアルロニダーゼ注入

◀ 塞栓による視力喪失時の対処法[5] ▶

①球後麻酔針を下眼瞼外側1/3あたりから眼窩底面に沿って刺入し，迅速に眼球後面にヒアルロニダーゼ（推奨合計1,500単位）を注入する必要があるが（❹），実際には球後麻酔注射手技を経験していないと困難である．視神経損傷や眼球穿孔などのリスクもあるため，できるだけ早急に眼科専門医のいる医療機関に連絡し，ヒアルロニダーゼと一緒に救急搬送するのが望ましい．視力回復のタイムリミットはわずか90分である．

②閉眼状態で眼球を穏やかに圧迫してマッサージする．

③その他，並行して一般的な塞栓の対処法も行う．

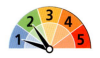

教育システムの不備

現在，フィラー注入手技を習得するための一貫した教育システムがない．フィラー製剤の販売業者によるセミナーは頻繁に開催されているが，業者によるセミナーは自社の製剤を売ることが主目的であり，どうしても偏った内容になってしまう．また認可製剤においては適応などの縛りがあるため，そこで講義される手技は現実に合致していない部分も多々ある．

フィラー注入はブラインド外科手技なので，手術経験に乏しい皮膚科医などはcadaver（解剖用死体）を用いたトレーニングが必須であると思われるが，日本では美容医療のトレーニングにcadaverを利用することが難しいのが現状である．

今後の課題

フィラー注入の普及に，十分な教育システムの構築が伴っていないことが問題である．利害関係なしに，広く正しい知識と手技，およびトラブル発生時の対処法を学ぶことができるシステムの構築が望まれる．

文献

1) 井内友美ほか．フィラー注入療法により失明に至った1例．形成外科 2015；58：959-61.
2) 野々村咲子ほか．症例報告 美容整形目的で鼻背へヒアルロン酸注射後に眼動脈閉塞を来した1例．日眼会誌 2014；118：783-7.
3) 岩城佳津美．ヒアルロン酸およびレディエッセの注入手技①治療の基本と私の考え方．宮田成章編．Non-Surgical 美容医療超実践講座．東京：全日本病院出版会；2017. p.262-87.
4) Beleznay K, et al. Avoiding and treating blindness from fillers：a review of the world literature. Dermatol Surg 2015；41：1097-117.
5) 岩城佳津美．フェイシャルフィラー注入の極意と部位別テクニック．東京：克誠堂出版；2017.
6) Rzany B, et al. Understanding, avoiding, and managing severe filler complications. Plast Reconstr Surg 2015；136（5 Suppl）：196S-203S.
7) DeLorenzi C. Transarterial degradation of hyaluronic acid filler by hyaluronidase. Dermatol Surg 2014；40：832-41.
8) Patient Safety Recommendations—Issue Date 20 December 2016—ISAPS. https://www.isaps.org/wp-content/uploads/2018/01/Filler-Crash-Kit.pdf
9) Yocum RC, et al. Assessment and implication of the allergic sensitivity to a single dose of recombinant human hyaluronidase injection：a double-blind, placebo-controlled clinical trial. J Infus Nurs 2007；30：293-9.

2章

ボトックス®注射

表情シワに対するボトックス® 注射

古山登隆（自由が丘クリニック）

> **本テーマのエビデンスレベル**
>
> 表情シワに対するボツリヌス毒素は2009年に美容目的で承認され，安全性，有効性ともに認められている． → レベル1

ボツリヌス毒素（ボツリヌストキシン）治療の発展と変遷

　ボツリヌス菌（Clostridium botulinum）は，クロストリジウム属（Clostridium）の偏性嫌気性グラム陽性桿菌である．菌は毒素の抗原性の違いによりA〜G型の7種類に分類され，ヒトに対する中毒は A, B, E, F 型で起こる．土壌中に芽胞の形で常在し，高温に耐えることができるが，ボツリヌス毒素自体は加熱することで不活性化する．A, B型菌を不活性させるには，芽胞で120℃，4分の加熱[1]が必要である．

　ボツリヌスの語源はラテン語のBotulus（腸詰，ソーセージ）であり，19世紀のヨーロッパでソーセージやハムを食べて中毒になった症例を，ベルギーの細菌学者 Emile van Ermengem が1897年に菌を同定し，調査し名づけた[2]．1973年には米国のScottらが，サルの眼筋にボツリヌス菌を投与し，眼筋収縮の抑制による眼位の変化を観察したところ，持続的な効果を認めると同時に，全身的な毒性はみられなかったことを報告した[3]．それ以降，ボツリヌス治療はヒトの斜視[4]や眼瞼痙攣[5]などの眼科領域疾患において効果が確認され，標準的治療になってきている．

　日本でのボツリヌス治療は，A型ボツリヌス毒素製剤が1996年に眼瞼痙縮に初めて認可されて以来，2000年に片側顔面痙縮，2001年に痙縮性斜頸，2009年に小児の脳性麻痺患者における下肢痙縮に伴う尖足，さらに2010年に上肢痙縮・下肢痙縮，2012年に腋窩多汗症へと徐々にその適応症が拡大されてきた．B型ボツリヌス毒素製剤も2011年に痙縮性斜頸に対して適応が認められ，2013年から使用が可能になった[6]．

　美容形成に関しては，1980年代末にCarruthersらが眼瞼痙攣の治療のために本剤を投与した際に患者のシワが消失したことを見いだし[7]，1992年に眉間の表情シワ[8]に対する効果を報告した．その後，顔面のシワ取り治療法として，本剤の美容医療としての使用が急速に広がった．現在，医療品として製剤化さ

れているのは，A型とB型ボツリヌス毒素である．

日本では，1996年米国アラガン社のA型ボツリヌス毒素製剤ボトックス®注100が眼瞼痙攣に有効として承認された．そして，2009年1月に米国アラガン社のボトックスビスタ®が美容目的の医薬品として，65歳未満の成人の眉間の表情シワに承認され[9]，また2016年5月，ボトックスビスタ®が65歳未満の成人における目尻の表情シワに対して追加適用を取得した．海外では，米国，EUなどにおいて眉間・目尻のほかに，前頭筋による前額部のシワに対しても承認されている[10]．その他，未承認のものがある[*1]が，日本人における有効性と安全性のデータを有さないので，使用は医師の裁量権に任されている．

ボツリヌス菌は不安定な毒素でもあり，加熱により急速にその効力が減少するので保存や輸送にも注意が必要である．承認薬の重要性という点を考えると，製剤の安全性や有効性だけでなく，未承認品に対する規制，たとえば2018年6月に改正された「医業若しくは歯科医業又は病院若しくは診療所に関する広告等に関する指針」（医療広告ガイドライン）においては，医療機関のホームページ上で医薬品医療機器等法（薬機法）上の未承認品および未承認品を用いた治療内容について広告することは禁止されたことなどを考慮すると，承認薬を使用することは重要であると考える．

美容分野におけるボツリヌス菌の使用は，現在のところ大きく分けると次の3種類である．

①シワ治療に代表される加齢現象に対して行うもの．
②ケミカルブローリフトや咬筋肥大に対しての使用のように，形を変化させるもの．
③多汗症に対して行うような機能を変化させて行うもの．

今後さらに使用法は増えてくる可能性があると考えられる．

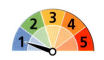

[*1]
A型ボツリヌス毒素製剤として，Dysport（英国Ipsen社），Neuronox（韓国Medy-Tox社），Xeomin（ドイツMerz Pharmaceuticals社），BTXA（中国Lanzhou社），B型ボツリヌス毒素製剤として，Neurobloc（米国Solstice Neurosocience社）がある．

ボツリヌス毒素の奏効機序

A型ボツリヌス毒素の分子構造

ボツリヌス毒素蛋白の分子量は約150 kDa，鎖内に少なくとも1個のジスルフィド結合（S-S結合）を含む単鎖のポリペプチドとして合成される．内因性蛋白分解酵素により重鎖（分子量100 kDa）と軽鎖（分子量50 kDa）に分解され，活性型となる．通常，毒素蛋白は血球凝集素，非毒素血球凝集素成分との複合体として存在することで，分子の安定が保たれている[11]．

A型ボツリヌス毒素のメカニズム

神経細胞の軸索末端には，神経伝達物質の貯蔵細胞内小器官であるシナプス小胞が数多く存在する．活動電位が神経終末に到達すると，カルシウムの流入に伴いシナプス小胞膜と細胞膜の膜融合が生じ，神経伝達物質が放出される．この過程はエキソサイトーシス（exocytosis）[*2]とよばれる．SNAP-25kDaは

[*2]
開口分泌．細胞外への分泌形態の一つ．

SNAP-25kDA

synapse-associated protein of 25 kDa

エキソサイトーシスに関連する小胞膜蛋白である．

　末梢の神経筋接合部における運動神経終末では，エキソサイトーシスによりアセチルコリンが放出され，神経の刺激が筋肉に伝わり，筋収縮が起こる．体内に取り込まれた A 型ボツリヌス毒素が神経筋接合部に達すると，その重鎖 C 末端側が運動神経終末の受容体に結合し，エンドサイトーシス（endocytosis）[*3] により細胞質内に取り込まれ，エンドソームが形成される．エンドソーム内にある A 型ボツリヌス毒素の軽鎖が細胞質内に放出され，蛋白分解酵素として働いて SNAP-25 を切断することでエキソサイトーシスを阻害する．その結果，アセチルコリンの放出が抑制され，神経伝達が遮断され，筋弛緩作用が発現する[11]．

[*3] 細胞が細胞外の物質を取り込む過程の一つ．

神経再生作用と毒素量

　A 型ボツリヌス毒素によって神経筋伝達を阻害された神経では，時間の経過とともに軸索側部からの神経枝新生刺激が起こり[12]，筋線維上に新たな神経筋接合部が形成される．さらに時間が経過すると，毒素の作用を受けた神経筋接合部の機能が回復し，機能を代行していた側副枝が退縮する．数か月後には神経筋伝達が再開通し，筋弛緩作用が消失する．

　ボツリヌス毒素は微量であっても，非常に強い生物活性をもつ．このため毒素量は重量ではなく，単位数で表記される．ボツリヌス毒素 1 単位は，マウスへの腹腔内投与による 50％致死量（LD_{50} 値）として定義される．A 型ボツリヌス毒素のヒト（体重 70 kg）での致死量は，注射による投与では 0.09〜0.15 μg，吸入では 0.7〜0.9 μg，経口投与では 70 μg と推定される．たとえば，ボトックスビスタ® 1 ng を約 20 単位として換算すると，注射による致死量は約 1,800〜3,000 単位（U）と考えられる．臨床現場での最大用量は，痙性斜頸で 240 U，眼瞼痙攣で 45 U，片側顔面痙攣で 30 U，また美容医療分野で承認された眉間の表情シワの治療で 20 U である．通常の使用によって全身症状をきたす可能性は，ほぼないと考えられる[11]．

LD_{50}
median lethal dose

保存と使用法

　ボツリヌス毒素の各バイアルには，約 100 U の毒素，0.5 mg のヒトアルブミンと 0.9 mg の塩化ナトリウムが含まれ凍結乾燥されており，−5℃以下で保存することが推奨されている[13]．使用する際は希釈剤を添加して使用する．

　ボトックスビスタ® の調整法を紹介する．基本は生理食塩水で希釈した後使用する．0.1 mL に必要単位が含まれるように生理食塩水の分量を決める（❶）．生理食塩水で濃度を調整する際，ボツリヌス毒素が変性するので，泡立ちや激しい撹拌は避ける．また，保存料が含まれないので，調整後はすみやかに使用し，調整後の薬液は保存しないほうが好ましい．

　薬液の使用法のポイントとして，希釈量を多くしたボツリヌス毒素の薄い薬液は，広い部位に浸潤しやすい[11]ので，形態の大きな筋に作用させる場合には

❶ ボトックスビスタ® 濃度の調整

生理食塩水の量	溶解後のA型ボツリヌス毒素濃度
1.0 mL	5 単位/0.1 mL
1.25 mL	4 単位/0.1 mL
2.0 mL	2.5 単位/0.1 mL
2.5 mL	2 単位/0.1 mL
5.0 mL	1 単位/0.1 mL

適している．小さな筋肉に対して周囲に浸潤させたくない場合には，濃い薬液で注入液量を少なくし，ピンポイントに筋に注入すると，隣接筋への拡散による意図しない部位の筋力低下を防ぐ[11]ことができる．

ボツリヌス毒素の効果と持続期間

　眉間に投与したボトックスビスタ®の効果については，投与後，最大緊張時シワ重症度が0（なし）または軽度（1）を維持できた期間は，10 U投与で平均7.9週，20 U投与で平均9.4週[9]である．また目尻の場合は，ボトックスビスタ®投与後，最大緊張時（最大限にほほえんだとき）シワ重症度が0（なし）または軽度（1）を維持できた期間は，10 Uで平均85日，20 Uの場合は平均95日となる．投与後，最大緊張時（最大限にほほえんだとき）シワ重症度が少なくとも1 grade以上の改善が維持できた期間は，10 Uで平均92日，20 Uで平均118日であった[10]．投与量に関していうと，10 Uと20 Uの比較において，20 Uのほうが長い持続期間が得られる[14]．

　長期間ボツリヌスを使用した場合（平均9.1年）の後向き解析の結果では，効果持続期間ではなくあくまで治療間隔期間であるが，眉間の場合には初回129日であった間隔が22回目では176日に，目尻の場合には初回136日であった間隔が22回目では209日となった[15]．治療回数が増えるに従って治療間隔期間は延びる傾向にある．また，長期継続による有害事象については，治療開始1〜2年後には大幅に減っていく傾向にある[16]．

　ボトックスビスタ®そのものは，尿中にすみやかに排泄され，効果はおよそ3〜4か月持続し，6か月前後で筋肉の作用は回復する[17]．

ボツリヌス治療のコツ

シワの治療

　一般的に美容医療の分野で行われる顔面部のシワ治療は，前額部のシワ，鼻根部のシワ，下眼瞼のちりめんジワ，上口唇のシワ，オトガイの梅干しジワなどである（❷）．

❷ シワの治療

症例 1　上口唇：53 歳，女性

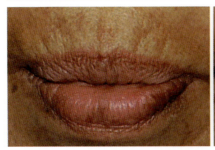
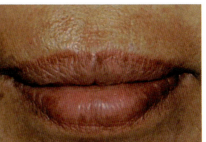

治療前　　　　　　　　　　　　治療後

症例 2　おとがいの梅干しジワ：42 歳，女性

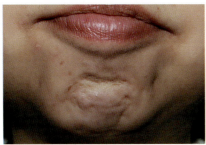
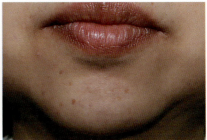

治療前　　　　　　　　　　　　治療後

施術前プランニング

　A 型ボツリヌス毒素治療は，表情筋によってできるシワを，表情筋の動きを軽減させることによって改善させることにある．その際，治療において最も重要なことは，修正したいシワの深さとその表情筋の強さ，およびその表情筋がボツリヌス毒素の作用によって弛緩したときに生じる余剰皮膚を考慮し，その結果を想定してプランニングを行うことである．その理由は，シワの深さと程度，表情筋の強さ，注入によって生じる余剰皮膚の量，ターゲットとなる筋周辺の筋肉や拮抗筋との力関係などによって注入ポイントや注入量が異なってくるからである．

　マーキングの際，基本的なポイントは通常決められているが，患者にシワを表現する表情をつくってもらい，とくに深いシワが形成されているところがある場合には，そのシワの原因になっていると考えられる筋肉を考慮してポイントを決める．ボツリヌス菌の作用部位は筋肉内の終末（神経と筋肉の接合部）なので，シワの部分よりも皮下の筋肉内に注入することが大切である[18]．

前額部のシワ

　前額部のシワ治療でターゲットとなる筋は前頭筋である（❸）．前頭筋の収縮によりできる横ジワを浅くすることが目的である．日常生活で同じ表情を繰り返したり，また，まぶたがたるみ見えにくくなるので，視野を確保しようと額

❸ 前頭筋

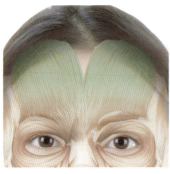

筋肉	前頭筋
作用	眉毛を上げる，前額部に横ジワをつくる
起始	帽状腱膜の冠状縫合近傍
停止	前頭骨眉弓，鼻根筋，皺眉筋，眼輪筋の筋線維
協調筋	なし
拮抗筋	眼輪筋，皺眉筋，鼻根筋，眉毛下制筋

❹ 前額部のマーキングと施術ポイント

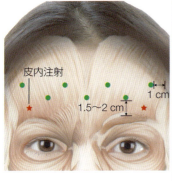

注射ポイント	7ポイント（上側4ポイント，下側3ポイント），眉毛外側部に皮内注射
注入量	5～7単位 ※前額部に10単位以上注入するときは，注意を要する
注入のテクニック	・下側3ポイント：眉毛上縁より1.5～2 cm上方のライン上 ・左右外側2ポイント：前頭筋外縁より約1 cm内側 ※各ポイントに対し30°で浅め（真皮深層）に針を刺入する
刺入深度	皮内，皮下，筋肉内
参考濃度	4単位/0.1 mL

に力を入れたりすることで前額部の横ジワが形成される．その前額部にボツリヌス毒素製剤を注入し，前頭筋の活動を抑制することでシワを改善する[*4]．

前額部のマーキング

患者に前額部にシワを寄せてもらい，シワの広がりを確認し，目立つシワの範囲を中心に上側4ポイント，下側3ポイントの計7ポイントが基本のマーキングである．さらに患者に上方を向いて額にシワをつくってもらい，両眉が最も上がる2か所の眉毛上1 cmの部位に，眉毛外側過度挙上を防ぐために1 U前後，予防的に皮内注射を行う．前額部の注入ポイントは，前頭筋筋層内7ポイントと眉毛外側上の皮内注射2ポイントの計9ポイントであり，これが筆者の基本的注入箇所である．シワの形態にもよるが，眉毛下垂を防ぐ意味もあり，下側のポイントは眉毛上縁より1.5～2 cm上方のライン上に，左右の外側位置は前頭筋外縁より約1 cm内側を目安にするとよい（❹）．

注入テクニック

各ポイントに対し，約30°の角度で真皮深層に刺入する．注入時は患者の頭部が動かないように支え，支持指を使って針先を固定し，針先が動かないようにする．注入量は前額部総量として6 U前後が望ましく，どんなに深いシワで

[*4] 前額部の横ジワの治療は，眉毛の位置や眼瞼の形態に影響を及ぼすため，シワのみにとらわれすぎると前頭筋の過度の伸展により，眉毛の形態と眼瞼の形成に異常をきたし，怖い顔になったり，また眼瞼下垂や眉毛下垂など，上顔面全体の印象に影響を与えるため注意が必要である．そのため筆者は，前額部のシワが顔面表情シワのなかでいちばん難しい治療なので，顔面のシワへのボツリヌス毒素治療は前額部に始まり前額部に終わると考えている．

❺ 皺眉筋, 鼻根筋, 眉毛下制筋

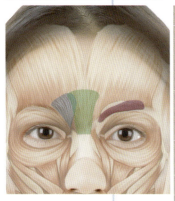

筋肉	皺眉筋	鼻根筋	眉毛下制筋
作用	・眉毛を引き下げる ・内方に引く ・鼻根の上に縦ジワをつくる	・眉毛を下げる ・鼻の上に横ジワをつくる	眉毛を引き下げる
起始	眼窩上縁の内側部	・鼻骨下部と外側鼻 ・軟骨上部を覆う筋膜	皺眉筋の起始直前の眼窩縁内側
停止	眉の中央から内側半分の皮膚	・眉と眉の間 ・眉の上の皮膚	前頭筋, 鼻根筋, 皺眉筋の筋線維
協調筋	眉毛下制筋	眉毛下制筋	皺眉筋
拮抗筋	前頭筋	前頭筋	前頭筋

あっても10 U以上注入するときは注意を要する.

眉間のシワ

眉間のシワに関係する筋は皺眉筋, 鼻根筋, 眉毛下制筋である (❺). そのなかでとくに主な筋は皺眉筋, 鼻根筋である[19]. 眉間のシワはボトックスビスタ®の承認部位である*5. このシワは神経質そうにみえることもあり, 最も希望者が多い部位で, 患者が効果を実感しやすく, 比較的高い満足を得やすい部位である.

前頭部のマーキング

基本のマーキングは, 鼻根筋に対しての注入部位は中央 (正中) 1ポイント, 皺眉筋に対しての注入の左右各2ポイントの計5ポイントである. 正中のマーク (❻A) の高さは, 鼻根部の最下点より約2 mm前後上方である. 内側2ポイント (❻B) は, 眉毛の内側縁を目安に眉毛直上で皺眉筋の筋腹がある部位である. 筋腹がわかりにくい場合は, 眉間にシワを寄せてもらうと筋腹が収縮し, 目安となる. 外側2ポイント (❻C) は, 瞳孔中心よりやや外側である.

注入テクニック

刺入角度は, それぞれ眉間部中央は鼻根筋に対して垂直深め, 眉間部内側2か所は皮膚表面に対して45°やや深め, 眉間部外側2か所に対しては皮膚表面に対して30°きわめて浅めである. 皺眉筋眉間部内側2か所へ注入する際は, 眼窩縁に指をしっかりと当て, 眼窩内への拡散を防ぐようにする. 眼窩内に浸潤し, 上眼瞼挙筋に拡散すると眼瞼下垂を引き起こすため注意する. また, 外側2か所への注入の際は, 眼窩縁に指をしっかりと当て, 眼窩内への拡散を防ぐようにする. 注入部位をマッサージしたり, 強くもむと薬液の拡散を招くおそれがあるので, 避けるよう患者に注意を促すとよい.

眉間の表情シワの形態的特徴

眉間の表情シワは, 皺眉筋, 鼻根筋を中心に前頭筋や眼輪筋, 眉毛下制筋が関与して起こるため, 単に眉間のシワといってもさまざまな形状を呈する. 形態的特徴から, Ⅰ型, Ⅱ型, スクランチ型, オメガ型, 横ジワ型の5パターン

---

*5
眉間のボツリヌス毒素治療の承認は65歳未満である. 眉間部に余剰皮膚がかなりある場合には眉間の間が過剰に開いてしまうおそれがあるので, その際はボツリヌス製剤のみの使用で消退する程度のシワか, あるいは皮膚が余剰になる原因である組織のボリュームロスを, フィラー (コラーゲンやヒアルロン酸など) の併用により修正しなければならないシワかどうか見極める必要がある.

❻ 眉間部のマーキングと施術ポイント

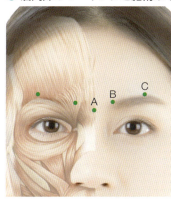

注射ポイント	5ポイント
注入量	20単位
注入のテクニック	・中央（A）：刺入角度は鼻根筋に対して垂直 ・内側2ポイント（B）：皮膚表面に対し45°．皺眉筋の走行に沿って内側から外側に向かって刺入 ・外側2ポイント（C）：皮膚表面に対し30°．皺眉筋の走行に沿って外側から内側に向かって刺入 ※注入時は患者の頭部が動かないように支え，支持指を使って針先を固定し，針先が動かないようにする
刺入深度	・中央（A）：深め（目安は3〜5 mm） ・内側2ポイント（B）：やや浅め（目安は3〜4 mm） ・外側2ポイント（C）：ごく浅め（目安は2 mm）
参考濃度	4単位/0.1 mL

に分けられる[20]．ベーシックな注入法を習得した後，より完全にシワを修正するにあたって，この形態的特徴からさらに精度を上げてシワの治療を行うことは有用である．

　パターン別施術注入部位について，基本はいちばんの原因となっている表情筋を中心にバランスよく注入することがポイントで，Ⅰ型は皺眉筋内側を中心に投与し，Ⅱ型は皺眉筋の外側にも十分投与，スクランチ型は皺眉筋と鼻根筋にバランスよく投与する．オメガ型は皺眉筋を中心に投与後，必要なら前頭筋の中央部に投与してもよい．横ジワ型は鼻根筋と皺眉筋の内側を中心に投与するとよい（❼）．

目尻のシワ

　目尻のシワに関係する筋は眼輪筋である（❽）．

　目尻のボツリヌス毒素治療も65歳未満において承認部位である．目尻のシワは，加齢とともに肌の弾力が失われ，目を閉じたり笑ったりした際にできるシワが癖となってできるシワである．眼輪筋への注入は，表情の不本意な変化につながりにくく，また効果が出やすいため，施術経験が少なくても比較的良好な結果が得られる部位である*6．

前頭部のマーキング

　基本のマーキングは，次の3か所である．
①外眼角の高さで，眼窩外縁より1.5〜2 cm外側（❾A）．
②Aから1.5〜2 cmで30°内側上方（❾B）．
③Aから1.5〜2 cmで30°内側下方（❾C）．

*6
外眼角の下にシワが中心にできるか，上が中心か，シワの広がりはどこまでかにより，注入ポイントと投与量を決定する．

❼ 眉間の表情シワの形態的特徴とマーキング

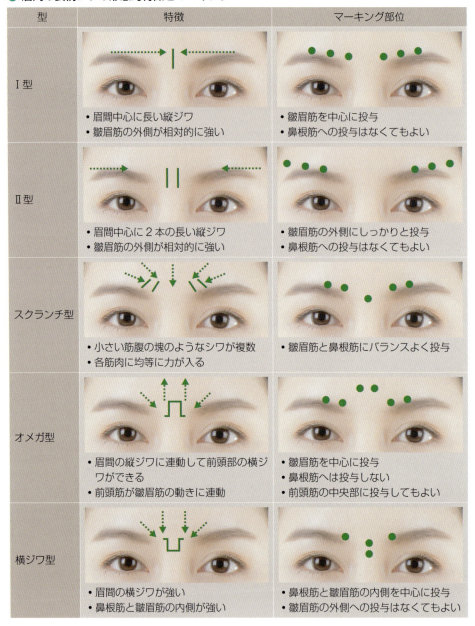

型	特徴	マーキング部位
Ⅰ型	・眉間中心に長い縦ジワ ・皺眉筋の外側が相対的に強い	・皺眉筋を中心に投与 ・鼻根筋への投与はなくてもよい
Ⅱ型	・眉間中心に2本の長い縦ジワ ・皺眉筋の外側が相対的に強い	・皺眉筋の外側にしっかりと投与 ・鼻根筋への投与はなくてもよい
スクランチ型	・小さい筋腹の塊のようなシワが複数 ・各筋肉に均等に力が入る	・皺眉筋と鼻根筋にバランスよく投与
オメガ型	・眉間の縦ジワに連動して前頭部の横ジワができる ・前頭筋が皺眉筋の動きに連動	・皺眉筋を中心に投与 ・鼻根筋へは投与しない ・前頭筋の中央部に投与してもよい
横ジワ型	・眉間の横ジワが強い ・鼻根筋と皺眉筋の内側が強い	・鼻根筋と皺眉筋の内側を中心に投与 ・皺眉筋の外側への投与はなくてもよい

　この3ポイントが基本である．Aのマーキングの際，指で眼窩の外縁を確認しながら行い，注入時は眼窩に入らないよう針の方向に注意する．シワの広がりが大きい場合はポイントを増やすこともある．目尻の基本注入ポイントと施術ポイントを❾に示す．外側眼窩部眼輪筋線維が極端に広がっていることもあり，その場合は総投与量に注意しながら，より多くのポイントに注入する方法が必要となる（❾）．

注入テクニック

　眼輪筋が浅層にあることを意識して，各ポイントに対し垂直に針を刺入す

❽ 眼輪筋

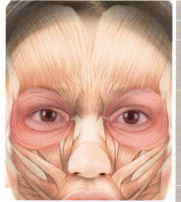

筋肉	眼輪筋
作用	眼瞼を閉じる，目尻のシワをつくる
起始	・眼窩部：眼窩内側縁から ・眼瞼部：眼瞼靱帯から ・涙嚢部：涙骨後涙嚢稜から
停止	・眼窩部線維：上眼瞼の周りを弓状に取り囲み，次いで下眼瞼の周りを回って眼瞼靱帯に戻って付着 ・眼瞼部線維：目の外角部で混ざり合って眼瞼縫線となる ・涙嚢部：上下の眼瞼の内側部に付着
協調筋	皺眉筋，鼻根筋
拮抗筋	・上眼瞼挙筋：閉瞼に対して ・前頭筋：眉毛の隆起に対して

❾ 外眼角のマーキングと施術ポイント

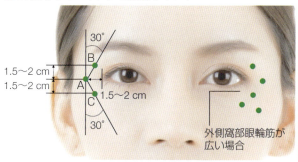

注射ポイント	片側3ポイント（計6ポイント）
注入量	片側6〜12単位（計12〜24単位）
注入のテクニック	各ポイントに対し垂直に針を刺入
刺入深度	皮下注射 ※眼輪筋は浅層にあることを意識して刺入
参考濃度	4単位/0.1 mLもしくは2.5単位/0.1 mL

る．3か所のポイントのうち，下方の点の周辺は頬骨眼窩動脈や外側眼瞼動脈などの血管が多いため，誤った位置に刺入すると内出血を生ずるので注意する必要がある．注入時には，光をよく当て，よく透視して血管の位置を確認したり，万が一針を抜いた後に出血がみられたら，すぐにしっかりと押さえて止血することなどは，治療後の内出血を防ぐうえで重要である．

症例3　目尻：63歳，男性

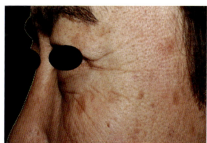

治療前

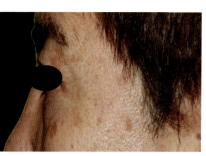

治療後

症例4　前額部：60歳，女性

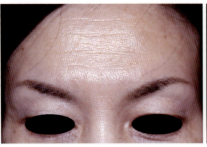
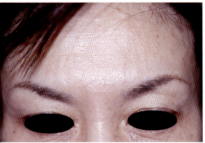

治療前　　　　　　　　　　　　　治療後

ボツリヌス毒素の問題点と今後の課題

　ボツリヌス毒素製剤を使った治療は基本的に安全である．最も多く報告されている副作用は注入箇所の不快感，紅斑，内出血，一過性の頭痛など，軽くて一時的なものである[21]．

　また，中和抗体発現のリスクファクターとして，①1回あたりの投与量が多い，②投与回数が多い，③投与間隔が短い，④累積投与量が多いなどがあげられるが，ボトックスビスタ®の中和抗体発現のメタ解析では，発現率は全適応症で2,240例中11例（0.49％）で，臨床用量が少ない眉間治療では718例中2例（0.28％）である．最終治療時には，全適応症2,240例中4例，眉間治療718例中0例が中和抗体陽性で，治療経過のなかで陰性化する場合もある．また，中和抗体が発現しても効果に影響しない場合も多く，上記データでは全適応症中和抗体発現例のうち11例中7例，眉間治療中和抗体発現例は臨床上有効である[22]．

　現在，日本においては日常診療のなかで中和抗体を測定することはほぼ不可能に近いため，ボトックスビスタ®二次無効[*7]・効果減弱例＝中和抗体発現と判断することはできないと思われる．患者の重症度の変化とそれに伴う必要使用量の変化，今までのボトックスビスタ®注入部位の筋肉の動きを確認しながら注入部位の変更などを検討することも重要かと思われる．

　日本人における長期使用の安全性データやほかの部位の適応症取得や臨床データ収集と医師間の解剖知識・施術技術の格差などが今後の課題ではないかと考えられる．

*7　二次無効
初回効果は認められたが，2回目以降は不十分なこと．

文献

1) 国立感染症研究所 レファレンス委員会地方衛生研究所全国協議会．ボツリヌス症．2012．
2) https://ja.wikipedia.org/wiki/ボツリヌス菌（最終閲覧日2019年3月）
3) Scott AB, et al. Pharmacologic weakeing of extraocular muscles. Invest Ophthalmol 1973；12：924-7.
4) Scott AB. Botulinum toxin injection into extraocular muscles as an alternative to strabismus surgery. Ophthalmology 1980：87：1044-9.

5) Scott AB, et al. Botulinum A toxin injection as a treatment for blepharospasm. Arch Ophthalmol 1985；103：347-50.
6) 大澤美貴雄．緒言．日本神経治療学会治療指針作成委員会編．標準的神経治療：ボツリヌス治療．神経治療 2013；30：473.
7) Giordano CN, et al. Injectable and topical neurotoxins in dermatology：basic science, anatomy, and therapeutic agents. J Am Acad Dermatol 2017；76：1013-24.
8) Carruthers JD, Carruthers JA. Treatment of glabellar frown lines with C. botulinum-A exotoxin. J Dermatol Surg Oncol 1992；18：17-21.
9) Harii K, Kawashima M. A double-blind, randomized, placebo-controlled, two-dose comparative study of botulinum toxin type A for treating glabellar lines in Japanese subjects. Aesth Plast Surg 2008；32：724-30.
10) Harii K, et al. Onabotulinumtoxin A（Botox）in the treatment of crow's feet lines in Japanese subjects. Aesth Plas Surg 2017；41：1186-97.
11) 古山登隆総監修．"すぐに使える"ボツリヌス美容医療ハンドブック　初級から上級まで．東京：コスモの本；2016．p.8-9.
12) Alderson K, et al. Botulinum-induced alteration of nerve-muscle interactions in the human orbicularis oculi following treatment for blepharospasm. Neurology 1991；41：1800-5.
13) Klein AW. Dilution and storage of botulinum toxin. Dermatol Surg 1998；24：1179-80.
14) Kawashima M, Harii K. An open-label, randomized, 64-week study repeating 10- and 20-U doses of botulinum toxin type A for treatment of glabellar lines in Japanese subjects. Int J Dermatol 2009；48：768-76.
15) Curruthers A, et al. Evolution of facial aesthetic treatment over five or more years：a retrospective cross-sectional analysis of continuous onabotulinumtoxin A treatment. Dermatol Surg 2015；41：693-701.
16) Trindate de Almeida A, et al. Patient satisfaction and safety with aesthetic onabotulinumtoxin A after at least 5 years：a retrospective cross-sectional analysis of 4,402 glabellar treatments. Dermatol Surg 2015；41 Suppl 1：S19-28.
17) 古山登隆ほか．A ボツリヌス菌毒素（ボトックス）によるシワ治療．日美外報 2004；26：22-9.
18) Binder WJ, et al. Treatment of hyperfunctional lines of the face with botulinum toxin A. Dermatol Surg 1998；24：1198-205.
19) Carruthers JA. A multicenter, double-blind, randomized, placebo-controlled study of the efficacy and safety of botulinum toxin type A in the treatment of glabellar lines. J Am Acad Dermatol 2002；46：840-9.
20) 古山登隆ほか．上顔面を中心とした私のボトックス治療．日美外報 2013；35：102-10.
21) Giordano CN, et al. Injectable and topical neurotoxins in dermatology. In aditions, adverse events, and controversies. J Am Acad Dermatol 2017；76：1027-42.
22) Naumann M, et al. Meta-analysis of neutralizing antibody conversion with onabotulinumtoxin A（BOTOX®）across multiple indications. Mov Disord 2010；25：2211-8.

多汗症に対するボトックス®注射

佐藤英明,古山登隆(自由が丘クリニック)

> **本テーマのエビデンスレベル**
>
> 腋窩多汗症　→　レベル2
> 手掌・足底多汗症　→　レベル3
> 頭部顔面多汗症　→　レベル3
>
> 「重度の原発性腋窩多汗症」に対しては,日本皮膚科学会による『原発性局所多汗症診療ガイドライン2015年改訂版』において,推奨B,手掌で推奨C1,足底で推奨C1,頭部顔面ではB1,C1である.腋窩については2012年11月より重度腋窩多汗症に対して保険適用となったため推奨度Bとなった.他の部位はC1であるが,重症度に応じた投与量に定まった見解がないためである.

ボツリヌス毒素治療の発展と変遷

　ボツリヌス毒素(ボツリヌストキシン)(botulinum toxin)による筋弛緩作用を用いた治療は,1977年に米国のScottにより,斜視に対しきわめて微量のA型毒素が使用されたのをはじめ[1]),現在,数多くの国でさまざまな疾患に用いられている.

　米国では1989年に斜視,眼瞼痙攣,片側顔面痙攣に対して認可されている[*1].日本国内においてはA型ボツリヌス毒素製剤(ボトックス®注用50単位,100単位)が注射剤として,1996年に眼瞼痙攣,2000年に片側顔面痙攣,2001年に痙性斜頸,2009年に2歳以上の小児脳性麻痺患者における下肢痙縮に伴う尖足,2010年に上肢痙縮・下肢痙縮,2012年に重度の原発性腋窩多汗症,2015年に斜視への適応で承認されている.また,2011年にB型ボツリヌス毒素(ナーブロック®筋注2500単位)が痙性斜頸の適応で承認されている.なお,日本では使用にあたり講習を受けなければならない.

　また,美容領域においても筋弛緩作用を応用した「シワ取り」や「輪郭補正(エラ縮小)」の目的で使用されていることが多く,日本国内においても,2009年に「65歳未満の成人における眉間の表情皺」[2])に対してボトックスビスタ®が厚生労働省の認可を受けた.2016年には「65歳未満の成人における目尻の表情皺」が追加承認された.

*1
米国においては,斜視,痙性斜頸,眼瞼痙攣,上肢痙縮,多汗症に加え,神経学的疾患による過活動性膀胱,慢性片頭痛の適応で承認されている.また,アカラシアの治療にもボツリヌス毒素の局所注射が有効という報告がある.ただし,これらに関してはいずれも日本では保険適用ではない.

ボツリヌス毒素の奏効機序

ボツリヌス毒素の薬理効果

　ボツリヌス毒素は，末梢の神経筋接合部における神経終末内での神経伝達物質であるアセチルコリンの放出を特異的に阻害することにより神経筋伝達を阻害し，その臨床効果が発現する．神経筋伝達を阻害された神経は，軸索側部からの神経枝の新生により数か月後には再開通し，筋弛緩作用は消退する．

　また，エクリン汗腺は主にコリン作動性神経により調節されていることから，コリン作動性神経および汗腺の接合部において，神経終末内でのアセチルコリン放出抑制により神経伝達を阻害し，発汗を抑制すると考えられる．

製剤と用法

　現在入手できるボツリヌス毒素製剤にはさまざまな種類があるが，商品化されているA型ボツリヌス毒素製剤のうち日本で購入可能なものは，ボトックス®，ナーブロック®であり，美容治療目的に正規の購入が可能な製品はボトックスビスタ®のみである．なお，個人輸入で入手可能なボツリヌス毒素製剤としては，A型ボツリヌス毒素製剤であるDysport®（スウェーデン Galderma社），Neuronox®（韓国 Medy-Tox 社），Xeomin®（ドイツ Merz 社）などや，B型ボツリヌス毒素製剤であるMyobloc®（米国 Solstice 社）などさまざまな製剤がある．

　A型ボツリヌス毒素であるボトックス®注用100単位は1バイアルにA型ボツリヌス毒素が100単位含まれており，これを生理食塩水4 mLで溶解する．A型ボツリヌス毒素が拡散する範囲は，0.1 mLあたり4単位の濃度の場合で注射部位より1 cmとされている．ボツリヌス毒素は低濃度，高用量になるほど広範囲に拡散し，標的以外の筋肉に作用することもある．筋肉の場合は0.1 mLあたり4単位，多汗症の場合は0.1 mLあたり1〜2.5単位として用いることを推奨する．

適応，禁忌

適応

　ボツリヌス毒素の多汗症[*2]の適応部位としては，手掌，足底，腋窩，頭部，顔面などである．手掌や足底は精神性発汗を主とするが，腋窩の発汗は精神性と温熱性の両方に影響される[4]．多汗症は社会生活上に支障をきたすことが多く，手掌の場合は汗ですべって鉛筆が持てない，電車の吊り革をつかめないなどの支障をきたす．腋窩では汗染みにより周囲の視線が気になるなどの悩みを生じる．腋窩には，多汗症の原因となるエクリン腺と腋臭症の原因となるアポクリン腺の2種類の汗腺が存在する．ボツリヌス毒素の抗コリン作用は，エクリン腺に対して効果を発現させる．しかし腋窩が乾燥した状態になると，細菌による臭いは軽減するが，アポクリン汗腺からの発汗は減少しないため腋臭症

[*2] 多汗症
体温調節の役割を担うエクリン腺の機能亢進により，全身性あるいは局所性に必要以上の発汗を生じる状態である[3]．発汗の仕方は温熱性と精神性の2種類に大別される．

❶ 多汗症症例（30代，女性）

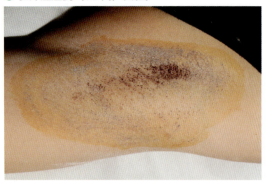

Minor法により，腋窩の発汗部位が紫黒色に変化している．その範囲をマーキングする．

腋窩多汗症
手掌・足底多汗症

頭部顔面多汗症

が改善するわけではない．

日本では，2012年に「重度の原発性腋窩多汗症」[5]に対する保険適用が承認された．

禁忌

絶対的禁忌
① 全身性の神経筋接合部の障害をもつ疾患（重症筋無力症，Lambert-Eaton症候群，筋萎縮性側索硬化症など）
② 妊婦または妊娠している可能性のある女性（妊婦，授乳婦に対する安全性は確立されていない）
③ ボツリヌス毒素または添加されている成分に対して過敏症の既往のある者

相対的禁忌
① 筋弛緩薬および筋弛緩作用を有する薬剤を投与中の患者
② 慢性の呼吸障害のある患者
③ 重篤な筋力低下あるいは萎縮がある患者
④ 閉塞隅角緑内障のある患者またはその素因（狭隅角など）のある患者

手技の実際

多汗症の範囲とマーキング，準備，麻酔

　腋窩を例にとって説明する．初回はMinor法にて発汗範囲を確認するほうがよい．Minor法では，ヨード液とデンプンが反応することにより，発汗部位が濃い紫色に染まる（❶）．患者には事前の注意として，1日前から制汗薬やデオドラント剤の使用を控え，剃毛を行っておくよう指示する．腋窩全体にヨード液を塗布して乾燥させる．デンプンを振りかけて10分ほど放置した後，発汗部位が紫色に染まったらマーカーで囲み，この輪郭線のみを残してアルコールなどで拭き取る．1〜2 cm間隔で注射部位に印をつける（15〜20か所）．手掌や足底の場合は，すべての範囲が対象となるが，発汗の多い部位を確認するので

❷ 多汗症の施術ポイント

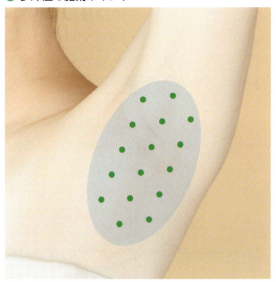

❸ 手の多汗症の施術ポイント

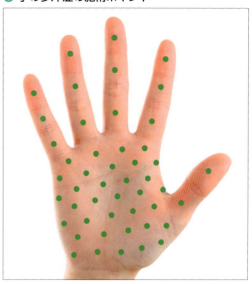

あれば，事前に Minor 法を行って記録しておくとよい．

　治療前に準備しておくものとしては次のようなものがある．①ヨード液，デンプン，②カメラ，③説明用紙，同意書，④マーカー，⑤外用の消毒薬（0.02％クロルヘキシジン溶液など），⑥使用後の失活のための 0.5％次亜塩素酸ナトリウム溶液，⑦局所麻酔薬（リドカインテープ，リドカインクリームなど），⑧1 mL のシリンジ（注射用），5 mL のシリンジ（溶解用），注射針（30～33 G），溶解用の注射針（18 G），溶解用の生理食塩水，⑨ボツリヌス毒素のバイアル，⑩局所圧迫用のガーゼ，⑪アイス（氷）パック，⑫手袋．

注射方法

　部位数に応じて 50 単位を割り振る（15～20 か所）．注射針先端の斜め部分を上に向けて 30～45°の角度で刺入し，約 2 mm の深さに皮内注射を行う．手掌や足底は角質が厚いため，約 3～4 mm の深さに注射を行う．多汗症に対しては，エクリン汗腺が標的となるため，深部への注射は避けるようにする．腋窩の場合は，膨疹ができる程度がちょうどよい深さである．注射時の痛みは，30～32 G 程度の細い針を使用することで軽減可能である．また，注射部位を氷やアイスパックなどで冷却することにより痛みを軽減できる場合もある．効果の及ばない範囲を最小化するためには，注射部位を等間隔でジグザグ状に配置する方法が有用である（❷❸）．手掌，足底，顔面なども，筋肉に影響が生じないように皮内注射を行う．

合併症回避のコツ

・筋肉への注射とは違い，低濃度にして注入量を増やすことにより周囲へ拡散

させる．通常の筋肉への注射時と比較して 1.5〜4 倍程度に希釈する．0.1 mL あたり 1〜2.5 単位となるように調整する．注意するのは注射時の深さである．神経や筋肉への影響を生じないように，皮内への注射にとどめる．
- 皮下出血や痛みを軽減するために，細い注射針を使用する．十分な治療効果があったとしても，強い痛みを感じたり，ひどい内出血斑を生じたりすれば，患者が治療を継続しなくなることもある．
- 注射 2 週間後に再診するように説明する．そうすれば，明らかな左右差が生じたり，効果不十分であった場合，追加調整が可能である．なお，短期間に繰り返し注射を行うことは抗体産生のリスクが高まるとされている．治療効果に満足し，他の部位の注射を続けて希望する患者もいるため，十分に説明すべきである．
- ボツリヌス毒素注射により発汗が減少すると，周囲からの発汗が気になる場合がある．しかしながら，交感神経遮断術の合併症である代償性発汗とは異なるものである．

文献

1) Scott AB, et al. Botulinum toxin A injection is a treatment for blepharospasm. Arch Ophthalmol 1985；103：347-50.
2) Carruthers JA, et al. A multicenter, double-blind, randomized, placebo-controlled study of the efficacy and safety of botulinum toxin type A in the treatment of glabellar lines. J Am Acad Dermatol 2002；46：840-9.
3) Sato K, et al. Biology of sweat glands and their disorders. II. Disorders of sweat gland function. J Am Acad Dermatol 1989；20：713-26.
4) Strutton DR, et al. US prevalence of hyperhidrosis and impact on individuals with axillary hyperhidrosis：results from a national survey. J Am Acad Dermatol 2004；51：241-8.
5) 原発性局所多汗症診療ガイドライン策定委員会．原発性局所多汗症ガイドライン 2015 年改訂版．日皮会誌 2015；125：1379-400.

全般的エビデンスレベルと今後の展望

古山登隆（自由が丘クリニック）

> **本テーマのエビデンスレベル**
> - ボトックスビスタ®, ボトックス®の有効性・安全性はすでに確立している.
>   → レベル1
> - エラボトックス治療, ガミースマイルに対する治療法として十分確立している. → レベル1
> - マイクロボトックスはエキスパートオピニオンの段階である.
>   → レベル3

エビデンスレベル

ボトックスビスタ®, ボトックス®

本治療のエビデンスレベルについて, ボトックスビスタ®, ボトックス®は1989年に米国アラガン社がFDAより承認を取得して以来, 2017年12月31日現在98か国で承認されており, 製剤としての有効性・安全性についてはすでに確立している.

日本や海外で適応を有している眉間, 目尻, 額のシワの改善, 腋窩多汗症については開発治験における多施設ランダム化前向き試験の結果があり, 治療としてもレベル1の十二分のエビデンスがあり, 明らかに推奨されるに該当する.

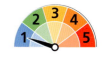

エラボトックス, ガミースマイル

症例数が少ないものの, 前向き臨床試験の結果と後向き観察研究の結果などが発表されており, エラボトックス治療やガミースマイルの治療などは作用機序も明確で, 30年間の臨床経験のなかで十分確立された治療法としてレベル1と判断できる.

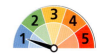

マイクロボトックス[*1]

いちばん判断が難しいのがマイクロボトックスであり, その作用機序なども明確にはなっていない. 挙上やタイトニングに関するエビデンスは少なく, 注入法に関する定義もできていない. ただし, エキスパートによる症例報告などが文献化され, さらに日常診療においても多数行われている治療である. エキスパートオピニオンの段階で, レベル3くらいに該当する.

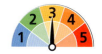

[*1] マイクロボトックスについてはp.67を参照.

治療費，今後の展望

　美容目的で行われるボツリヌス治療は自費診療となる．治療費は，施設によって部位で決めたり，製剤使用量で決めたりとさまざまである．筆者は，部位別に料金を設定すると，投与後の効果によっては製剤の追加が必要となった場合，その用量の費用負担を決めにくいため，単に部位別というより使われる薬剤の量に応じて料金を設定している．ボツリヌス製剤0.1 mLを1単位として料金を設定しておき，患者の状態や患者自身の改善希望により，使用した製剤の量によって料金が変わる．

　なお，カウンセリング時に患者の希望を十分ヒアリングし，患者，医師双方納得したうえで施術を行う．安価な料金で治療をする医療機関もあるが，当院では厚生労働省に承認されているボトックスビスタ®のみを使用しており，1単位の製剤料金は比較的高めである．製剤の安全性，有効性を含め，施術料金についてカウンセリング時によく説明することがトラブルを避けるためにも必要である．

　美容医療の分野において，ノンサージェリーの需要はますます増える傾向にあると思われる．そのなかで，ボツリヌス毒素がたいへん重要な治療手段となっていくことは間違いない．現在は，主に表情筋を弛緩させることにより，シワをとる治療が中心であるが，咬筋肥大に対しての治療に代表されるボリュームの改善，また，多汗症に対する機能の改善など，今後，治療内容は拡大していくものと思われる．さらに，眉間のシワに対しての治療結果として，精神的側面にも良い効果が得られるという研究報告や，腺組織に対する治療などもあり，今後は美容医学に限らずさまざまな科において，治療範囲が広がっていくと思われる．

　美容医療においては形態学的加齢変化が，萎縮，下垂，拘縮をもたらす原因であることが明らかになってきている．その治療として，筋肉の弛緩を目的としたボツリヌス毒素，萎縮に対するボリューム改善としてのフィラー注入，下垂に対する引き上げ効果としてのスレッドリフトなどが行われており，その原理は至ってシンプルである．そのことから考えると，加齢治療は一つの手法というより，いくつかのノンサージェリー治療の組み合わせが有効であり，その併用治療により効果を上げることが注目されると考える．

column

筋肉減量目的のボトックス® 注射

佐藤英明，古山登隆（自由が丘クリニック）

はじめに

　ボツリヌス毒素（ボツリヌストキシン）（botulinum toxin）による筋弛緩作用を用いた治療は，1977年に米国のScottにより，斜視に対しきわめて微量のA型毒素が使用されたのをはじめ，現在，数多くの国でさまざまな疾患に用いられている．

　なお，ボツリヌス毒素治療の発展と変遷，奏効機序の詳細については，「多汗症に対するボトックス®注射」の項を参照されたい．

概念

ボツリヌス毒素の薬理効果

　ボツリヌストキシンは，末梢の神経筋接合部における神経終末内での神経伝達物質であるアセチルコリンの放出を特異的に阻害することにより神経筋伝達を阻害し，その臨床効果が発現する．神経筋伝達を阻害された神経は，軸索側部からの神経枝の新生により数か月後には再開通し，筋弛緩作用は消退する．

製剤と用法

　現在，美容的治療目的で正規の購入が可能な製品はボトックスビスタ®のみである．なお，個人輸入で入手可能な製剤には，A型ボツリヌス毒素製剤であるDysport®（英国Ispen社），Neuronox®（韓国Medy-Tox社），Xeomin®（ドイツMerz社）などや，B型ボツリヌス毒素製剤であるMyobloc®（米国Solstice社）などさまざまな製剤がある．

　A型ボツリヌス毒素であるボトックスビスタ®は1バイアルにA型ボツリヌストキシンが50単位含まれており，これを生理食塩水1.25 mLで溶解する．A型ボツリヌス毒素が拡散する範囲は，0.1 mLあたり4単位の濃度の場合で注射部位より1 cmとされている．ボツリヌス毒素は低濃度になるほど広範囲に拡散し，標的以外の筋肉に作用することもある．顔面表情筋などの場合は0.1 mLあたり4単位，筋肥大の場合は0.1 mLあたり2.5単位として用いることを推奨する．

適応と禁忌

適応

　筋肥大に対する適応部位としては咬筋[1]，腓腹筋，僧帽筋などがある．最も効果的な部位は咬筋である[2]．歯の食いしばりや歯ぎしり，片側咬合の習慣などにより咬筋肥大を生じる[3]．このような歯からくる問題の改善にも有用である．しかし，「小顔希望」などアジア人特有の顔貌の改善目的として行われることが多い．また，特殊な使用法として筋肉の線維方向に拡大していくケロイドに対して，筋収縮力の減弱を行い拡大を抑制させる効果もある．

禁忌

絶対的禁忌

① 全身性の神経筋接合部の障害をもつ疾患（重症筋無力症，Lambert-Eaton 症候群，筋萎縮性側索硬化症など）
② 妊婦または妊娠している可能性のある女性（妊婦，授乳婦に対する安全性は確立されていない）
③ ボツリヌストキシンまたは添加されている成分に対して過敏症の既往のある者

相対的禁忌

① 筋弛緩薬および筋弛緩作用を有する薬剤を投与中の患者
② 慢性の呼吸障害のある患者
③ 重篤な筋力低下あるいは萎縮がある患者
④ 閉塞隅角緑内障のある患者またはその素因（狭隅角など）のある患者

手技の実際

準備，麻酔

　治療前に準備しておくものとしては次のようなものがある．①手鏡，②カメラ，③説明用紙，同意書，④マーカー，⑤外用の消毒薬（0.02％クロルヘキシジン溶液など），⑥使用後の失活のための 0.5％次亜塩素酸ナトリウム溶液，⑦局所麻酔薬（リドカインテープ，リドカインクリームなど），⑧1 mL のシリンジ（注射用），2.5 mL のシリンジ（溶解用），注射針（30〜33 G），溶解用の注射針（18 G），溶解用の生理食塩水，⑨ボツリヌス毒素のバイアル，⑩局所圧迫用のガーゼ，⑪アイス（氷）パック，⑫手袋．

注射方法

　できるだけ細い注射針を用い，針の刺入方向を考えたうえで行う．われわれは 30〜32 G 注射針と 1 mL のシリンジを用いている．筋肥大に対しては，安静時と最大緊張時の状態を起坐位（下腿の場合は立位）で写真撮影し，注射部位

をマーキングする．マーキング後は注射の体位は起坐位でも仰臥位（下腿の場合は腹臥位）でも可能である．

　針刺入時の痛みに対しては，アイス（氷）パックによる冷却または局所麻酔薬を用いる．局所麻酔薬を用いる場合は，あらかじめ筋肥大の程度，範囲などを把握しておかないと，腫脹のために判断がつきにくいこともある．針の刺入方向は，薬液が浸透してほしくない方向を避け，標的筋肉の範囲内に効果を及ぼすような方向で行う．注射後は，皮下出血斑を予防するため注射部位を軽く圧迫する．筋肥大の場合，効果の発現まで1か月程度要する．

咬筋

　患者に歯を強く噛みしめてもらうことで，咬筋の筋腹や咬筋前縁を確認する．咬筋の前縁には顔面動静脈が走行するため注意する．咬筋の上方に頬筋が存在するため，耳垂基部と口角を結んだ線より下方へ注射する（❶）[4]．また，この位置より下方に注射することで，耳下腺管の損傷も避けられる．片側3〜5ポイントをマークする．中央部1か所，それを囲むように4か所マーキングする．針の刺入方向は，中央部は垂直に刺入するが，ほかの4ポイントは他筋への影響を避けるために，中央部に向け45°の角度で刺入する．注入量は片側15〜50単位で，筋の発達程度により調節する．

腓腹筋

　患者に立位でつま先立ちをしてもらい，腓腹筋の肥大部位を確認しマーキングする．腓腹筋は二腹筋のため，内側と外側にそれぞれ2〜4か所マーキングする（❷）．針の刺入方向は皮膚に対して垂直とする．注入量の目安としては，2〜3単位/kgであり，実際の注入量は片側20〜50単位となる．また，ヒラメ筋の発達により下腿が肥大して見えることもあるが，ヒラメ筋まで注射を行うと歩行障害などの原因となることもあるため，適応に関しては慎重に判断する．ヒラメ筋に注射を行う場合，注入量の目安は1〜2単位/kgで，それぞれ

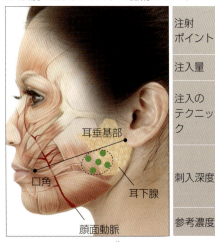

❶ 咬筋の注入ポイントと施術ポイント

注射ポイント	・片側3〜5ポイント（計6〜10ポイント） ・咬筋の発達が強い場合は片側で5ポイントがよい
注入量	5〜10単位×3〜5ポイント
注入のテクニック	皮膚に対し垂直に針を刺入．笑筋に影響を与えないよう注意する．きれいなフェイスライン作成のために，高い位置では弱めに，低い位置は強めに注入する
刺入深度	・咬筋は深層にあるので，確実に注入するため針を深く刺入 ・32Gの注射針では，針の根元近くまで刺入
参考濃度	2.5〜4単位/0.1 mL

（古山登隆，井上香．2019[4]）

❷ 腓腹筋マーキングポイント

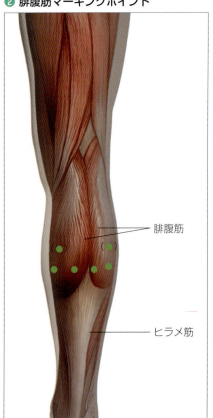

腓腹筋

ヒラメ筋

❸ 僧帽筋の施術ポイント

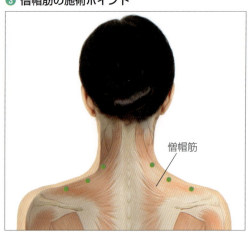

僧帽筋

1～2か所に注射する．

僧帽筋

　外観上翼状頸のような状態を改善し，頸を細く長く見せる効果があるが，周囲の筋の解剖を熟知しないで行うことは避けたほうがよい．痙性斜頸などのボトックス®治療を行った経験がある医師など，頸部の筋肉を熟知してから施術することを勧める．積極的に治療を勧める部位ではないが，筋の最大緊張部片側2～4か所に20～40単位の注射を行う（❸）．

合併症回避のコツ

- 顔面の表情筋に対しては，周囲の筋肉への影響を避けるために高濃度で少ない注入量で行う．筋肥大の標的となる筋肉は，大きな筋肉となるため，0.1 mLあたり2～2.5単位として用いることを推奨する．
- 皮下出血や痛みを軽減するために，細い注射針を使用する．顔面表情筋治療に使用する細く短い注射針では筋まで達しないこともあるため，それぞれの筋肉に合わせた注射針を選択する．
- 注射2週間～1か月後に再診するように説明する．そうすれば，明らかな左

右差が生じたり，効果不十分であったりしても追加調整が可能である．筋肥大の場合，各筋肉の収縮が減少した後に萎縮していくため，1か月程度経過してからでないと効果がわかりにくいことを再度説明する．なお，短期間に繰り返し注射を行うことは抗体産生のリスクが高まるとされている．治療効果に満足し，ほかの部位の注射を続けて希望する患者もいるため，十分に説明すべきである．

- 治療の限界を把握する．各部位の肥大の原因がほかにある場合，効果が認められないこともある．たとえば，下顎骨の下顎角そのものの突出があれば，骨切りなどの手術を行わなければ改善が得られない．また，下腿なども脂肪過多が原因であれば改善は認められない．施術前に，何が肥大の原因であるか確認しておく．

代表症例 ❹

❹ 咬筋ボツリヌス毒素注入（36歳，女性）

マーキング

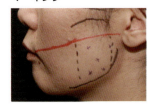

下顎骨をマーキング：下縁～下顎角部
頬骨弓下縁をマーキング
咬筋前縁，後縁をマーキング：患者に歯を強く噛みしめてもらい，咬筋の筋腹を確認．
咬筋を囲む円の中心に1ポイント，咬筋の前縁側と後縁側に各2ポイント，ただし笑筋や頬骨筋への影響を避けるために咬筋前縁より最低5 mm離す．
耳垂基部～口角を結んだ線（赤線）をマーキング：このライン上に耳下腺管が走行しているため，ラインより下部に注入する．

注入前　標準

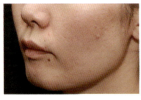 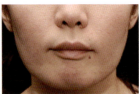 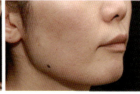

注入前　歯を噛みしめたとき

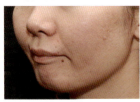 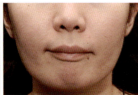 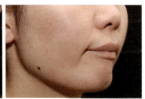

歯を噛みしめたときに下顎角部（いわゆるエラ）の突出がみられる．

注入3週間後　標準

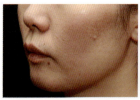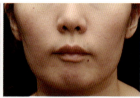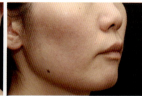

注入3週間後　噛みしめたとき

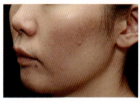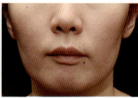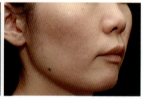

安静時および噛みしめたときも下顎角部の突出がなくなり，なめらかなフェイスラインとなっている．

文献

1) Moore AP, Wood GD. The medical management of masseteric hypertrophy with botulinum toxin type A. Br J Oral Maxillofac Surg 1994；32：26-8.
2) Smyth AG. Botulinum toxin treatment of bilateral masseteric hypertrophy. Br J Oral Maxillofac Surg 1994；32：29-33.
3) Gurney CE. Chronic bilateral benign hypertrophy of the masseter muscle. Am J Surg 1947；73：137-9.
4) 古山登隆，井上香．ボツリヌストキシン注射．美容皮膚医学 BEAUTY 2019；2：43-54.

column

マイクロボトックス

緒方寿夫（南平台緒方クリニック）

> **本テーマのエビデンスレベル**
>
> ボツリヌス毒素の皮内注入によるスキンリジュビネーション（若返り）の報告は散見されるものの，その効果，効果発現機序，方法ともに一定の見解は得られていない．→ レベル3

さまざまな名称のもとに臨床主導で行われ，ヒアルロン酸製剤などほかの製剤との併用注入，レーザー照射や手術治療などほかの治療法との併用施術などの臨床報告が少なくなく，エビデンスレベルに重点をおく本書においては，積極的に勧められるものではない．しかし，今後の基礎的・臨床的検討次第で明確な目的と結果が期待できるため若干の知見を示す．

臨床効果

ボトックス®の皮内注入による臨床効果については，スキンテクスチャーの変化（改善）がよく知られている[1]．スキンテクスチャーが変化する作用機序としては，毛孔縮小があげられ，汗や皮脂産生の抑制，立毛筋弛緩などの関与があげられるが，ボツリヌス毒素の既知の生理作用（アセチルコリン拮抗作用）では説明できない部分もある[2]．また，皮内注射時の針刺入が創傷治癒機転を惹起し皮膚引き締め効果をもたらすとする報告[3]もあり，皮内注射による臨床効果および効果発現機序ともにいまだ明らかでないといわざるをえない．

これらに伴う形態変化として，皮膚の引き締め効果（タイトニング）によるリフトアップ（中下顔面および頸部）[4]と，皮膚のしなやかさ効果（ルースニング）による輪郭強調（下顎部および頸部）[5]が報告されるものの，効果発現機序として相反する臨床効果である．

スキンリジュビネーション治療

顔面には複数の表情筋が皮筋として皮膚に停止する作用点をもち，頸部では広頸筋が皮膚直下に存在するため，これらの横紋筋を介して治療効果を期待するリジュビネーション治療は，作用機序にある程度の整合性を見つけることが

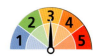

できる[6]．表情筋を挙上筋と下制筋に分け，下制筋を弛緩させることで相対的にリフトアップ効果を期待するものは，眉毛，外眼角，口角（moduolus）などで応用される．頸部で広頸筋を弛緩させる方法は，広頸筋を下顎部における下制筋とみなして下顎部頸部のリフトアップを期待するもの，皮膚のテンティング[*1]を抑制して下顎頸部のコントゥール改善を期待するもの，などが報告されている[7-9]．

　ボツリヌス毒素の皮内注入によるスキンリジュビネーション治療は，目的，機序が明確でないため注入量・方法にも一定の見解はなく，ボツリヌス毒素の少量注入ということからマイクロボトックス[1]，皮内注入ということからメソボトックス，リフトアップ効果を期待してボトックスリフトなど，名称もさまざまである．Cinderella lift，Nefertiti lift[9]といった名称，注入器に独特の名称なども使用され，最近ではボツリヌス毒素単独注入よりもほかの製剤との併用注入も少なくない．文献レベルも症例報告レベル（エビデンスレベル3）にとどまっており，今後さらなる検証が望まれる治療法の一つである．

*1 turkey neck や下顎縁部のたるみ．

文献

1) Wu WT. Microbotox of the lower face and neck : evolution of a personal technique and its clinical effects. Plast Reconstr Surg 2015 ; 136 : 92S-100S.
2) Shah AR. Use of intradermal botulinum toxin to reduce sebum production and facial pore size. J Drugs Dermatol 2008 ; 7 : 847-50.
3) Kapoor R, et al. Facial rejuvenation after intradermal botulinum toxin : is it really the botulinum toxinor is it the pricks? Dermatol Surg 2010 ; 36 : 2098-105.
4) Chang SP, et al. The wrinkles soothing effect on the middle and lower face by intradermal injection of botulinum toxin type A. Int J Dermatol 2008 ; 47 : 1287-94.
5) Tamura BM, et al. Cutis laxa : improvement of facial aesthetics by using botulinum toxin. Dermatol Surg 2004 ; 30 : 1518-20.
6) Carruthers J, Carruthers A. Aesthetic botulinum A toxin in the mid and lower face and neck. Dermatol Surg 2003 ; 29 : 468-76.
7) Kane MA. Nonsurgical treatment of platysmal bands with injection of botulinum toxin A. Plast Reconstr Surg 1999 ; 103 : 656-63.
8) Brandt FS, Boker A. Botulinum toxin for the treatment of neck lines and neck bands. Dermatol Clin 2004 ; 22 : 159-66.
9) Levy PM. The 'Nefertiti lift' : a new technique for specific re-contouring of the jawline. J Cosmet Laser Ther 2007 ; 9 : 249-52.

3章

エネルギーデバイスによる
シワ・たるみ治療

各種エネルギーデバイスによる
シワ・たるみ治療総論

宮田成章（みやた形成外科・皮ふクリニック）

> **本テーマのエビデンスレベル**
>
> 全体を通じて，機器には理論があり，それを裏づける組織学的検討，臨床評価の報告がなされている．しかしながら，「たるみ」というのは，組織的にコラーゲン構造の変化など再構築が生じたとしても，外見の変化が客観的に視認されないと意味がない．そういった意味では，機器によって相違はあるが，ほとんどの機器が十分な臨床的エビデンスがあるとはいえないのが現状である．→ レベル2 および レベル3

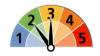

美容医療における機器使用の普及と現状

　顔面におけるシワ，たるみなどの加齢性変化の改善や皮下脂肪減量などの希望は，現在では美容医療分野における患者主訴のなかでも大きな比重を占めるものとなってきている．これらに対しては従来から外科的な手法を用いた治療が行われてきたが，そのダウンタイムの長さやリスク，恐怖心などの心理面，社会的な受容性などさまざまな面で制約があり，一部の患者にのみ施術されるものであった．しかし今世紀に入って外科的な手法以外にも機器や注入剤，糸によるリフトなどさまざまな手法が登場してきた．これによって一部の限られた人のみが受容できる美容医療が急速に一般化していった．

　そのなかでも機器による顔面美容は，その効果の程度はともかく，気軽に実施できる手法として世界的規模で急激に普及した．とくに日本においては，社会的・歴史的背景から他人に治療していることを知られたくないという要望をもつ患者が多く，機器による美容医療の比率が高い．ISAPS（国際美容外科学会）の統計[1]によれば，日本の施術全体における機器治療の比率は諸外国に比較して突出して高い割合を示しており，脱毛やシミなどの施術を差し引いても機器による顔面美容の比重が高いことがわかる．

　とくに日本では，形成外科医，美容外科医が機器を用いた施術をすることが多い．筆者が国際的な学会，セミナーに参加すると，この分野は皮膚科医を主としていることがほとんどであるので，これもまた日本の国民性を示しているのではないかと考える．患者が穏やかな治療，他人に変化がばれない治療を求めており，保守的な治療法として機器による美容医療が第一に選択されるのである．

ISAPS
International Society of Aesthetic Plastic Surgery

機器のエネルギーソース

　機器を用いた顔面美容には，シワやたるみのみではなく，肌質・きめや毛穴，痤瘡後瘢痕，皮下脂肪の改善も包括されている．これらの一部は生来もつ本人の体質，肌質に依存するものもあるが，ほとんどは加齢に伴う変化としてとらえることができる．

　用いられる機器は主としてレーザー，IPL などの広いスペクトルをもつ光，高周波（ラジオ波〈RF〉），超音波などがあげられる．最も重要なことは，これらの機器のエネルギーソースが何かを理解することである．患者のみならず医師までこれらの機器をまとめて「レーザー」と表現することがあるが，これは絶対に避けなければならない．高周波はレーザーではないし，超音波に至っては基本的なエネルギーとしての波の性質まで異なる．

　エネルギーソースには大きく分けて横波と縦波がある．進行方向に対しての振動が垂直に交差するものが横波であり，同軸となるものが縦波である．

　横波は通常電磁波となり，電場と磁場が交差しつつ周期的な波動として振幅して横波として進んでいく（❶）．その周波数と波長の積が光速であり，速度は常に一定であることは共通である．波長・周波数によって X 線，光，マイクロ波，高周波，電気などに分類される（❷）．電磁波は波と粒子の性質の二面性を

IPL
intense pulsed light

RF
radiofrequency

❶ 電磁波

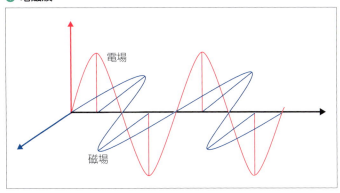

❷ 電磁波の分類

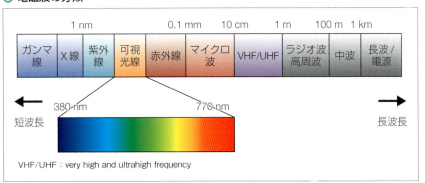

もち，波長が短いほどその性質は粒子としてのエネルギーを主とするものになり，波長が長いほど波としての性質が強くなる．光のような波長が短いものはその粒子（フォトン）のエネルギーを主として考える．高周波のような波長が長いもの（主に周波数で分類される）は波としての振動によって荷電された物質を動かし発熱させる．

　一方の縦波は疎密波ともよばれ，進行方向と同軸にその伝達される媒質を縮め，引き延ばし伝播していく．つまり，電磁波と異なり伝播には媒質が必要で，媒質の種類によって進行する速度が異なる．音波が代表的なものである．そのうち20（規格により16）kHzを超える周波数のものは超音波として分類される[2]．

各エネルギーソースの特徴

レーザー

　レーザーは光の一種である．自然界に存在しない人工的につくりだした光である．自然光のようにさまざまな色（波長）を含まずほぼ単一であり，位相（波動振幅の周期）がそろっているコヒーレント光である（❸）．生体内ではメラニン，ヘモグロビン，水分などのさまざまな物質があり，これらはそれぞれに吸収しやすい波長を有する（❹）．

　特定の波長の光を照射することで特定の物質を選択的に破壊できる．そのため，現在ではヘモグロビンに対してはKTP 532 nmや色素588〜595 nm，メラニン顆粒に対してはKTP 532 nm，ルビー694 nm，アレキサンドライト755 nm，Nd:YAG 1064 nm，水に対してはNd:YAG 1064 nm，ダイオード1440 nm，Erグラス1540 nm，YSGG 2790 nm，Er:YAG 2940 nm，CO_2 10600 nmなどが用いられる．

　光が吸収されて周囲に波及するまでの時間は物質の大きさ，構造，構成などに依存している．熱緩和時間という，物質それぞれが周囲に熱波及されるまでの時間を考慮した選択的光熱融解，もしくは拡大選択的光熱融解理論によって特定物質のみを破壊したり，周囲の物質を一塊にして熱変性させることが可能となる[3]．熱緩和時間内での照射を可能とするのがメラニン顆粒に対してであ

KTP
potassium-titanyl phosphate

YSGG
yttrium-scandium gallium-garnet

❸ レーザー光の特徴

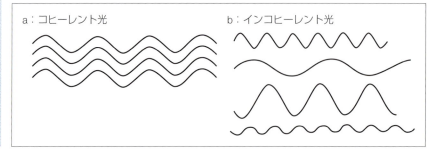

a：コヒーレント光　　b：インコヒーレント光

❹ 光吸収率

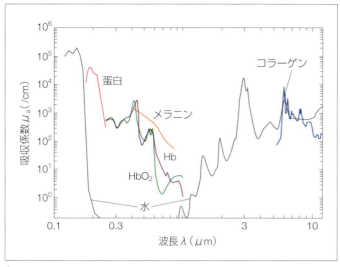

(Vogel A, Venugopalan V. Mechanisms of pulsed laser ablation of biological tissues. Chem Rev 2003;103:577-644)

ればナノ秒単位の発振時間をもつQスイッチレーザーであり，メラニンのみを選択的に破壊する．このためシミの治療に有効であるとされる．

一方，熱緩和時間よりも長い照射時間で周辺組織に光熱作用を及ぼすのがミリ秒単位での発振であるロングパルスレーザーとなる．照射時間が長い分だけ同じエネルギーを与える場合でも瞬間的な力（ピークパワー）が緩徐となる．顔面の美容的治療においてはシミだけではなく皮膚全体をとらえて治療をする必要があり，メラニンを標的とする場合でも穏やかな光熱作用を有するミリ秒単位での発振となるロングパルスレーザー照射が用いられる．この作用によって肌全体の張り感を得ることができる[4]．

水分に対する吸収を主として考える場合では赤外線領域の波長を用いるが，波長によってかなり吸収率が異なり，蒸散から熱凝固，熱変性まで生体の反応はさまざまである．ただし，やはりその発振時間によってもこれらは調整可能である．一般にマイクロからミリ秒単位での発振レーザーを用い，光熱作用を生じさせる．これらを微細な無数の点状ビームに変換し単位面積あたり強力なエネルギーとして照射するフラクショナルレーザーは，強い組織変性と介在する正常組織によるすみやかな創傷治癒で，短いダウンタイムで治療可能とされる．シワや各種の瘢痕，毛穴の治療に有効とされる．ただし，赤外線そのものは皮膚の老化を加速するという報告もあり，その量や出力などを考慮する必要もある[5]．

一方で近年，メラニン顆粒の熱緩和時間よりはるかに短いピコ秒発振レーザーが登場してきた．このレーザーは瞬間的に高いピークパワーを有し，光熱作用よりも非熱的な光音響作用，光機械作用を主として物質を破壊する．まだ未解明な部分も多いが，この機械的な力である応力，もしくはさらに高いピー

クパワーで生じるプラズマによる作用によって組織の構造になんらかの変化が生じるとされ，シワや痤瘡後瘢痕などの治療に効果が期待される[6]．

これとは真逆に秒単位の発振を行うレーザーも登場してきた．光は発振時間が長くなるほどピークパワーは低くなるが，熱は緩徐に周囲に拡散していく．ちょうど海水深部でも太陽光で徐々に温度が上がるように，人体においてもメラニン顆粒やヘモグロビンに吸収されにくい波長のレーザーで緩やかに加熱することで皮下脂肪組織を加熱し，変性へと至らせることが可能となってきた．これは主に顎下の皮下脂肪を減量させる効果がある．

IPLと光治療機器

IPL（intense pulsed light）は，主に太陽光に近い分光分布を有するキセノンランプを光源として，短波長領域（とくに長波長領域）を各種フィルターでカットしてパルス発振する機器である（❺）．

フィルターによって特性を変更できるが，基本的にはレーザーとは異なり，広い分光分布をもつ．通常可視光領域ではフィルターでカットされた波長の帯域が最もエネルギーは高く，IPLの特性を示すこととなる．またランプの特性上，ミリ秒単位での発振となる．皮膚，皮下に対する広範囲な光熱作用によってシミを薄くするのみではなくさまざまな作用を有し，遺伝子レベルでの若返り効果を示すとする報告もある[7,8]．とくに近赤外線領域を主とした分光分布のものでは，その水分吸収特性から真皮への光熱作用を生じさせる．ただし，その加熱は強くなく，また短いパルス発振時間においては深達性もないため，パルスではない数秒間の発振にて熱作用と深達度を得る機器もある．

高周波（RF）

RF（radiofrequency）は無線周波数，ラジオの周波数と同じ帯域であり，いわゆる電波である．決まった規定があるわけではないが，通常は数十kHz～30

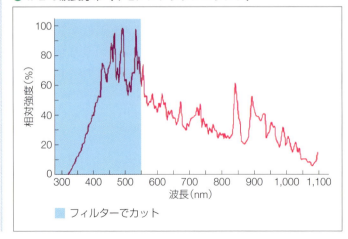

❺ IPLの波長分布（キセノンフラッシュランプ）

GHz 程度の領域をさす．主として誘電加熱により組織を加熱する．

　主たる対象となるのは荷電された分子，水などである．分極した物質を高い周波数で振動させ，内部加熱を生じさせる．とくに高い周波数（3 MHz 以上）ほど誘電加熱の傾向を示し，低くなるとジュール熱に近い形態となるが，機器の構造などによっても異なる．一部の機器においては，高い周波数でありながらも特殊な膜などを介して，その加熱形態が誘電加熱のような誘電率に大きく左右されることなく，ジュール熱を主体とした加熱形態をとるものもある．いずれにせよ外から熱を与えるようなものではなく，物質自体が均一に加熱される内部加熱である．誘電加熱ではとくに誘電率の高い脂肪や水分（不導体）を主として加熱する．一方でジュール熱では線維性成分を主として加熱する．

　機器によって理論が多少異なり，また人体における熱作用の発生は複雑なためひとくくりに同じ効果とはいえないが，おおむね深部まで十分な加熱を生じさせるのが RF である．真皮や皮下に熱作用を生じさせるが，通常レーザーなどの光に比較してより深部に均一な加熱が生じる．真皮や皮下への加熱作用によって皮膚の引き締め効果を得る[9]．

■ 超音波

　超音波は疎密波であるために，伝播する物質（媒質）によって密度や均一性などさまざまな条件が異なる．つまり，音響インピーダンスの違いにより伝導速度や深達度などに差が生じる．超音波にとって水は大気よりも伝導速度が大きく深達度もある．海中を探査するのに光は不適であり，超音波ソナーを用いるのが典型的な例である．つまり，水分が主たる構成割合である人体において，超音波は深達度の面で非常に相性が良い．

　その作用機序としては，超音波の振動によって薬剤を導入し薬理作用によって肌質を改善する超音波導入のような特殊な構造・出力を要しない機構や，皮膚から皮下になんらかの選択的破壊を生じさせるものがある．後者の方法としては，音響振動による摩擦熱焼灼作用，物質の固有振動数に働きかける共振作用などが臨床上用いられている．

　音響振動によるものは高密度焦点式超音波（HIFU）が代表的な機構である[10]．高い周波数（数 MHz）の超音波を 1 点に収束させ，その高エネルギーをもって組織を点状に焼灼する．収束させる位置はレンズの焦点距離のようなものであり，常に一定の深度のみが選択的に焼灼される（❻）．

　もう一つの共振作用は，主として皮下脂肪細胞のようなほかと比較して明らかにサイズが大きく液状成分に富む細胞を激しく振動させることが主目的である．固体にのみ伝播する剪断波（横波超音波）を脂肪細胞膜の固有周波数に調整して発振し，そのねじれ作用を共振によって増強し，固体である脂肪細胞膜を損傷する[11]．たとえば，ワイングラスを声で割ることができるように，共振は非常に大きなねじれの応力である．

HIFU

high intensity focused ultrasound

⑥ HIFU の模式図

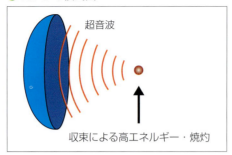

超音波

収束による高エネルギー・焼灼

機器治療の限界

　機器の特性を利用すれば，皮膚，皮下にさまざまな熱作用を生じさせることができる．とくに真皮にダメージを与え，組織の再構築を図ることで膠原線維や弾力線維がその本来の量・構造を取り戻すとされる．しかし，これは創傷治癒の過程において生じる変化にほかならず，過度の熱作用は瘢痕を生じる．実際には表皮損傷，過剰な熱傷などのリスクもあるため，やみくもに高出力で照射を行う機器はない．そのため，生じる変化が軽度であることにもつながり，理論上の効果や論文などでの実験的な結果に比較して，実際に得られる効果が視認できないということにもなる．

　また，とくにたるみに関しては，真皮を含めた浅層組織の弛緩・変化のみではなく，筋や骨などの深部組織の萎縮なども大きく関与するため，機器治療は所詮は引き締め効果にすぎない．実際の臨床においては，注入剤やスレッド，時には外科的手法も含めた総合的な治療を行うことが多い．そのなかで表層の引き締めを担うのが機器治療となる．

文献

1) ISAPS Global Statistics. https://www.isaps.org/medical-professionals/isaps-global-statistics/
2) 宮田成章．イチからはじめる美容医療機器の理論と実践．東京：全日本病院出版会；2013．p.1-24．
3) Anderson RR, Pattish JA. Selective photothermolysis：precise microsurgery by selective absorption of pulsed radiation. Science 1983；220：524-7.
4) 岩城佳津美．脱毛用ロングパルスアレキサンドライトレーザーによるフルフェイストリートメント．日美外報 2004；26：19-25．
5) 船坂陽子．赤外線は皮膚老化を軽減する？加速する？ MB Derma 2017；262：50-63．
6) Brauer JA, et al. Use of a picosecond pulse duration laser with specialized optic for treatment of facial acne scarring. JAMA Dermatol 2015；151：278-84.
7) Bitter PH. Noninvasive rejuvenation of photodamaged skin using serial, full-face pulsed light treatments. Dermatol Surg 2000；26：835-43.
8) Chang AL, et al. Rejuvenation of gene expression pattern of aged human skin by broadband light treatment：a pilot study. J Invest Dermatol 2013；133：394-402.
9) 新橋武．高周波（radiofrequency）による non-surgical skin tightening．日美外報 2004；26：169-76．
10) 宮田成章．高密度焦点式超音波による顔面たるみ治療．日美外報 2010；32：64-9．
11) 宮田成章．高周波（RF）─新たな展開（2）：Radiative 方式と剪断波（超音波）の基礎理論と臨床．MB Derma 2012；192：75-80．

RF（radiofrequency）

宮田成章（みやた形成外科・皮ふクリニック）

本テーマのエビデンスレベル

単極型高周波は組織を熱破壊再構築することが組織学的に証明されている．理論も確立されている．skin-tightening という意味でのエビデンスレベルは1といえるが，「たるみ」という形態的変化には引きしめ効果だけで完璧な結果を出すことはできない． → レベル2

radiative 式高周波は明確な熱破壊を伴わない．主観的な満足度に依存する機器であり，施術者の技術的な差も生じてしまいやすい．臨床的な満足度は高いが，残念ながら，いまだに確たる根拠がある治療法ではない．
→ レベル3

作用機序

　RFは日本での一般呼称では高周波となるが，医療分野ではラジオ波と呼称することが多い．ラジオ波焼灼装置のように癌治療などで用いられる機器を含めて，これらは高周波電流による加熱作用によって効果をもたらすものである．低周波数ほど電気的な性質を帯び，高周波数ほど電波的な性質をもつ．電気的な性質においてはジュール熱[*1]によって組織の抵抗を利用した加熱形態となり，電波的な性質においては分極した荷電分子を交番電界によって振動させる加熱作用（誘電加熱）となる．ただし，機器によって，その加熱形態は一様ではなく，周波数のみで分類することは難しい．

　レーザー，光と異なり，メラニンや血管に大きく影響されずに人体を加熱する．また通常は2つの極の間を高周波が流れることとなる．しかし，その構造はさまざまである．高周波の流れる形態によって，単極（モノポーラ）もしくは双極（バイポーラ）が主なものであるが，接触させる極が1つのみの radiative （ユニポーラ）や多極（マルチポーラ）方式もある（❶）．

　治療部に1つの端子をもち，対極板を端子から大きく離れた体のいずれかに装着して高周波を流す単極（モノポーラ）型では，対極板方向に高周波が流れ拡散していくため，表層に近い層をピークとして比較的深部まで加熱される．2つの皮膚表面に接した比較的近い極間を高周波が流れる双極（バイポーラ）型では，高周波が極間を流れるためにその最短に近い浅層で主に加熱が生じる．

*1 ジュール熱

電流によって発熱する代表的な方式．電気的な抵抗をもつ物質に電流を一定時間流したときに生じる熱量を示す．トースターや白熱電球などがジュール熱を利用した製品であるが，これら金属（導体）と比較して人体は不導体であり，効率は悪い．

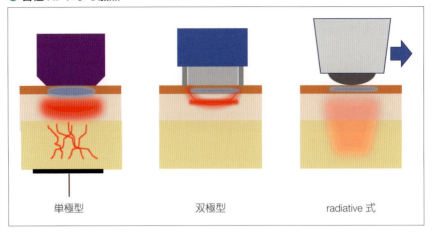

● 各種 RF による加熱

単極型 / 双極型 / radiative 式

radiative 方式は単極型と相似であるが，対極板をもたない．高周波は体内や体表を通り，体外へ無線電波のように放出される．これはマイクロ波加熱の方式に近く，比較的深部が加熱される．いずれにせよ，この熱作用により生体内にさまざまな効果をもたらす．

本項では代表的な機種の機序について述べる．

単極型高周波

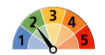

*2
日本ではサーマクールと称する．

*3 インピーダンス
交流抵抗．高周波は交流であり，直流の電気抵抗とは異なる．また人体は均一な物性ではなく，皮膚の湿潤などの環境も異なるため，インピーダンスにばらつきがある．発生する熱量はインピーダンスに左右されるので，これを計測することは非常に重要である．

代表的な機器は米国 SOLTA medical 社製 Thermage®*2 である（❷）．2003年に販売され，基本的な理論は変更のないまま現在に至っている．逆にいえば，それだけ長期間，市場で評価を得ている機器であり，熱作用が明確に生じる，つまり痛みを伴う機器でもある．

先端部の端子（チップ）は使い捨てで，表面に特殊な膜がコーティングされ，熱分布が均一となるように設計されている（❸）．その特徴は容量結合型と称されるコンデンサに似たチップ形状を有していることである．誘電加熱というよりは，ジュール熱様の加熱を行う．これによって通常と異なり線維性組織加熱，つまり皮膚の真皮や脂肪間の索状の結合組織を優位に加熱する．その際に接触面は冷却ガス噴霧によって常に低温に保たれ，過度の熱損傷を防いでいる．これによって組織収縮による皮膚の収縮（skin-tightening），創傷治癒機転による細胞外基質の再構築（リモデリング）が生じる．最も高温となる層は真皮下層であり，また皮下をつなぐ線維性結合組織の熱による収縮や脂肪組織の熱による変性などによって，3次元構造が収縮を起こす[1]．

皮膚表面のインピーダンス*3 は個々に異なることが多いため，これを計測し出力設定にフィードバックすることで個体差のない加熱作用を生じさせる．最新型においては，1照射ごとにこれを計測し，部位による差をも補正するようになっている．さらにチップ先端は振動するようになっており，ゲートコン

❷ Thermage® FLX

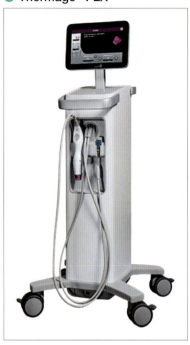

❸ チップ先端の形状

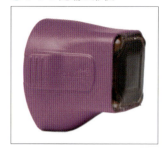

トロールセオリーと称される疼痛対策となっている．これは，振動覚のほうが神経伝達速度が速いことを利用し，痛覚より先に振動覚を脳に伝達させ，疼痛を緩和するしくみである．初期には1パスの照射で真皮，皮下を高温にし，組織のリモデリングを図っていたが，脂肪萎縮による局所の陥凹などの合併症が生じたために，現在では複数パスの照射によって蓄熱して徐々に温度上昇を生じさせるようにと変更された．

効果

真皮膠原線維や皮下脂肪隔壁の線維組織を収縮させる作用をもつ．顔面浅層の3次元的収縮効果である．これによって顔面が引き締まった印象を与える[*4]．この過程は表皮損傷のない創傷治癒であり，通常の創傷治癒機序とは異なることが考えられる．つまり，基底細胞や血管の損傷によるさまざまな創傷治癒機転は働かない．真皮膠原線維の破壊によるコラゲナーゼの増加やそれを機転とした線維芽細胞の活性化が推測される．それがどの程度のものであるのか断言するのは難しいが，組織学的に線維組織の構造破壊が報告されている．組織破壊の後，創傷治癒機転により徐々に真皮などの構造変化が生じる（リモデリング）[2,3]．

また，照射直後ではとくに真皮膠原線維が熱によって浮腫状の変化を起こし，これが加齢によって水分の減少した真皮構造を一時的にせよ少し改善する効果となる．とくに新型のFLXではインピーダンスの計測と加熱のコントロールが繊細であり，より浅層まで熱が発生するように設計されている．これ

*4
skin-tightening つまり皮膚が引き締まる効果をもつとされる．

❹ 単極型高周波の治療効果

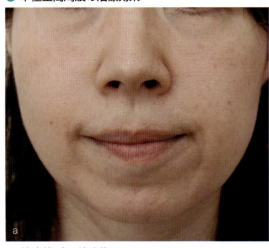
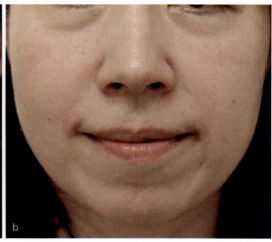

a：治療前，b：治療後．
照射によって皮膚全体の張り感（tightening）が得られ，頬全体が上方に引き上がっている．

らが相まって即時的な引き締め効果として外観上の変化を生じさせる．真皮加熱による即時効果は患者満足度が高い．これはある種の「魔法」であり，真の効果ではないが，美容医療という特性で，即時的な満足度を高めつつ，徐々にその本来の効果を出していくという点では興味深い．

実際の効果に関しては，外観上で顔貌の引き締め効果を得ることもあるが，多くの場合は軽微な変化である（❹）．患者は小顔になった印象をもつことが多い．そのため，過度の効果を期待する患者には治療を勧めない．この種の機器による効果はあくまで表層の変化にとどまるため，皮下脂肪の下垂や骨の萎縮に関わる加齢性変化には無効である．若々しい顔貌をつくる「若返り」ではなく，引き締め効果である．

効果の持続に関しては，通常の創傷治癒に沿った機序を考慮すると，おおむね3週後より組織の再構築による効果が発現し，その後は半年程度かけて安定した状態（創傷治癒過程の終焉）となる．その後，完全にもとに戻ることはない．内部に生じた瘢痕性の変化は軽微ではあるものの組織学的に残存する．

治療のコツと落とし穴，問題点

治療においては，ただ漫然と照射するのではなく，皮膚が強固に固定されている支持靱帯などの位置を考え，その方向に沿って引き上げていくように照射を行う必要がある[4]．固定点を決めて，その周囲と下方の領域を重点的に照射するイメージである．

疼痛に対してあまりに過敏になり低出力での照射を行うと効果が格段に落ちることとなる．多少の疼痛は患者に事前に通告し，理解を得たうえで治療を行う．

照射のスピードに関しては，あまりゆっくり行うと蓄熱されない．また，同

じ領域を安全な範囲で反復して照射する，一部重ね打ち照射を行うなど，安全に蓄熱することを考えた治療が重要である．

3次元的な引き締め効果というのは，時には頬のコケ感を生じさせる．引き締まるということは頬がふっくらするのとは相反するものであることを患者にもしっかりと説明をしておかないと，治療したら頬がこけたというクレームを受けることになる．

単極型高周波によって引き締め効果を得る治療というのは組織構造のリモデリングと称されるが，所詮は組織に傷をつけて，その創傷治癒機転を利用しているものである．決して細胞レベルで若返っているわけではない．諸家の報告のほとんどは膠原線維コラーゲンの増加などを主としているが，皮膚の構造は弾力線維や，その他の細胞外基質からも成り立っており，すべてを含めて評価をする必要がある．また，皮膚や皮下の線維性結合組織の引き締めだけで加齢性変化のすべてを解決することはできない．顔貌変化の見た目は実際には容量や輪郭のほうが大きな比重を占める．若返り，切らないフェイスリフトという耳当たりが良い語句を並べて患者に説明するのではなく，skin-tightening という言葉を患者に理解してもらうことが，治療が成功するかどうかの鍵となる．

radiative 式高周波

代表的な機器は Alma Lasers 社の Accent® XLi である（❺）．radiative 方式は通常の RF と異なり，皮膚に接触するのは単極のみで対極板をもたない．体内を流れた高周波はそのまま電波と同じように放出される．周波数は 40.68

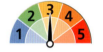

❺ Accent® XLi

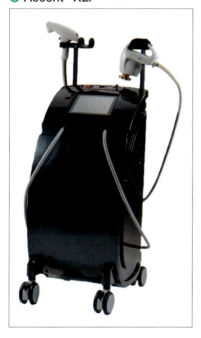

MHzと，美容医療領域で用いられる高周波としてはかなり大きな値を示す．つまり，より電波的な性質をもち，ジュール熱ではない誘電加熱を行う．誘電体の分子（双極子を形成）を交番電界によって激しく振動させ発熱する．加熱としては水分を中心とした発熱を示す．よって真皮から皮下深くまでの広範囲に影響を与える．とくに表層への加熱を避けるために，用手的に皮膚表面を滑らせるように動かし，緩やかな加熱を長時間発生させる施術を行う．

効果

単極型高周波と異なり，組織の破壊と再構築というリモデリングをたどらない．45℃を超える程度の熱を持続的に発生させ，真皮や皮下の脂肪層の加熱によって，熱ショック蛋白（HSP）発生によるコラーゲンなどの増生や高温状態の維持による生物学的活性の亢進，微小循環改善効果を得る．結果として，臨床上は皮膚表面の張り感や肌質の改善作用などが期待できる．また反復治療によって長期のたるみ予防を目的とする（❻）．

一般に膠原線維の破壊には65℃以上に加熱することが必要である[5]．単極型高周波でも真皮を瞬時に加熱して組織を損傷し，創傷治癒機転によって再構築を促すことを目的としている．しかしradiative式高周波では，緩徐に加熱し，ハンドピースを固定せずに動かすので，そのような高熱が発生することはない．理論上，真皮・皮下の温度は50～55℃まで達するとされている[6]が，疼痛がないことなどを考慮すると，実際には45℃程度の温度上昇ではないかと推測

HSP
heat shock protein

❻ radiative 式高周波の治療効果

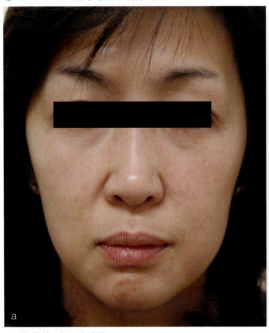 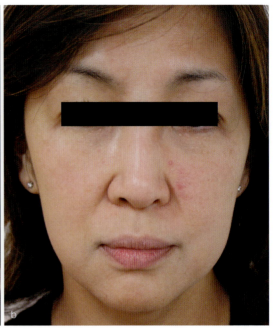

a：治療前，b：治療後．
照射によって頬がふっくらしたような印象を与える．

される．

　組織傷害を生じるような高温[7]ではないものの，組織にはさまざまな変化が生じる[8]．低温熱傷における組織傷害と同様，短時間の接触では問題にならない温度を長時間作用させることで，圧迫・阻血などの要因を排除しても，組織学的には41.9℃で3時間，51℃を超える温度に至れば10分程度でも真皮の熱損傷が生じる[9]．また直接的な組織傷害以外にも，ハイパーサーミアに用いられている機器における血行促進作用，代謝亢進作用，自律神経系や内分泌機能の改善効果[10]と同等の変化を引き起こしていると考えられる．

　実際の臨床効果としても，患者の主観的な変化，いわゆる肌の「調子の良さ」を主としており，熱による破壊，引き上げ作用とは異なる印象がある．また殿部や大腿のセルライト*5状態改善においてradiative式高周波は皮下脂肪組織内の結合組織収縮作用を有するとの報告[11]もあり，これが引き締め効果として認められているのかもしれない．ただし，その効果持続は臨床上2～3か月程度である．組織の大きな変性作用は生じていないと考えられる．そのため，1か月に1度の治療をおよそ4回反復し，その後1～3か月ごとの治療継続が勧められる．

■ 治療のコツと落とし穴，問題点

　この機器の治療では，用手的にハンドピースを動かして施術する[12]．そのため，設定出力やハンドピースを動かす速度，圧迫の程度などによって温度上昇やその持続が異なってしまう．つまり，施術者による効果の差が大きい．それを最小にするために皮膚表面温度を計器などによってこまめに計測しつつ施術することが肝要である．

　外気温などによって皮膚表面温度は変動する．冷え切った肌にいきなり施術をすると，ちょうど低温曝露された指を湯に入れたとき疼痛を感じるのと同じように，患者は強い痛みを訴える．温度計測とその上昇幅をコントロールすることが治療のコツである．またハンドピースを動かす速度は常に一定にして，決して止めないことである．これも一定の温度上昇を生み出すコツである．急激な温度上昇は痛みを伴い，不十分な温度上昇持続は効果の減弱をきたす．

　しかし一方で，脂肪に対する高温状態の持続は脂肪減少をもきたす．45℃で5分間の温度曝露において脂肪の減少が示されている．そのため，あまり長時間の施術は目的が異なってしまう可能性がある．

　この施術は患者満足度が高く，治療を長期繰り返すことを希望する患者が非常に多い．しかし，その効果はたるみを引き上げるskin-tighteningというよりも，むしろ肌の質感や張り感を主とする非常に主観的な満足度によるものである．さらには施術者による技術差が大きいということも，その効果の客観性を失ってしまう理由である．患者の「加齢」を長期管理するツール，患者とコミュニケーションを図るためのツールとして，エステとは少し違ったアプローチでエビデンスを多少含みつつ，患者主体の治療という位置づけで実施をするのが

*5 セルライト
皮下脂肪が不均一になった状態を示すものであり，セルライトという物質があるわけではない．脂肪過多による圧迫やそれに伴う，もしくは加齢による血行不良などによって脂肪組織の隔壁が線維化し，構造的変化を生じて外観上の凹凸を呈する．

望ましい．明確なエビデンスをもって組織のリモデリングを得るための機器ではないが，しかし一方で美容医療という特殊な領域のなかでは，患者にとって痛みがなく，他人にばれるようなこともなく，それでいて自己満足度は高いという，日常診療をするうえでベースに据えることに非常にマッチした機器であるともいえる．

文献

1) Esperza R, Gomez JB. The medical face lift：a noninvasive, nonsurgical approach to tissue tightening in facial skin using nonablative radiofrequency. Dermatol Surg 2003；29：325-32.
2) Zelickson BD, et al. Histological and ultrastructural evaluation of the effects of a radiofrequency-based nonablative dermal remodeling device a pilot study. Arch Dermatol 2004；140：204-9.
3) Yokoyama Y, et al. Histologic study of collagen and stem cells after radiofrequency treatment for aging skin. Dermatol Surg 2014；40：390-7.
4) 石川浩一．単極式高周波と高密度焦点式超音波治療．宮田成章編．Non-Surgical 美容医療超実践講座．東京：全日本病院出版会；2017．p.209-30.
5) Arnoczky SP, Aksan A. Thermal modification of connective tissues：basic science considerations and clinical implications. J Am Acad Orthop Surg 2000；8：305-13.
6) Friedman DJ, Gilead LT. The use of hybrid radiofrequency device for the treatment of rhytides and lax skin. Dermatol Surg 2007；33：543-51.
7) Goldberg DJ. Biology of collagen. In：Goldberg DJ, editor. Ablative and Non-ablative Facial Skin Rejuvenation. London：Martin Dunitiz；2003. p.1-8.
8) Zelickson BE, et al. Definition and proposed mechanisms of non-invasive skin tightening. In：Alam M, Dover JS, editors. Non-surgical Skin Tightening and Lifting. New York：Elsevier；2009. p.3-7.
9) Suzuki T, et al. Experimental studies of moderate temperature burns. Burns 1991；17：443-51.
10) 鈴木晴恵．RF（CET & RET）．Visual Dermatology 2007；6：390-2.
11) Emilia del Pino M, et al. Effect of controlled volumetric tissue heating with radiofrequency on cellulite and the subcutaneous tissue of the buttocks and thighs. J Drugs Dermatol 2006；5：714-22.
12) 宮田成章．高周波機器（テノール）によるたるみ治療．PEPARS 2009；27：40-4.

HIFU（high intensity focused ultrasound）

宮田成章（みやた形成外科・皮ふクリニック）

本テーマのエビデンスレベル

HIFUは一般医療に対しても用いられ，組織焼灼に関しては立証されている．その点ではエビデンスレベル1に該当するが，たるみの機器治療に限っては臨床効果の客観的評価が難しい．→ レベル2

作用機序

　HIFUは高密度焦点式超音波であり，超音波の物理的なエネルギーを小さな領域に収束させて高いエネルギー領域をつくりだし，収束部に限局された組織破壊，熱凝固点を生じさせる（❶）．多数の熱凝固点によって組織を収縮させ，たるみを改善することを目的とする．もともとは前立腺癌に対し経直腸的，非侵襲的に前立腺を破壊すること[1]をはじめとして，さまざまな臓器の病変を治療する機器として一般医療分野でエビデンスのある治療[2-4]として行われてきたものの美容分野への応用であるため，その基礎理論に関しては疑念の余地はない．いわゆるノンサージカルなたるみ治療の主役ともなっている機器であり，現在では各社からさまざまな機種が登場している．

　その収束深度は発振素子（トランスデューサー）の形状により規定される．用意される発振素子は機種によって異なるが，代表的なものとして1.5，3.0，

❶ HIFUによる焼灼

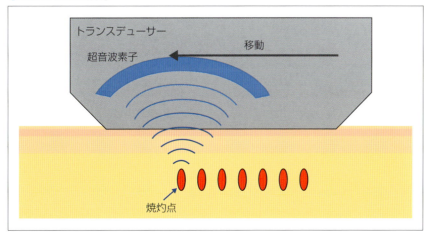

❷ **HIFU の収束深度と標的層**

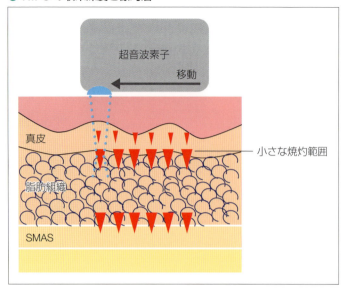

❸ **HIFU 施術中の超音波断層画像（リアルタイム）**

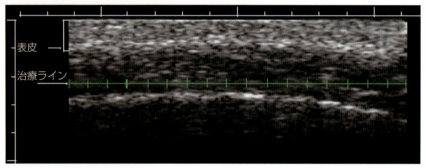

軟部組織の正常層と治療の深度．

❹ **超音波の干渉性と指向性**

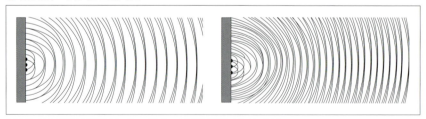

周波数が上がるほど干渉によってビーム形状が鋭くなる（右）．

4.5 mm がある．この収束深度が HIFU の焼灼における標的となる．つまり真皮，皮下浅層，SMAS となる（❷）．一部の機器では超音波断層画像で収束部の構造をリアルタイムで確認できる（❸）．

収束する領域は通常ごく小さな 1 mm に満たない範囲であるが，この範囲というのは理論上，発振周波数によって差が生じる．周波数が高いほど指向性が増し，収束点は小さくなっていく[5]（❹）．そのため，浅層に収束させるときほ

SMAS

superficial musculo-aponeurotic system

❺ 単極式高周波（RF）とHIFUの熱変性領域の相違

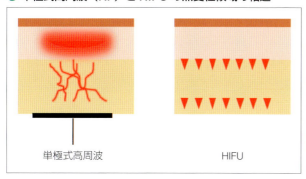

単極式高周波　　HIFU

ど安全性を考慮して，大きな周波数でごく小範囲を焼灼するように設定され，深部ほど小さな周波数で広い範囲を高出力で照射するように設定されている．

面状，3次元に熱変性を生じさせることが可能なRFに対して，HIFUで熱変性させるのはごく小範囲である（❺）．そこで，同一深度に対して，かなりの数の焼灼点を生じさせる必要があるため，多くの機種ではスイッチを押すたびに数cm端子が平行移動しつつ20発前後の焼灼点をつくる．また単一の層ではなく，複数の層で焼灼を行うことによってその効果を増す必要があるので，複数層のフラクショナル焼灼となる．RFに比較してかなりの高温での熱変性を生じさせるため，RFのような広範囲な熱作用によるskin-tightening効果は強くはないが，焼灼された層はより強い熱変性と構造の再構築が生じ，適正な層を選択焼灼すれば引き上げ効果は大きい．

とくに従来，顔面でのたるみ治療においてはSMASectomy[*1]などのフェイスリフト手術が主であった．この手術においては，SMASをいかに引き締めていくかが重要なポイントであり，これを機器によって行うのがHIFUの特徴である[6,7]．SMASを焼灼して創傷治癒機転によって組織を再構築（拘縮）させる．さらには皮下浅層〜真皮領域においても焼灼・再構築を生じさせ，マルチレイヤーに引き上げていく効果はフェイスリフトと同様の機序となり，その効果の大小はともかく，理にかなった治療法といえる．当然ながら顔面の部位によりその深部構造は異なるため，SMASのある頬部以外では広頸筋や眼輪筋，前頭筋などが焼灼の標的となる．

実際に米国FDAにおいては，その承認は最初にblow liftとしてであった．これは眉毛の位置がどれくらい変化したかを評価測定したものであり，平面的な引き上げ効果である．すなわち，前頭筋を焼灼して創傷治癒機転を生じさせ組織を収縮させることによって，眉毛の位置が上がったことを示すデータ[8]を作成し，はじめてliftとしての承認を取得した．文献上でもかなり詳細に眉，眼瞼周囲の形状，距離を計測し，90日後の結果を示している．ほかの部位では，その位置設定などを含めた厳密な計測が困難であるが，眉毛と眼瞼という非常に短い距離での位置関係について測定しやすい部位で客観的な効果が示されていることは興味深い．

RF

radiofrequency

[*1] SMASectomy

耳前に皮切を行い，表在性筋膜SMAS（superficial musculo-aponeurotic system）を一部切り取り吊り上げる外科的手法．現在フェイスリフト手術の基本コンセプトである．

FDA

Food and Drug Administration

しかし，その理論と実際は完全には合致しない．発振素子から発振された超音波は通過する媒質の影響を受けやすい．人体は均一な組成の構造をもつものではなく，音響インピーダンスは均一ではない．音響インピーダンスが異なれば，超音波エネルギーが伝播する速度や減衰は異なってしまう．そのため，照射部位の状況によっては規定された深度どおりにはならず，収束密度も変動することとなり，焼灼にむらが生じることもあるので注意が必要である．

効果

HIFUの照射によって，SMASや真皮は熱変性を生じ，額，頬全域が引き上がるような臨床効果が生じる（❻）．ちょうど緩んでしまったSMASや皮膚がピンと張るように，頬の領域が締まったような印象となる．

筆者の施設ではHIFU機器の導入初期に，製造会社の依頼にて顔を特殊な装置によって固定して写真撮影をするという経験を得た．治療前後の写真において顔面の傾き・角度を含めて同一条件となるように撮影し，評価を行った[9]．その際，わずかな顔の傾きや患者の体調の相違（むくみ）など多数因子の条件が重なり合って，必ずしも治療前後の評価は正確にはならないことを痛感した．臨床における客観的評価を正確に行うことの困難さは，たるみ治療においては常につきまとう問題であると考える．

しかし，HIFUという装置は美容医療領域以外の一般医療も含め，組織を損

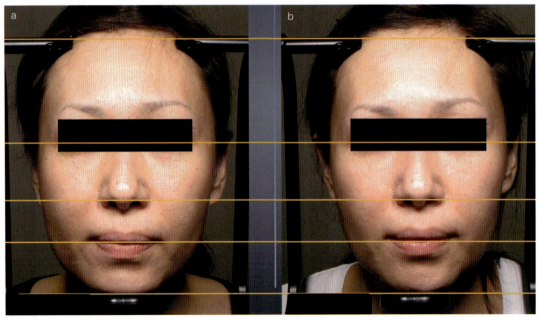

❻ HIFUの治療結果

a：治療前，b：治療3か月後．
HIFU照射後に両頬外側を上方に引き上げたようなlift up効果が得られている．
規格写真によって眼球や鼻，口唇の位置・距離などはすべて左右一致させているので，厳密な評価である．

傷させるという意味では最もエビデンスのある機器といえる．非外科的，非侵襲的な機器のなかでは最も強い熱変性作用をもたらすことが可能であり，さまざまな文献でも，微細な熱凝固点が生じることは組織学的に証明されている[10,11]．実際の効果に関しては，臨床写真による解析のみならず，組織学的に真皮のコラーゲンは厚みを増し，SMASが収縮されること[12]や，CTを用いた治療前後の下眼瞼の引き締め効果[13]などを含めて客観的な評価が多数報告されている．

ただし，即効性があるわけではない．組織の熱変性とその創傷治癒機転による再構築を考慮すると，90日程度の経過によって，その効果は最大限となる[8,9]．緩やかな変化は時に患者が効果を自覚しにくいという欠点もあるが，逆にいえば，魔法のように炎症による腫れなどを効果と錯覚して患者が即時に満足するような治療ではないということである．大きな変化ではなくとも，確実に真皮から皮下，SMASを熱凝固させ再構築を行うという意味では，やはり機器によるたるみ治療においては重要な位置を占めるのではないだろうか．

なお，その効果持続は創傷治癒における膠原線維の再構築を考慮すると，1年程度は継続すると考えられる．また，生じた微小な瘢痕は，フェイスリフト手術と同じく長期間残存すると考えられ，加齢性の顔貌変化に対する予防的側面ももつのではないかと考えられる．

HIFUはあくまで超音波を収束させて強いエネルギーによって組織を破壊するものである．理論上は同じであっても，焦点の甘さなどによって発生する熱エネルギーが異なるので機器による性能差ははなはだ大きい．このことは，ちょうどカメラにおけるレンズの性能差と同じである．すなわち，一眼レフカメラとトイカメラの焦点・ピントの精度の相違と同じと考えるとわかりやすい．文献上，これらを比較したものはないので客観的な評価はできないが，照射出力が同じでも機種によっては疼痛はかなり異なる．疼痛が少なく強固に焼灼され，かつ効果は疼痛の強い機種と同等であるなどということは考えられない．やはり焼灼されれば疼痛を伴うものであり，機種間の比較は疼痛の程度を基準に考えるべきであると考える．

しかし患者側からの視点では，疼痛の強さは大きな問題である．われわれ医師は疼痛よりも効果を重視しがちであるが，実際に患者は，効果は大きくなくとも疼痛が少ない機器での治療を希望することも多い．すべての患者が同じ意見ではなく，医師の考えを押しつけることはできない．低出力で，高速に，かつ非常に多くの数を照射し，ほとんど疼痛なく，軽い引き上げ効果を生じさせるという手法もある．

治療のコツと落とし穴，問題点

ほかの機器と比較して，HIFUによる治療においては確実に組織を焼灼できることが最大の利点といえる．そのためにも超音波用ジェルを十分量塗布し，

音響インピーダンスが劣る空気などをできるだけ介在させず，端子を確実に接触させて照射することが基本である．また熱凝固点をいかに安全にかつ多く生じさせるか，それも有効な層に生じさせるかがポイントとなる．患者が疼痛を許容できる範囲内で出力を細かく調整し，標的を定めて必要な領域に照射を行う．

たとえば，SMAS は頬外側，耳下腺上では強固であっても頬内側になると疎な構造となってしまうので，SMAS に収束させる深度では頬内側への照射自体があまり意味のないものとなる．また皮下脂肪の少ない領域である額や眼瞼周囲では，深い収束深度での照射は骨に直接超音波が反響・反射し，不快な疼痛を増すだけである．頬骨弓より下方では深さを考えた照射を要するが，上方において深度は不要である．むしろ，皮下浅層にある表情筋やそれにつながるとされる結合組織を焼灼して面状に引き締めることを考慮するべきである．

頸部・顎下の照射に関しては積極的に行うべきである．フェイスリフト手術と同じく，フェイスラインを引き上げるような効果を出すためには頸部への照射が必須となる．ただ，下顎骨下縁は皮下脂肪が少ない場合が多く，疼痛が強い．さらに超音波自体は骨に吸収されることはほとんどなく反射する．顔面神経の走行部位もあるので，下縁だけは避けたほうが無難である．顎下正面は，日本人ではとくに皮下脂肪沈着によるたるみは少ない部位である．よって浅層に収束される端子を用いて照射を行うことで引き締め効果を得ることも可能となる．

ほかにも，顔面にはさまざまな支持靱帯が存在する．支持靱帯の位置を理解し，その近傍の組織に数多く照射して，一塊にして引き締めていくことで支持靱帯の弛緩を改善していく手法も現在行われている．

以上を総合して筆者は照射法を組み立てている．しかし，これら照射の手法に関しては患者個々の顔貌に応じて相違があってしかるべきであり，一律に同じ照射法で誰もが良い結果を得るわけではないというところが，本機器による治療の難しいところである．また顔面の解剖，加齢性の変化においては，近年さまざまな知見があることからも，常に照射方法の見直しが必要である．

もちろん HIFU にはさまざまな欠点もある．超音波には，光における吸収率や高周波における誘電率，インピーダンスの相違のような組織選択性がない．音響インピーダンスの違いによる伝達速度や減衰の変化はあるが，おおむね収束する深度のみに規定されて焼灼される．皮膚だけ，脂肪組織だけというような焼灼はできない．つまり解剖学的に重要な組織損傷の危険性があり，HIFU の収束密度が高い機器ほど顔面の解剖を理解して照射を行わなくてはならないこととなる．たとえば，額部では滑車上神経，眼窩上神経に照射が及んでしまい，数か月にわたる知覚鈍麻が生じる可能性がある．また口角周囲の照射においては，SMAS を標的とした収束深度では眼窩下神経や顔面神経下顎縁枝損傷の可能性があり，さらには口交連周囲に浅く走行する表情筋の損傷と強い腫脹による顔面神経麻痺様の症状が生じうる．

側頭部の有髪部まで照射を行うと，浅層を走る太い径の皮下静脈を焼灼して皮下出血を生じるおそれもある．これらはすべて一過性の合併症である．最も避けるべき合併症は皮膚の熱傷である．HIFUの端子の接触が悪い，もしくは塗布する超音波用ジェルが少ないと，標的とする深度よりも浅い層で収束し，小さな皮膚潰瘍を生じることがあるので注意が必要である．筆者は額において点状潰瘍を生じた経験がある[9]．

　以上をふまえて，やみくもに顔面全体を照射することは避けなければならない．しかし一方で，これら重篤な合併症が生じない機器もある．HIFUという機器は収束密度の差が機種間で大きいからである．だからといって安全で優れた機器というわけでもない．逆に，安全性にばかりとらわれると焼灼の程度は劣ってしまう．医師や患者にとってどのようなHIFUが適しているか，熟慮して機器を選択・使用する必要がある．そのためには本来複数のHIFU機器導入が望ましい．

おわりに

　HIFUはほかの医療分野でも用いられている，確実に標的を焼灼できる機器である．そしてたるみにおいては，現在世界的に機器治療の標準といっても過言ではない．ただし，機器特有の効果の限界もあり，切らないフェイスリフトといった商業的な文言で患者を迷わせ，本来の効果に対して誤解を招き魔法のような機器に位置づけすることは避けなくてはならない．逆にいえば，その効果に対して医師が率直に説明し，患者がそれを十分に理解すれば，非常に満足度の高い治療であるといえる．

文献

1) 内田豊昭．前立腺癌に対する高密度焦点式超音波（HIFU）療法．臨床泌尿器科 2003；57：337-41．
2) Foster RS, et al. High-intensity focused ultrasound in the treatment of prostatic disease. Eur Urol 1993；23（Suppl 1）：29-33．
3) Kennedy JE, et al. High-intensity focused ultrasound for the treatment of liver tumours. Ultrasonics 2004；42：931-5．
4) Gianfelice D, et al. MR imaging-guided focused US ablation of breast cancer：histopathologic assessment of effectiveness-initial experience. Radiology 2003；227：849-55．
5) 谷村康行．絵とき超音波技術　基礎のきそ．東京：日刊工業新聞社；2003．
6) White WM, et al. Selective creation of thermal injury zones in the superficial musculoaponeurotic system using intense ultrasound therapy. Arch Facial Plast Surg 2007；9：22-9．
7) Laubach HJ, et al. Intense focused ultrasound：evaluation of a new treatment modality for precise microcoagulation within the skin. Dermatol Surg 2008；34：727-34．
8) Alam M, et al. Ultrasound tightening of facial and neck skin：a rater-blinded prospective cohort study. J Am Acad Dermatol 2010；62：262-9．
9) 宮田成章．高密度焦点式超音波による顔面たるみ治療．日美外報 2010；32：64-9．
10) White WM, et al. Selective transcutaneous delivery of energy to porcine soft tissues using intense ultrasound（IUS）. Lasers Surg Med 2008；40：67-75．
11) Gliklich RE, et al. Clinical pilot study of intense ultrasound therapy to deep dermal facial skin and subcutaneous tissues. Arch Facial Plast Surg 2007；9：88-95．
12) Suh DH, et al. Intense focused ultrasound tightening in Asian skin：clinical and pathologic results. Dermatol Surg 2011；37：1-8．
13) Pak CS, et al. Safety and efficacy of ulthera in the rejuvenation of aging lower eyelids：a pivotal clinical trial. Aesth Plast Surg 2014；38：861-8．

IPL（近赤外線帯域）と複合機器

宮田成章（みやた形成外科・皮ふクリニック）

本テーマのエビデンスレベル

作用機序は証明されており，組織学的な検討もなされているものの，皮膚内の変化にとどまり，skin-tightening という点からは有用，エビデンスレベルで 2 と考えられるが，たるみ治療としての結果を得るに至るかどうかは難しい部分もある．→ レベル 3

作用機序

IPL
intense pulsed light

RF
radiofrequency

ELOS
electro-optical synergy

　IPL 単独では光熱作用や深達性の問題から真皮への十分な加熱を得ることができない．そこで双極式の RF と IPL を組み合わせたものが ELOS technology[1] である．これは IPL の効果としてあげられる表在性のメラニン色素，ヘモグロビンなどへの吸収による光老化を改善する作用のみならず，真皮への熱作用を増強するために RF を同期照射する．理論的には IPL 光で加熱された真皮はそのインピーダンスを下げ，RF（電磁波）がより深部へ伝導しやすくなる（❶）．表層を冷却することで真皮優位な選択的熱作用が生じ，再構築を促すとされる．組織学的には表皮の肥厚，エラスチンの増加，コラーゲンの新生などが報告されている[2]．

❶ ELOS の理論

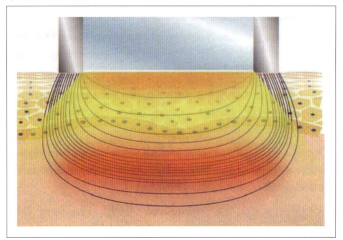

（シネロン・キャンデラ社提供）

❷ 米国 Syneron-Candela 社製 ePlus

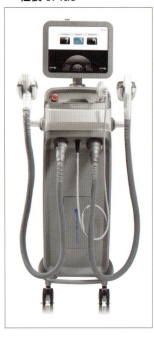

❸ 米国 CUTERA 社製 Titan

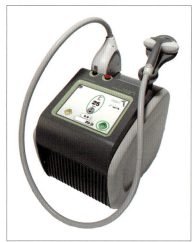

　この技術を利用したものとしては，ほかに 900 nm 波長のダイオードレーザーと RF の組み合わせや[3]，700〜2,000 nm の近赤外線と RF の組み合わせ[4]もある．代表的な機器として，これらを複合的に 1 台のエネルギーユニットに搭載した米国 Syneron-Candela 社の ePlus があげられる（❷）．複数のハンドピースで同日に照射する手法での有効性も報告されている[5]．

　ほかにも，水分への吸収率が高い近赤外線領域の光を照射して真皮を加熱し，skin-tightening 効果を得る機器もある．数社から販売されているが，基本的には高くないピークパワーで秒単位の照射時間となり，光の帯域としてはNd:YAG のようなレーザーと異なり，IPL 同様のブロードバンド光である．パルスではない強力な光ということになる．

　理論上は真皮の水分に対して吸収させるための光は単一の波長である必要はなく，また強いピークパワーをもつ必要もない．蒸散作用をもたないような近赤外線領域の波長域の光を，時間をかけて照射すれば深部へと緩徐に光エネルギーは伝播していく．その際，ハンドピース先端を冷却するか，もしくは静止せずに動かしながら照射することによって表皮の熱損傷を予防する．代表的な機器である米国 CUTERA 社製 Titan（❸）では 1,100〜1,800 nm の光を発振する．ただし，相対的に水分吸収率の高い 1,400〜1,500 nm 領域の波長はフィルターによって遮断され，より緩徐に水分吸収が起こるようになっている[6]（❹）．

　光の性質上，高周波と比較して選択的吸収性が高いことから，より真皮優位の熱作用が生じる．このため，skin-tightening 効果が高いことが利点としてあげられる．この熱作用はコラーゲンなどの組織の熱変性と再構築によるものと

❹ **Titan の波長特性**

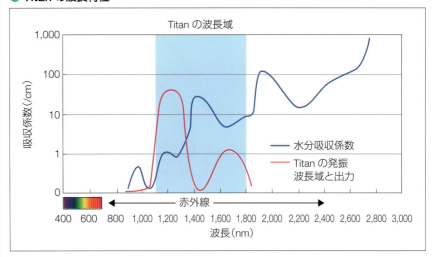

考えられ，長期的なⅠ型・Ⅲ型コラーゲンの新生[7]や屍体を用いた研究で即時性のコラーゲン線維の変性[8]なども報告されている．しかし熱変性を生じない低出力でもコラーゲン，エラスチン量の増加が報告されており，LLLT と同様のミトコンドリア活性による効果が推測されている[9]．

LLLT
low level laser therapy

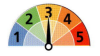

効果

単極式や radiative 方式の RF，および HIFU と比較すると，これらの機器の主たる標的は真皮であり，シワ改善および skin-tightening としての用途となっている．皮下への効果は光の深達性の性質上どうしても乏しくなる．皮膚が収縮することによって得られる効果は，組織学的な所見はともかく臨床上はシワも含めて大きなものではない．

患者満足度に関しては事前の説明が鍵となる．外観上の大きな変化ではなく，皮膚の質感や張りなどの変化を主とするものであることを，患者が事前に理解できるように説明しなくてはならない．的確な説明と評価によって患者満足度は高くなる[10]．

ELOS technology 機器の複合使用・同日治療を行った患者では，肌の質感と tightening 効果が生じる（❺）．

治療のコツと落とし穴

これらの治療機器は真皮を主とした変化を得るものであり，nonablative であること，疼痛が少ないことが最大のメリットである．多くの場合，消耗品もほとんどない．つまり，患者側からは費用も含めて気軽に取り組める rejuvenation という位置づけとなり，医療機関側にとっても大きな合併症が少なく安心

❺ ELOS technology 機器の3種同日照射

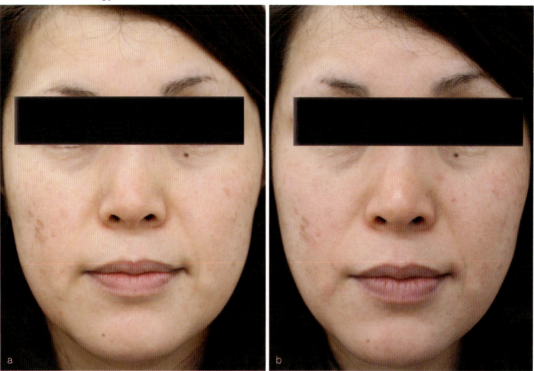

a：治療前，b：3回治療後．
照射後はフェイスラインの軽度の引き締めが得られているが，大きな変化ではない．

で，ある程度の熟練度でも効果が出せる．とくに皮膚表面の張りや質感というのは，客観的，他覚的にはほとんど効果がわからなくとも，患者自身はわずかな違い，メイク時の肌触りや日常のふとしたときの変化に気づくものである．しかし組織学的にコラーゲンの増加などいくつかの研究で証明されている[2,7,8)]からといって，臨床結果に即つながるかというと，それははなはだ疑問である．皮膚表面の変化はマクロで見たときの外観の変化としてはとらえにくい．そのことを患者にいかにうまく説明できるかどうかであり，それに尽きる．

　高出力での照射や頻回の治療は，短期的な腫脹や皮膚表面の軽度熱傷によって一見改善したように見えることもあるが，熱緩和時間を超えた周囲への光熱作用を生じる機器においては，瘢痕を残すリスクを忘れてはならない．1回では大きなダメージがなくとも，繰り返しの治療は時に慎重に考える必要がある．患者満足度が上がらないからといって高出力，頻回治療に頼るのではなく，ほかの治療法に移行することも考慮するべきであるし，なによりも患者に対して，正しく治療効果を理解してもらうように再三説明することが重要である．

文献

1) Sadick NS, et al. Enhanced full face skin rejuvenation using synchronous intence pulsed optical and conducted bipolar radiofrequency energy (ELOS): introducing selective radiophotothermolysis. J Drugs Dermatol 2005 ; 4 : 181-6.
2) El-Domyati M, et al. Electro-optical technique: a new and effective nonablative approach to skin aging. J Clin Aesthet Dermatol 2010 ; 3 : 22-30.
3) Sadick NS, Trelles MA. Nonablative wrinkle treatment of the face and neck using a combined diode laser and radiofrequency technology. Dermatol Surg 2008 ; 31 : 1695-9.
4) Yu CS, et al. Combined infrared and bipolar radiofrequency for skin tightening in Asians. Lasers Surg Med 2007 ; 39 : 471-5.
5) Armenakas MA. A combination of radiofrequency, diode laser, and pulsed light and assessed with a comprehensive grading scale. J Drugs Dermatol 2006 ; 5 : 609-16.
6) Carniol PJ, et al. Facial skin tightening with an 110-1800 nm infrared device. J Cosmet Laser Ther 2008 ; 10 : 67-71.
7) Tanaka Y, et al. Long-term histological comparison between near-infrared irradiated skin and scar tissues. Clin Cosmet Investig Dermatol 2010 ; 3 : 143-9.
8) Zelickson B, et al. Ultrastructural effects of an infrared handpiece on forehead and abdominal skin. Dermatol Surg 2006 ; 32 : 897-901.
9) Kameyama K. Histological and clinical studies on the effects of low to medium level infrared light therapy on human and mouse skin. J Drugs Dermatol 2008 ; 7 : 230-5.
10) Tanaka Y, et al. Objective assessment of skin tightening in Asians using water-filtered near-infrared (1,000-1,800 nm) device with contact-cooling and freezer-stored gel. Clin Cosmet Investig Dermatol 2013 ; 6 : 167-76.

全般的エビデンスレベルと今後の展望

宮田成章（みやた形成外科・皮ふクリニック）

本テーマのエビデンスレベル

- RF, HIFU においては文献上，組織学的検討も多数報告されており，理論と合致している．ただし，臨床レベルでの評価はやや過度の期待を込めたものとなっている印象がある．→ レベル2
- IPL と複合機においては，基礎データにおいて組織学的検討はなされているものの，「たるみ」の改善に至るような評価に乏しい．→ レベル3

RF
radiofrequency

HIFU
high intensity focused ultrasound

IPL
intense pulsed light

エビデンスレベル

　RF, HIFU や IPL および複合機とも，組織学的，臨床的にも効果が証明されている．また，この種の機器が市販されてから10数年が経過し，世界中で使用されている．もちろんすべての機種で該当するわけではないが，ある程度の評価は得ているものと考えられる．とくに現在では，機器によるシワ，たるみ治療は手術的な治療を凌駕し，いわゆる美容医療の主流となっている．

　そのなかでも単極式 RF と HIFU は，組織学的な研究なども含めてエビデンスレベルが高い治療といえる．ただし，その臨床効果を過大評価することはできない．臨床研究では，数 mm 程度眉毛の位置が上がった，などの効果を統計的に有意差ありと評価している．実際の臨床においてはそのようなわずかな差の場合，客観的効果と評価するのは難しいことがある．よってエビデンスレベル2の治療であると考える．IPL や複合機においては基礎的データの裏づけにやや乏しく，エビデンスという意味では十分とはいえない．臨床結果はともかく，エビデンスレベル3の治療と考える．

　これらの機器治療には重要な要素がある．それは医師の説明である．過大な表現で治療効果を説明すると，実際に得られる結果から考えると患者はその効果を実感できない．インターネット上を見渡しても，この手の機器は魔法の治療であるかのように記載されていることも多い．切らないフェイスリフト，シワが消える，などの商業的文言が並んでいる．このような効果を得られるものかどうかということで考えるとエビデンスレベルは5で，治療を推奨できない，施術するべきではない．

　機器による治療はあくまで表面的な皮膚〜SMAS までの軽度の引き締めが主であり，加齢の主たる要素である骨や軟部組織の萎縮，皮膚の大幅な下垂，

RF, HIFU

IPL と複合機

SMAS
superficial musculo-aponeurotic system

弛緩には一切対応できない．この事実を患者にしっかりと伝え，わずかな変化でも患者満足度が上がるように適正な説明をすることが重要である．

本治療の治療費

　すべて自費診療である．費用のばらつきは非常に大きく，機器の種類によっても大きく異なる．1万から30万円と幅が広い．1回の施術で結果を得るものもあれば，毎月のように施術をすることで効果を得るものもある．

　施術費用を決める重要な要素としては消耗品の価格がある．単極式RFやHIFUでは消耗品だけで数万円かかる．そして機器本体の価格のばらつきも大きな要素である．同じ機能をもつ機器でも，オリジナルの製品とコピー製品では桁が1つ異なることがある．そのうえ，後発のコピー製品は「次世代」「最新」と謳うこともある．

　商業主義の見え隠れする本業界において，適切な治療費設定は悩ましいところである．機器の減価償却と消耗品価格をベースに，治療にかかる時間，医師・看護師のどちらが施術するのかなどを総合的に考えて治療費を決定する．

今後の展望

　機器による治療では，たるみの原因すべてにアプローチできない．あくまで表層の変化に限られている．では将来的に深部組織の萎縮などの変化に対応できるようになるかというと，その点は厳しいであろう．しかし世界的に非外科的手段による治療の需要が大きいため，今後もさまざまな機器が登場してくると考えられる．ただし，既存のエネルギーソースのほとんどがわれわれの領域に用いられるようになった今，革新的なものが登場する確率は低いといえる．

4章

シワ・たるみのレーザー治療

ロングパルスレーザー

駒場千絵子,河野太郎（東海大学医学部外科学系形成外科学）

> **本テーマのエビデンスレベル**
>
> シワ,たるみに対して20年近くロングパルスレーザーは使用されてきたが,評価方法が確立されていない.一定のエビデンスはあるといえるが,デバイス間の比較は難しい. →レベル2

ロングパルスレーザーとは

　ロングパルスレーザーとはパルス幅の長さ（照射時間）がおよそミリ秒単位のレーザーで,ナノ秒単位の照射時間をもつQスイッチレーザーより低い出力で標的構造物に効果を得ることができる.マイクロ秒単位のものはノーマルパルスとよばれるものが存在するが,明確な定義はいまだない.本項ではマイクロ秒以上の照射時間のものとそれらの効果について言及する.

　ロングパルスレーザー使用で得られる抗加齢効果は非剝皮的肌の若返り（non ablative skin rejuvenation）であり,表皮への障害を最低限にとどめることにより,ダウンタイムを短くし,合併症リスクを抑えることが可能である.2000年前後から各種レーザーによるnon ablative skin rejuvenationが報告されている.

奏効機序

　1997年Goldbergにより,1064 nm Qスイッチ付きNd:YAGレーザーを使用した部分的non ablative rejuvenationの有効性が報告されたものの,合併症として点状出血が認められることが課題であった[1].パルス幅の短いナノ秒・ピコ秒照射では,ピークパワーが高くなることで機械的作用（衝撃波）が強くなる一方,パルス幅が比較的長いマイクロ秒・ミリ秒の照射ではピークパワーが低く,光熱作用を標的構造物（メラニン,ヘモグロビン,水）に作用させることが可能となる（❶）.機械的作用は色素性病変への効果は高いものの,合併症（色素沈着,色素脱失,血管の破綻による紫斑,紅斑）のリスクとも関連する[2].ノーマルパルスレーザー,ロングパルスレーザーは,適切なパラメータを選択することにより,合併症を抑え,高い安全性を得ることが可能となる.

　ロングパルスレーザーの作用機序として,真皮内に存在する細胞内構造物を

❶ レーザーの生体相互作用

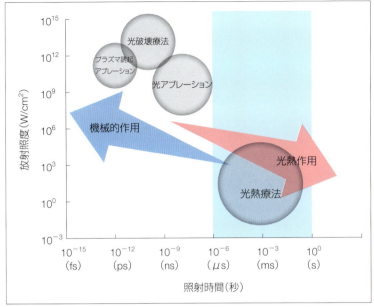

マイクロ秒・ミリ秒の照射時間を適切な放射照度で照射すれば，選択的に光熱作用を起こすことができる．
(Kono T, et al. 2016[2]より改変)

ターゲットとして選択的に障害するとともに，水への吸収が行われる波長を適正な弱さで真皮深層まで深達可能な近赤外線波長（1.3〜1.55 μm）を到達させ，①光熱作用により真皮の加熱（photothermal heating）による線維芽細胞を活性化させる，②光老化を受けた真皮の除去により皮膚病理を若返り（dermatologic regression）させる，③血管内皮を障害することによりサイトカイン放出させる，などが推定されている．これらの結果，コラーゲンが再構築され，Ⅲ型プロコラーゲンの発現が増加すると考えられる．種々のレーザー照射後7日時には，すでにMMPのmRNA発現や，Ⅰ型・Ⅲ型プロコラーゲン分泌が増加していることが示されている[3]．

組織学的な検討では，表皮での細胞極性の改善に加え，真皮では膠原線維の走行が規則正しく平行に変化するとともに，不規則な塊状変化をした弾性線維が減少し，日光弾性症の改善がみられるとの報告が多い．

効果の程度と持続期間

Nd:YAG（KTP）レーザー（532 nm），ロングパルス色素レーザー（595 nm）

Nd:YAGレーザー，ロングパルス色素レーザーは，ともにメラニンとヘモグロビンが標的となるが，532 nmは595 nmよりも皮膚深達度が浅く，よりヘモグロビンへの作用が強いことで，顔面紅斑，毛細血管拡張に対する効果も高い．

MMP

matrix metalloproteinase．細胞外マトリックスなどの蛋白分解酵素．

KTP

KTiOPO₄

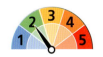

1999 年 Zelickson[4]により報告されたパルス色素レーザー（585 nm, 0.45 msec）治療は，顔面のシワに関して 90％の患者で効果を得られたが，全例で 2 週間程度持続する紫斑の形成が副作用として現れた．その後，ロングパルス色素レーザーが使用され始めたことで，6 msec 以上のパルス幅での照射では紫斑の形成がみられることはほぼなくなった．さらに皮膚冷却装置を使用することにより，表皮の破損を最小限にとどめることが可能となった．

Bernstein[5]の検討では，8 週間後の時点において，拡大した毛穴の改善は患者の 65％で，シワの改善は 62％で得られたことが報告されている．

ロングパルスアレキサンドライトレーザー（755 nm）

主にメラニンを標的とする．色素性病変の改善に著効し，副作用はほぼないか軽微とされる．シワに対する効果の報告は少ない[6]．

Q スイッチ Nd:YAG レーザー（1064 nm）

水に吸収され，メラニンとヘモグロビンを標的とするが，Nd:YAG レーザー（532 nm）と比較してこれらへの吸収は弱い．初期には点状出血と表皮の破綻を認めたものの，出力を下げ，スポットサイズを縮小することで副作用を減少させることが可能となった．75％の患者で照射 3 か月後の顔面のシワの他覚的改善が報告されている．

ロングパルス Nd:YAG レーザー（1064 nm, 1320 nm）

水での吸収が主であるが，これらへの吸収が少ないため，真皮への深達度がより深い．Nd:YAG レーザー（1064 nm）は Nd:YAG レーザー（532 nm）と併用することで，それぞれの単独照射と比較して有意なシワの改善が報告されている．Kelly の報告によると，Nd:YAG レーザー（1320 nm）照射後，3 か月経過時点ですべての患者でシワ改善効果を認め，6 か月経過時点でも重度のシワの改善を維持できたとしている[7]．

顔面のシワに対するロングパルスレーザー治療の効果は高い（❷）．しかし，改善の度合いは CO_2 レーザーなどの使用による ablative rejuvenation との比較では効果は低い．効果持続期間は使用するレーザーによりさまざまであるが，3〜6 か月程度の持続と最大 12 か月までの改善がみられるとする報告もある．

問題点と今後の課題

ロングパルスレーザーは副作用が少なく，照射時の疼痛も少ないものが多く，必ずしも表面麻酔を必要としない．表皮が破綻しないため，施術後に化粧をして帰宅することができるなどメリットは数多いが，患者本人が自覚する効果と臨床的他覚的な効果との解離がしばしば報告されている[8]．

❷ ロングパルス色素レーザー治療（54歳，女性）

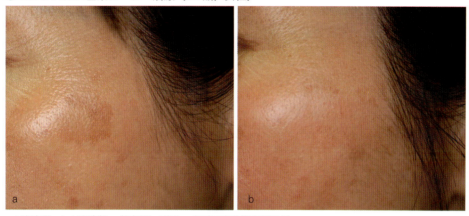

a：治療前．b：治療後．色素斑，毛穴，小ジワの改善を認める．

　治療効果は即効性のものではなく，コラーゲンの再構築など二次的かつ遅発性の効果が発現するまで2〜6週間程度要し，遅いものでは照射後数か月で臨床的な改善がピークを迎えることもある[9]．単回照射で良好な効果が得られるとする報告もあるが，1〜2か月間隔で治療を繰り返すことが必要となる場合もある．治療に対する正しいコンサルテーションを行い，患者が効果に過度の期待をしないよう配慮することが重要である．

　2000年ごろよりレーザーを使用したnon ablative skin rejuvenationが紹介されたが，2010年以降の論文報告は少なく，新たな知見も報告されていない．このような状況のなか，各種レーザーが多数使用されているが，シワ，皮膚のたるみ，毛孔の拡大に対するレーザー治療効果の評価法はいまだ確立していない．また，報告者によりパラメータや照射間隔（メンテナンス）の手法が異なるため比較は困難である．

　各レーザーの特性を理解し，患者の求めている効果を的確に把握したうえでskin rejuvenationの手段を選択することが重要であると考えられる．

文献

1) Goldberg MD. Full-face noablative dermal remodeling with a 1320 nm Nd：YAG laser. Dermatol Surg 2000；26：915-8.
2) Kono T, et al. Theoretical review of the treatment of pigmented lesions in Asian skin. Laser Ther 2016；25：3179-84.
3) Sadick NS. Update on non-ablative light therapy for rejuvenation：a review. Lasers Surg Med 2003；32：120-8.
4) Zelickson B, et al. Pulsed dye laser therapy for sun damaged skin. Lasers Surg Med 1999；25：229-36.
5) Bernstein EF. The new-generation, high-energy, 595-nm, long pulse-duration pulsed-dye laser improves the appearance of photodamaged skin. Lasers Surg Med 2007；39：157-63.
6) Lee YB, et al. Photorejuvenation using long-pulsed alexandrite and long-pulsed neodymium-yttrium-aluminum-garnet lasers：a pilot study of clinical outcome and patients' satisfaction in Koreans. J Dermatol 2012；39：425-9.

7) Kelly KM, et al. Cryogen spray cooling in combination with nonablative laser treatment of facial rhytides. Arch Dermatol 1999 ; 135 : 691-4.
8) Weiss RA, et al. Our approach to non-ablative treatment of photoaging. Lasers Surg Med 2005 ; 37 : 2-8.
9) Orringer JS, et al. Dermal matrix remodeling after nonablative laser therapy. J Am Acad Dermatol 2005 ; 53 : 775-82.

参考文献

- Hedelund L, et al. Ablative versus non-ablative treatment of perioral rhytides : a randomized controlled trail with long-term blinded clinical evaluations and non-invasive measurements. Lasers Surg Med 2006 ; 38 : 129-36.

フラクショナルレーザー

河野太郎（東海大学医学部外科学系形成外科学）

本テーマのエビデンスレベル

- シワと痤瘡瘢痕に対するフラクショナルレーザー治療は，すでに世界中で15年も日常的に行われ，定番治療の一つとなっており，エビデンスレベルの高い治療と考えてよい．→シワ レベル1 ～ レベル2 ／痤瘡瘢痕 レベル1
- たるみに対するフラクショナルレーザー治療のエビデンスは少なく，ばらつきがある．→ レベル2 ～ レベル4

奏効機序

　老化した皮膚を除去し，新しい健康な皮膚を形成させる種々のレーザーリサーフェイシング（laser resurfacing）法が考案されてきた．1990年代までは炭酸ガスレーザーがレーザーリサーフェイシングの主役であったが，炎症後色素沈着や瘢痕形成などの合併症のリスクも高かった[1]（❶）．

　2004年にMansteinらは，微細なレーザーを1 cm^{2}あたり数百から数千発照

❶ 炭酸ガスレーザーを使用した従来のスキンリサーフェイシング

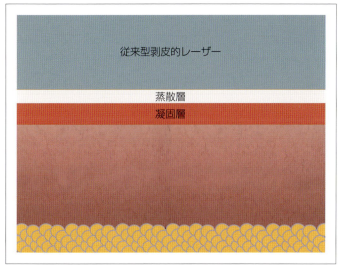

表皮はすべて除去され，上皮化に時間がかかる．

❷ 非剝皮的フラクショナルレーザー（NAFL）

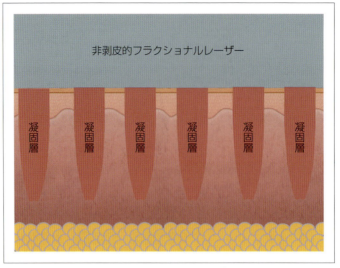

点状の凝固層を認めるのみで蒸散がないため、ダウンタイムが短い．

❸ 剝皮的フラクショナルレーザー（AFL）

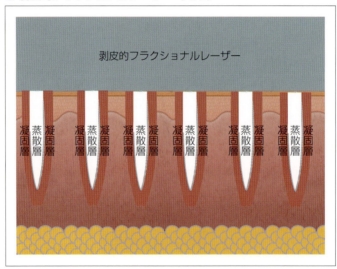

蒸散を伴う点状の凝固層を認める．蒸散があるため，強めに照射すると滲出液を認める．

射するフラクショナル治療という新しい概念を提唱し，リサーフェイシングの状況が一変した[2]．フラクショナル治療には，非剝皮的フラクショナルレーザー（NAFL）（❷）と剝皮的フラクショナルレーザー（AFL）（❸）がある．どちらも従来の面状に剝皮する炭酸ガスレーザーに比べ，ダウンタイムと合併症が減少した．

　AFL が NAFL と大きく異なる点は，組織の蒸散の有無である．NAFL は凝固層のみであるが，AFL では組織が蒸散され，中央部はドリルで穴をあけたように組織が欠損し，その周囲を凝固層が取り囲む．そのため，AFL は NAFL

NAFL
non-ablative fractional laser

AFL
ablative fractional laser

に比べて効果がさらに高い．NAFL は蒸散がないため，吸引器は不要であるが，AFL は従来の炭酸ガスレーザーと同じく，安全管理上，吸引器は必須である．

改善の程度と効果の持続

シワに対して

フラクショナルレーザーは，ボトックス®治療やヒアルロン酸注入のように，早期に高い改善が期待できるものではない．1か月以内は治療そのものの効果よりは腫脹による影響で改善しているようにみえるが，効果が発現するには数か月を要する．ボトックス®治療やヒアルロン酸注入と異なり，薬理効果が徐々になくなったり，吸収されるわけではないため，治療後の生理的な老化の進行以外は効果が継続する．

座瘡瘢痕に対して

Tan らは，5年の経過観察が可能であった30症例で，5年後も効果が持続したと報告している[3]．

たるみに対して

治療のコツと落とし穴

シワに対しては高出力，低密度照射が有効であるが，長いダウンタイムが許容できない患者には，効果が減弱することを説明したうえで出力を下げて繰り返し治療を行う．

フラクショナル治療は，高い効果を期待して治療を受けに来院する患者が多いため，あまりにも低出力で効果が少ない場合は，再来院しない患者もいる．

❹ 剝皮的フラクショナル高周波

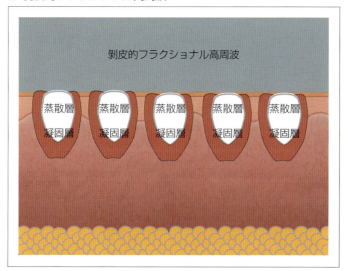

低出力であれば凝固層のみであるが，出力を上げていくと蒸散を伴う点状の凝固層を認めるようになる．止血作用があるため高出力でも滲出液は認めない．

初回から治療効果が感じられる．ボトックス®治療やヒアルロン酸治療との併用は患者満足度を上げる良い方法である．

問題点と今後の課題

フラクショナルレーザーでは，照射径も重要であるが，実際は熱凝固層の幅

❺ 刺入式フラクショナル高周波

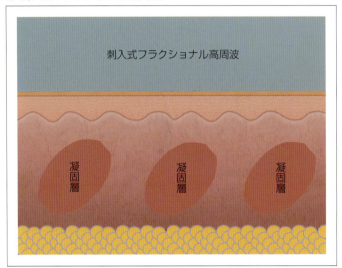

針を刺して高周波を流すため，絶縁していれば表皮の熱損傷はなく，真皮内のみに熱凝固を認める．レーザーと比べて高周波を流す時間が長いため，熱凝固層は相対的に大きくなる．

❻ 刺入式フラクショナル高周波の針の角度による違い

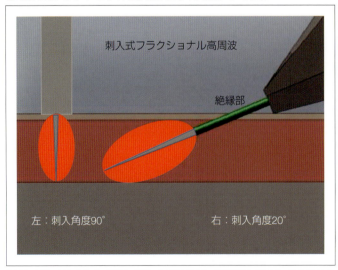

90°に刺入するよりも20°に刺入するほうが，凝固層を長く作成することができる．絶縁部があれば表皮損傷がない．

がより重要である．熱凝固層の幅は照射径，照射時間と出力により異なる．高い照射密度や熱凝固層の幅が広くなれば治療効果は上がるが，その分，炎症後色素沈着のリスクも増える[4]．皮膚冷却は必須である．

高周波を用いたフラクショナル治療も存在する．フラクショナル高周波（FRF）（❹）などは種々の点でレーザーと異なる．高周波（ラジオ波）は周波数 0.3〜300 MHz の電磁波である．生体に高周波を流すと，電流は電気抵抗の低いところを流れて熱が発生する（ジュール熱）．光より波長の長い高周波の領域では，メラニンやヘモグロビンなどの色素の影響を受けないため，人種や日焼けの有無などのメラニン含有量の差や刺青などを考慮する必要はない．また，光ではないため，術者と患者ともに保護ゴーグルは不要で，鏡をおかないなどの配慮や遮光カーテンなどのレーザー光が漏れない対策も不要である．レーザーでは，深達度は波長と出力，スポットサイズに影響されるが，高周波では，組織抵抗と出力，電極に影響される．組織抵抗は組織水分含有量に影響され，パス数が増えると深達度も増す[5]．

FRF
fractional RF

今後の注目分野

針を肌に刺して高周波を流す刺入式高周波治療は，シワやたるみ治療に有効である（❺）．刺入の方法はさまざまで（❻），機器により効果やダウンタイムが異なり，エビデンスがまだ十分とはいえないが，シワ・たるみの選択肢の一つとして，今後増えていくと考えられる．

文献

1) Nanni CA, Alster TS. Complications of carbon dioxide laser resurfacing：an evaluation of 500 patients. Dermatol Surg 1998；24：315-20.
2) Manstein D, et al. Fractional photothermolysis：a new concept for cutaneous remodeling using microscopic patterns of thermal injury. Lasers Surg Med 2004；34：426-38.
3) Tan J, et al. The use of the fractional CO2 laser resurfacing in the treatment of photoaging in Asians：five years long-term results. Lasers Surg Med 2014；46：750-6.
4) Kono T, et al. Prospective direct comparison study of fractional resurfacing using different fluences and densities for skin rejuvenation in Asians. Lasers Surg Med 2007；39：311-4.
5) Kaminaka C, et al. Histological studies of facial acne and atrophic acne scars treated with a bipolar fractional radiofrequency system. J Dermatol 2014；41：435-8.
6) Alexiades-Armenakas M, et al. Prospective multicenter clinical trial of a minimally invasive temperature-controlled bipolar fractional radiofrequency system for rhytid and laxity treatment. Dermatol Surg 2013；39：263-73.

ピコ秒レーザー

河野太郎（東海大学医学部外科学系形成外科学）

> **本テーマのエビデンスレベル**
> ・ピコ秒レーザーによるシワ治療の報告は数，年数ともに十分とはいえず，エビデンスの蓄積が必要である．→ レベル3
> ・たるみに対しては，ピコ秒レーザー治療のエビデンスはない．→ レベル4

ピコ秒レーザーを用いたフラクショナル治療

　ピコ秒レーザーは，照射時間が非常に短いレーザーで，光熱作用よりも光機械的作用が強い（❶❷）．ピコ秒レーザーを用いたフラクショナル治療は，従来の光熱作用によるリサーフェイシング治療とまったく異なる．衝撃波が主体となるため，小ジワの改善は可能であるが，引き締めの効果は乏しい．ほかのフラクショナル治療を超える効果はあまり期待できないが，ダウンタイムが少ないため，低侵襲を希望する患者には有効な選択肢の一つである．

　繰り返し治療やA型ボツリヌス毒素治療や注入療法，手術療法との併用は，ほかのフラクショナル治療と同様で，患者の要望に合わせて，単独治療から総合的複合治療の幅広い若返り治療に対応できる．

❶ レーザーの発振時間と呼称の関係

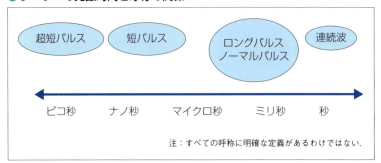

ロングパルスレーザーは，照射時間がミリ秒単位のレーザーという意味である．ピコ秒レーザーとは，照射時間がピコ秒単位のレーザーで，超短パルスレーザーの一つである．

❷ レーザーと生体反応

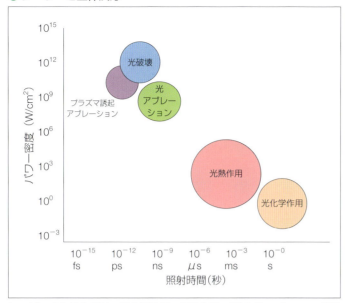

レーザーの生体作用は，光化学作用，光熱作用，光アブレーション，光破壊，プラズマ誘起アブレーションである．ミリ秒では光熱作用が，ピコ秒では光機械的作用が強い．

奏効機序

通常のフラクショナル治療は，凝固と蒸散のような光熱作用によるレーザーリサーフェイシングであるが，ピコ秒レーザーを用いたフラクショナル治療は，衝撃波による光機械的作用であり，作用機序が異なる．ピークパワーの高いレーザー光をさらに点状に集光させることによりキャビテーション[*1]とプラズマ[*2]が生成されることで音速を超える衝撃波が発生し，皮内に小空胞を形成する（LIOB）[1]（❸）．

改善の程度と効果の持続

ほかのフラクショナル治療と同じく，早期に高い改善が期待できるものではない（❹）．1か月以内は，治療そのものの効果よりは腫脹による影響で改善しているようにみえるが，効果が発現するには，数か月を要すると考えられている[2,3]．

本治療は，光熱作用よりも光機械的作用が主であり，今までのフラクショナル治療と作用の発現時間が異なる可能性もある．作用持続期間に関しては，長期的報告が少ないため[4]，現時点では不明である．

*1 キャビテーション
圧力差による泡の発生と消滅．

*2 プラズマ
電離によって生じた荷電粒子を含む気体．

LIOB
laser induced optical breakdown

シワに対して

たるみに対して

❸ フラクショナルピコ秒レーザー

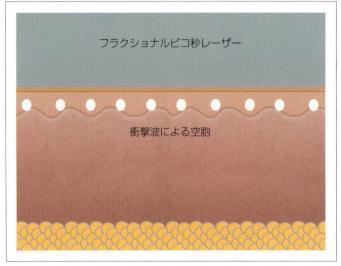

フラクショナルピコ秒レーザーでは，ほかのフラクショナルレーザーと異なり，皮膚表面に損傷を認めず，皮内に小空胞を認める．

❹ フラクショナルピコ秒レーザー照射—右手背の 3D デジタルマイクロスコープ画像（300 倍，VHX6000® KEYENCE 社）

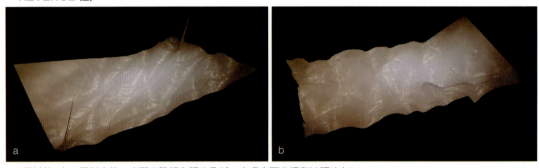

a：照射前．b：照射直後．皮野の隆起を認めるが，皮膚表面の損傷は認めない．

治療のコツと落とし穴

　シワに対しては，高出力と低出力を組み合わせた複数パス治療が有効と考えられている．痂皮はできないが，当日，翌日の発赤を認める．加えて，点状出血を認める場合があるので，フラクショナルピコ秒レーザー治療は，ローダウンタイムではあるが，ノーダウンタイムではない．

問題点と今後の課題

　皮膚表面の損傷はなく（❹b），ダウンタイムは少ないが，機器や設定によっては，点状の皮下出血を認める場合がある．点状皮下出血は通常 2 日前後で改善し，化粧は可能であるが，カバーしきれない場合があることを術前に説明し

ておく．

　本法の初めての報告が2015年であり，まだ文献報告が少なく，始まったばかりの治療法である．そのため，照射出力，波長，集光方法などの設定方法においても，どの設定がシワ治療に最も効果的か不明である．ほかの治療と同様，異なる深さを同時に治療するほうが有効であると推察されるが，比較検討した報告はまだない．

　今後は，照射出力，波長，集光方法の比較検討とともに，衝撃波が若返り治療にどのように作用していくかなどの基礎的研究も重要な課題である．

今後の注目分野

　最新のフラクショナル治療の一つであり，新しい波長や集光方法が開発されつつある．また，複合治療を行いやすいため，どの治療との複合が有効であるかも含めた，今後の研究報告が待たれる．

文献

1) Habbema L, et al. Minimally invasive non-thermal laser technology using laser-induced optical breakdown for skin rejuvenation. J Biophotonics 2012；5：194-9.
2) Ge Y, et al. A prospective split-face study of the picosecond alexandrite laser with specialized lens array for facial photoaging in Chinese. J Drugs Dermatol 2016；15：1390-6.
3) Weiss RA, et al. Safety and efficacy of a novel diffractive lens array using a picosecond 755 nm alexandrite laser for treatment of wrinkles. Lasers Surg Med 2017；49：40-4.
4) Dierickx C. Using normal and high pulse coverage with picosecond laser treatment of wrinkles and acne scarring：long term clinical observations. Lasers Surg Med 2018；50：51-5.

4章 シワ・たるみのレーザー治療

全般的エビデンスレベルと今後の展望

河野太郎（東海大学医学部外科学系形成外科学）

本テーマのエビデンスレベル

ロングパルスレーザー
- シワに対するロングパルスレーザー治療のエビデンスはある．レベル1〜レベル2
- たるみに対するロングパルスレーザー治療のエビデンスは最近は少ない．レベル2

フラクショナルレーザー
- シワと痤瘡瘢痕に対するフラクショナルレーザー治療は，すでに世界中で15年も日常的に行われ，定番治療の一つとなっており，エビデンスレベルの高い治療と考えてよい．→シワ レベル1〜レベル2／痤瘡瘢痕 レベル1
- たるみのフラクショナルレーザー治療のエビデンスは少なく，ばらつきがある．→レベル2〜レベル4

ピコ秒レーザー
- ピコ秒レーザーによるシワ治療の報告は数，年数ともに十分とはいえず，エビデンスの蓄積が必要である．→レベル3
- たるみに対しては，ピコ秒レーザー治療のエビデンスはない．→レベル4

ロングパルスレーザー
シワに対して

たるみに対して

フラクショナルレーザー
シワに対して

痤瘡瘢痕に対して

たるみに対して

各種ロングパルスレーザー

　本治療のシワに対するエビデンスレベルは，レベル1〜2である．シワに対するロングパルスレーザー治療はダウンタイムが少ないレーザーフェイシャルの一つであり，フォトフェイシャルと同じく今後も続いていくものと考えられるが，研究報告数は減りつつある．

　一方，たるみに対するエビデンスレベルはレベル2である．近年，たるみ治療効果の期待できる高密度焦点式超音波治療や高周波治療の報告が増え，ロングパルスレーザーの報告はやはり減少している．

フラクショナルレーザー

　本治療のシワに対するエビデンスレベルはレベル1〜2である．痤瘡瘢痕の本治療のエビデンスレベルはレベル1であり，今後は毛穴治療やシワ治療のエビ

デンスレベルも，レベル1となっていく可能性が高まってきている．

たるみに対するエビデンスレベルはレベル2〜4である．フラクショナル治療の侵襲の程度は，低出力の非剝皮的フラクショナルレーザーから高出力の刺入式フラクショナル高周波治療まで実にさまざまであり，フラクショナル治療すべてがたるみに対して有効であるというわけではない．たるみ治療に関しては，刺入式フラクショナル高周波治療の報告が増えていくものと推察される．

ピコ秒レーザー

本治療のシワに対するエビデンスレベルはレベル3である．報告があるのは，フラクショナルピコ秒レーザーのみであり，その報告数は少なく，長期的経過観察の報告も少ない．新分野であるため，エビデンスの高い追加報告が期待できる．

本治療のたるみに対するエビデンスレベルはレベル4である．現在まで報告がないため推奨できない．

ピコ秒レーザー
シワに対して

たるみに対して

文献

1) Dadkhahfar S, et al. Efficacy and safety of long pulse Nd：YAG laser versus fractional erbium：YAG laser in the treatment of facial skin wrinkles. Lasers Med Sci 2018；16.[Epub ahead of print]
2) Key DJ. Single-treatment skin tightening by radiofrequency and long-pulsed, 1064-nm Nd：YAG laser compared. Lasers Surg Med 2007；39：169-75.
3) Tan J, et al. The use of the fractional CO2 laser resurfacing in the treatment of photoaging in Asians：five years long-term results. Lasers Surg Med 2014；46：750-6.
4) Alexiades-Armenakas M, et al. Prospective multicenter clinical trial of a minimally invasive temperature-controlled bipolar fractional radiofrequency system for rhytid and laxity treatment. Dermatol Surg 2013；39：263-73.
5) Dierickx C. Using normal and high pulse coverage with picosecond laser treatment of wrinkles and acne scarring：long term clinical observations. Lasers Surg Med 2018；50：51-5.

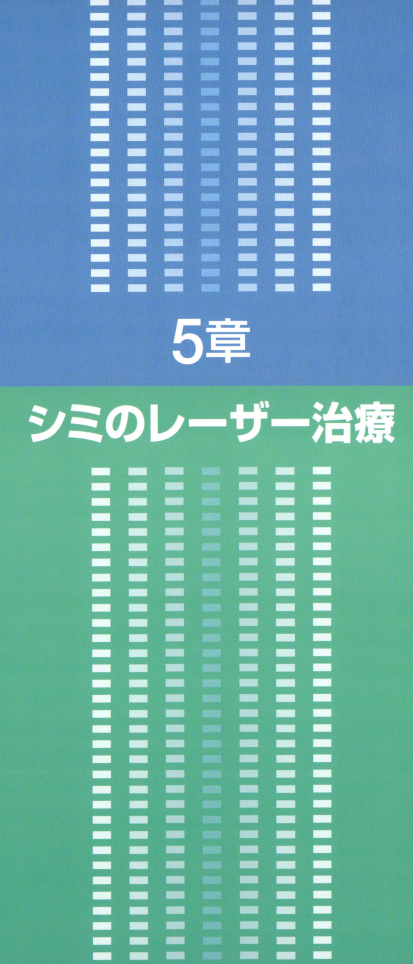

5章
シミのレーザー治療

シミの分類と総論

葛西健一郎（葛西形成外科）

臨床医としての基礎知識

「このシミ何とかなりませんか？」と患者から相談があったときに，明快に説明するために最低この程度は知っておきたい疾患と治療の基礎知識について述べる．

シミは5種類に分けられる

顔面にできる色素斑を，ひとくちにシミとよんでいるが，実は異なる疾患の集合体である[1]．それぞれのシミは，性質が大きく異なり，各種治療法に対する反応性も違ってくる．それゆえ，1つの治療法ですべてのシミを治すことなどとてもできないし，ある治療法があるタイプのシミに有効であっても，別のタイプのシミを悪化させてしまうということもありうる．すなわち，各種シミそれぞれの本質と特徴をよく理解すると同時に，確実に判別できる診断能力をもち，適確な治療手順を組み立てることが重要となる．

シミは「雀卵斑」「老人性色素斑」「ADM（後天性真皮メラノサイトーシス）」「肝斑」「炎症性色素斑」の5種類の組み合わせとして現れる．それぞれの本質と特徴を理解して，適正な治療法を選択できるようになることが重要である．

ADM
acquired dermal melanocytosis

各種シミの特徴とその本質

雀卵斑（そばかす）

鼻を中心に両頬部にかけて，上は場合により上眼瞼・前額下部まで，下は場合により上口唇・下口唇まで，2〜3 mm大の比較的大きさのそろった色素斑が等間隔に多発する（❶）．発症が小学生くらいと，各種シミのなかで最も早い．20歳を超えてあまり日に焼けなくなると，あるいはほかの種類のシミが増えてくるのと同時に，次第に薄くなって目立たなくなる．家族発症例も多く，体質の関与が大きいと考えられる．最大の増悪因子は紫外線曝露であるから，最良の治療は「日に焼かないこと」である．

疾患としての本質は，顔面の皮膚の色を一定に保つ機能の先天的な失調状態と考えられ，完治させる方法はない．したがって，最善の治療方針は，「遮光を徹底しながらできるだけ良い状態を維持し，濃くなったものはレーザー等で薄くする」ということになる．

❶ そばかす

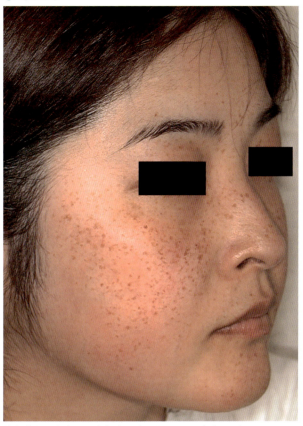

鼻を中心に分布し，生え際に生じないことがポイントである．

◧ 老人性色素斑（老人斑，日光黒子，脂漏性角化症〈SK〉）

顔面のどの部位にもできる不定型・大小不同の色素斑で，多発しやすく，ゆっくり増大し色も濃くなる．生えぎわ，有毛部にも発生する．平坦なものを老人斑，隆起のあるものを SK とよぶが（❷），その本質は同じであり，本項では一括して SK とよぶことにする．

SK の本質は，主に紫外線の障害による表皮ケラチノサイトの良性腫瘍性変化であると考えられる．高齢者に多発する傾向があるが，10 代にみられることもある．乳幼児にはみられない．単発例では診断に迷うことはないが，頰に多発した場合に，雀卵斑，肝斑，ADM との鑑別が問題となる．肝斑だけは病変がつながっている．雀卵斑，ADM は色素斑の大きさと形が比較的そろっているのに対し，SK は一つひとつの病変が大小不同で形が異なるのが特徴である．SK の本質がケラチノサイトの良性腫瘍性変化であることから，レーザーなどで完全摘除することが望ましい．

◧ ADM（後天性真皮メラノサイトーシス[2]，対称性真皮メラノサイトーシス[3]〈SDM〉，遅発性両側性太田母斑様色素沈着〈ABNOM〉，堀母斑[4]）

思春期以降に発症する両側性色素斑で，特徴的な 6 部位のうちいくつかの組

SK
seborrheic keratosis

SDM
symmetrical dermal melanocytosis

ABNOM
acquired bilateral nevus of Ota-like macules

❷ 老人性色素斑

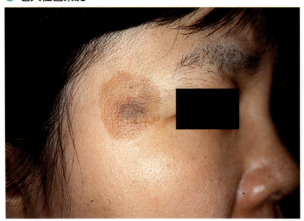

一部盛り上がって脂漏性角化症になっている．

み合わせ病変として発症する[5]（❸）（詳しくは「ADM のレーザー治療」の項参照）．ADM の本質は，真皮メラノサイトの異常な活性化であり[3]，ほかのシミは原則的に表皮メラニンの増多であるのと好対照である．ADM は紫外線との関係は薄そうだが詳細は不明である．

治療としては，Q スイッチレーザーまたはピコ秒レーザーで原因となっている真皮メラノサイトを破壊することであり，これに成功すれば完治し，再発はしない．ロングパルスレーザー，IPL や内服・外用などの薬物治療は一切無効である．

肝斑

成人期以降に主に頬部（❹），場合により前額，上口唇などに生じるびまん性色素斑である．紫外線，女性ホルモン，ストレスなどの関与が強く疑われるものの，その本質は明らかになっていない[6]．筆者は「こすりすぎ」による慢性過刺激性炎症性色素沈着症であろうと考えている．いろいろな形を呈するが，病変が必ず「つながっている」ことが診断のポイントである．炎症がかなり関与しているので，必ず赤みを帯びている．そして，かぶれ，かゆみ，ブツブツなどのトラブル肌を訴えることが多い．

治療としては，炎症を少しでも抑えるようにする保存的治療が優先される．トラネキサム酸の内服は有効である．ハイドロキノンなどの美白剤の外用は，統計的には有効とのエビデンスがあるが，刺激で炎症を再燃させて結果的に症状を悪化させてしまう場合もあるので十分注意を要する．

肝斑を，何か施術を行うことで改善させようという試みは，これまで数多く行われてきたが，ことごとく失敗に終わってきた．炭酸ガスレーザー，Q スイッチルビーレーザー，IPL[7]，ケミカルピーリング[8]，フラクショナルレーザーなど，多くの施術が試みられて，そして消えていった．その理由は考えてみれば明らかであろう．炎症性疾患の治療の王道はその炎症を鎮めることであり，炎症性疾患に対して何か手を加えて治すことは，その原理からして無理が

IPL

intense pulsed light

❸ **ADM**

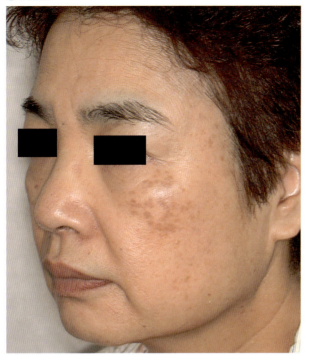

本症例では色素斑は頬部，こめかみ部，下眼瞼に分布する．

❹ **肝斑**

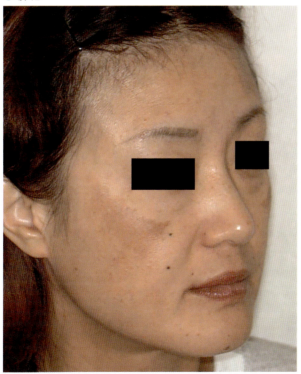

頬部の逆三角形のびまん性色素斑．眼瞼，鼻（軟骨部），生え際には生じない．病変が「つながっている」のがポイント．

あるのである．美容皮膚科医は，このことに気づかなければいけない．

ところが2008年ごろから，QスイッチNd:YAGレーザーを比較的低フルエンス（3 J/cm² 以下）で当てる治療を高頻度（1か月未満の間隔）で繰り返すという方法（レーザートーニング）が発表され，レーザー業者が積極的に拡販したためこれが爆発的に流行した．しかし，この方法は治療継続中は色調軽減効果があるものの治療を中止すると非常に高率に再発し，むしろ増悪する例や難治性の白斑を生じることもあり危険であることが明らかになった．レーザートーニングは一時期よりは流行が下火になってきているが，依然として被害患者を増やし続けている．さらに，近年相次いで発売された「ピコ秒レーザー」[*1]を同じように利用して「2匹目のドジョウ」を狙おうとする業者も現れて，事態はさらに複雑化している．この問題については肝斑のレーザー治療の項でふれることにする．

[*1] ピコ秒レーザーは刺青治療機器としては真に画期的なのだが．

炎症性色素斑

外傷，熱傷，皮膚病など，皮膚に強い炎症が起こった後には，なんらかの色素沈着が生じることが多い．もちろん，冷凍治療，電気治療，レーザー治療のあとにも色素沈着は生じる．アトピー性皮膚炎や固定薬疹のような慢性皮膚炎のあとには長期化した強い色素沈着が残り，患者も医師も対応に難渋する．美白剤程度ではまったく反応していないし，レーザーを当ててもうまくいかない．困ったものである．

しかし，その本質を考えてみると，これは正常の生体反応として生じている炎症後の色素増強であり，なんら異常なものではないことが自明である．つまり，原因は炎症なのだから，炎症を抑制すれば必ず色素沈着は消退するわけであり，逆に炎症を抑えずにして色素沈着を治すことは不可能である．したがって，外傷，熱傷，各種治療に続発して起こった色素沈着は，そっとしておけばいつかは必ず消えるわけであり，下手に何か治療を加えて炎症を持続させると，むしろ治癒を遅らせることになる．

筆者はこの種の病変に対しては，とくに薬剤は投与せず，患者を定期的に来院させて患部に何もしないでそっとしておくことを徹底する「積極的無治療」を行っている[9]（❺）．何もできないから手をこまねいて治療しないのではなく，患者の生活にまで積極的に介入して「何もしない」ことを徹底するわけである．結局は，この方法が炎症性色素斑に対する最善最速の治療である．それに対して，アトピー性皮膚炎のような慢性炎症性疾患が原因の色素沈着は，原疾患を抑えて炎症を軽減することが何よりも最大の治療となる．なかなか完治させることの難しい場合が多いだろうが，原疾患を治さずに色素沈着だけを治そうとしてもうまくいかないこと，そして原疾患が良くなければ色素沈着もなくなることを説明して，原疾患のコントロールに専念してもらうことが重要である．

❺ 炎症後色素沈着（擦り傷による）に対する積極的無治療

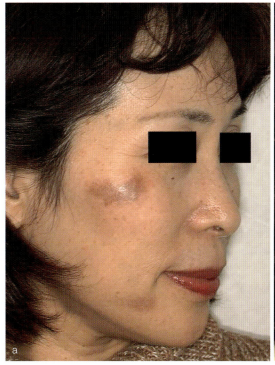
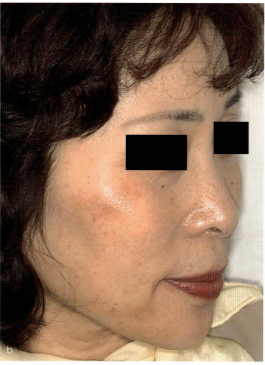

a：初診時，b：積極的無治療2か月後．

専門医としての治療アプローチ

患者が紹介されて来院した場合にどんな治療をするのか．事前の説明はどうするか，その根拠は何か．副作用のリスクや対処法，治療の要点，コツと落とし穴は何か，術者はアウトカム評価や患者満足度を上げるためにどうしているのか，について述べる．

■ その治療を選択する根拠，文献

各種治療法が，それぞれのシミに対してどれくらい有効かを❻に示す．
各治療法の適応疾患と作用機序について次にまとめる．

遮光

遮光は，すべての表皮メラノーシスの治療の基本である．ADMに対して遮光が有効かどうかは報告がない．

ハイドロキノン（HQ），トレチノイン（Tr）

HQ，Trが表皮メラノーシスに有効[10]であることは文献上明らかである．HQはメラニン生成の諸段階をブロックする．Trは表皮ケラチノサイトのターンオーバーを早くすることにより表皮に増多しているメラニンを排出する．ここまではエビデンスレベルも高い[11,12]．その他に，各種サイトカインなどを介しての作用が報告されているが，エビデンスレベルは高くない．ただし，肝斑や

HQ
hydroquinone
Tr
tretinoin

❻ 各病変の治療に対する反応性

治療法	雀卵斑	SK	ADM	肝斑	炎症性色素沈着
遮光	◎	◎	×	◎	◎
HQ，Tr など	○	○	×	○ 危険もあり	△ メリット＜危険
ロングパルスレーザー，光治療	◎	◎	×	×	×
炭酸ガスレーザー，Er:YAG レーザー	×	◎ 厚みのあるもの	×	×	×
Q スイッチレーザー，ピコ秒レーザー	◎	◎	◎	× × （トーニング）	×
フラクショナルレーザー	△	△	×	×	×
トラネキサム酸内服	×	×	×	◎	×
トラネキサム酸外用	×	×	×	△	×

◎：著効，○：有効，△：やや有効，×：無効．

炎症性色素斑に用いた場合には，炎症を増悪して結果的に色素増強をきたすことがあるので注意を要する．ADM に対して有効との報告もあるが，合併する SK や肝斑に効果があったのかもしれない．欧米では，triple combination cream といって，HQ・Tr にステロイドを加えた外用剤が用いられている．副作用としての炎症を抑えるためだろう．これも有効とのエビデンスがある[13]．

ロングパルスレーザー，光治療

古くから各種ロングパルスレーザーや光治療が雀卵斑や SK に用いられている．照射された光線は，メラニンの少ない正常表皮にはそれほど吸収されないが，メラニンの多いシミの部分に吸収されて熱を発生するので，シミの部分が焼けて除去されるというのが基本的な作用機序である．経験的にも有効であることは間違いないが，エビデンスレベルはそれほど高くない．

そもそも欧米では，雀卵斑と SK を分けて取り扱うという意識が薄く，おおざっぱに色素斑はまとめて薄くなればよいくらいの考えである．一時期，肝斑や炎症性色素斑にロングパルスレーザーや光治療が効くという報告があったが，最近はまったく出ていない．真皮メラノサイトーシスである ADM にはロングパルスレーザーや光治療が効く理由がない．

炭酸ガスレーザー，Er:YAG レーザー

厚みのある SK に対しては，削るタイプのレーザー（炭酸ガスレーザー，Er:YAG レーザー）が有効である[14]．

Q スイッチルビーレーザー，ピコ秒レーザー

1990 年代に，照射時間幅を数百万分の 1 秒まで縮めた超短パルスの Q スイッチルビーレーザーが開発された．近年では，照射時間幅が十億分の 1 秒以下に

短縮されたピコ秒レーザーの時代に入っている.

照射時間幅が短くなるとピークパワー（瞬間的光強度）が高くなるので組織深達性が高まる．また周囲の熱損傷が少なくなる．このことから，真皮色素性病変（刺青，真皮メラノサイトーシス類）が治療可能になった．すなわち，この種のレーザーが ADM に対しては唯一無二の治療手段となる[15]．当然，表皮病変にも有効であるので雀卵斑，SK にも有効である．肝斑，炎症性色素斑に用いられた時期もあったが，再発や増悪（rebound）が多く認められ，用いられなくなった．

フラクショナルレーザー

レーザーのビームを細かな点状に出るように加工したフラクショナルレーザーがシワ，たるみに有効ということで開発された（「フラクショナルレーザー」の項参照）が，これをシミに用いようという動きがあった．すべてのシミに対して使用されたがあまり有効ではなく，今では雀卵斑と SK の一部に用いられているにすぎない．

トラネキサム酸

旧来からトラネキサム酸の内服が肝斑に対して有効であることは，日本の臨床医の間で伝承されてきたが，不思議なことに論文は非常に少なかった．海外ではまったく論文はなかった．最近になって国内外で論文[16]が出るようになり，エビデンスレベルが高くなってきている．

考えられている作用機序は，肝斑では炎症などの刺激によって活性化された活性型プラスミンがメラニン生成を促進しているが，プラスミンの活性化を抑えることによってこれを抑制するというものである．トラネキサム酸の外用や導入も試みられているが，こちらはエビデンスレベルは高くない．

■ 患者に対する施術前の説明

まず，その患者のシミが，どの部分は何なのか診断してそれを説明する．そして，それぞれのシミに対してどういう治療が可能か，どれだけの効果が期待できるか，また治療を行った場合はどういう経過になるかということ，さらにどんな副作用の可能性があるかということを説明する．複数の治療を組み合わせる必要がある場合には，その理由と実際の手順を説明する．当然，患者が負担する治療費についても説明する必要がある．

■ 治療の要点・コツと落とし穴

治療計画を立てるうえでの要点は，患者のライフスタイルや仕事の都合に合わせて治療可能ないくつかの選択肢を提示することは大切だが，治療者としてこれがいちばん良いと思うという「おすすめ」を強く打ち出すことであると考えられる．たとえば，SK を 1 つ除去する場合に Q スイッチルビーレーザー治療がいちばん良いとわかっているのに，テープを貼りたくないという患者の気持ちを優先して光治療を何回も繰り返してばかりいると，結局「何回も治療を

受けたのに完全に取れてない」という不満が残ることになる.「1回がまんすれば完全に取れますよ」と,背中を押してあげたほうが長期的には良い場合も多い.

筆者は,各種治療のなかで医師側が最良の選択肢を強く打ち出したほうがよい場合が多いのではないかと考えている.もちろん,治療途中で赤みや色素沈着が出た場合など,不安な患者の心理に寄り添って親身に対応することが重要であることはいうまでもない.

アウトカム評価,患者満足度を上げる工夫

シミの治療は,複数のシミが合併している場合にはどうしても複雑な組み合わせ治療が必要となるので少し「ややこしい」ものとなるが,「からんだ糸」をきちんと解きほぐしていけば必ず解決にもっていくことができる「やりがいのある治療」である.場当たり的に手元にある治療法をやってみるのではなく,細かく診断をつけて理論的に最善の治療を組み合わせていけば,必ず結果は出せるし,患者満足度も上がってくると考えられる.

文献

1) 葛西健一郎. 総論. シミの治療―このシミをどう治す? 第2版. 東京:文光堂;2015. p.1-14.
2) 村上富美子. 後天性真皮メラノサイトーシス. 皮膚科の臨床 2002;44:1279-83.
3) 溝口昌子,村上富美子. 対称性真皮メラノサイトーシス. J Visual Dermatol 2013;12:748-61.
4) Hori Y, et al. Aquired, bilateral nevus of Ota-like macules. J Am Acad Dermatol 1984;10:961-4.
5) 山村有美. ADM(後天性真皮メラノサイトーシス)―シミの多くは実はADM. 葛西健一郎ゲスト編集. 皮膚科診療プラクティス17 Rejuvenation の実際 皮膚の若返り. 東京:文光堂;2004. p.45-54.
6) 松永佳世子. 肝斑. 玉置邦彦総編集. 最新皮膚科学大系18 全身疾患と皮膚病変. 東京:中山書店;2002. p.71-7.
7) Bjerring P, et al. Facial photo rejuvenation using two different intence pulsed light (IPL) wavelength bands. Lasers Surg Med 2004;34:120-6.
8) Kligman AM, Willis I. A new formula for depigmentating human skin. Arch Dermatol 1975;111:40-8.
9) 葛西健一郎. PIH. シミの治療―このシミをどう治す? 第2版. 東京:文光堂;2015. p.173-84.
10) 吉村浩太郎. レチノイン酸を用いた facial rejuvenation:治療に必要な外用剤. 形成外科 1999;42:801-6.
11) 片桐崇行. 美白剤. 日本美容皮膚科学会監修. 美容皮膚科学. 改訂2版. 東京:南山堂;2009. p.338-9.
12) 船坂陽子. 美白剤の作用機序と効果. 日皮会誌 2010;120:2828-31.
13) Taylor SC, et al. Efficacy and safety of a new triple-combination agent for the treatment of facial melasma. Cutis 2003;72:67-72.
14) 葛西健一郎. SK(脂漏性角化症). 葛西健一郎ほか. 炭酸ガスレーザー治療入門―美容皮膚科医・形成外科医のために. 東京:文光堂;2008. p.57-70.
15) 葛西健一郎. ADM. シミの治療―このシミをどう治す? 第2版. 東京:文光堂;2015. p.16-45.
16) Wu S, et al. Treatment of melasma with oral administration of tranexamic acid. Aesthet Plast Surg 2012;36:964-70.

SKのレーザー治療

葛西健一郎（葛西形成外科）

> **本テーマのエビデンスレベル**
> SKに対するレーザー治療は，十二分のエビデンスがあり明らかに推奨される．→ レベル1

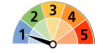

臨床医としての基礎知識

■ SKとはどのようなシミか，なぜ出現するのか，どうように経過するのか，他のシミとの違いは何か

SKとは，老人性色素斑と脂漏性角化症を総称したものである．光線性花弁状色素斑も含めて考えてよいだろう．表皮ケラチノサイトが，おそらく紫外線による障害を受けて，良性腫瘍性変化をきたして出現すると考えられる．

臨床的には，主に顔面など露光部皮膚に大小不同・不定形の褐色斑として現れ，ゆっくり増大し色も濃くなる．表面が隆起してくることもある（❶ a）．経過中急に炎症を起こして赤くなる（濃くなる）こともある．単発例もあるが多発例が多い．高齢者に多いが若年者にも発生する．小児例はまれである．

単発例は診断に迷うことはないが，多発例は雀卵斑，ADM，肝斑との鑑別が問題となる．雀卵斑，肝斑は生えぎわ有毛部には発生しないが，SK，ADMは有毛部にも発生する．雀卵斑，SKは個々の色素斑同士が必ず離れているのに対して，肝斑では必ず一部連続している．ADMはどちらもある．雀卵斑，ADMの色素斑は，一つひとつの大きさが比較的そろっているのに対して，SKの場合はばらばらで大小不同・不定型である（❶ b）．このあたりを総合的に判断して診断することになる．SKは経時的に濃くなり大きくなるのが普通だが，まれに薄くなったり消えたりする場合もある．SKが悪性化することはないと考えられている．

■ SK治療の選択肢

SKは，きわめてよくみられる疾患であるため，従来からさまざまな治療法が報告されている．液体窒素などによる冷凍治療，電気焼灼，削り術，切除手術などが行われてきた．しかし，レーザーの登場以降は，その正確さや再現性の高さからレーザーが頻用されている[1]．あらゆるレーザー・光治療が有効である可能性があるが，現在では以下の3種類に集約されつつある．

SK
seborrheic keratosis

ADM
acquired dermal melanocytosis

❶ **こめかみ部老人斑と頬部散在性老人斑**

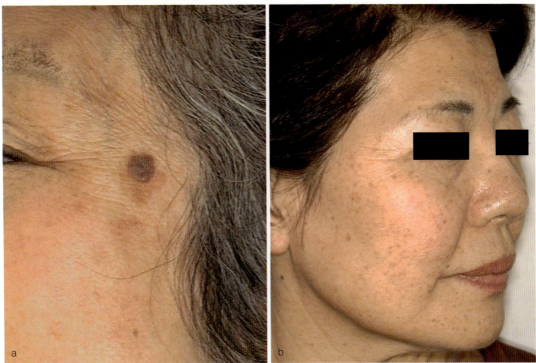

a：こめかみ部老人斑．中央部が隆起して脂漏性角化症になっている．
b：頬部散在性老人斑．分布はADMや肝斑にも似るが各病変が大小不同で，それぞれ離れていることから多発老人斑と診断できる．

平坦なSKに対するQスイッチレーザー・ピコ秒レーザー治療

　日本では主にQルビーが最もよく用いられる[2]が，Q-Alex，Q-YAG（532 nm）も有効である．SKの異常ケラチノサイトはメラニンを多く含んでいるので，それにレーザー光は吸収されて熱を発生する．結果として異常ケラチノサイトは熱壊死する．痂皮化して脱落するまで約10日間のガーゼ処置を要する．近年発売されたピコ秒レーザーも有効である[3]．隆起したSKや色の薄いSKは取りにくい．

隆起したSKに対する炭酸ガスレーザー治療

　炭酸ガスレーザーよりもEr:YAGレーザーのほうが熱損傷が少ないので，結果が良いという意見もある．SKの異常細胞は真皮乳頭層までに限局し，網状層まで浸潤することはないので，レーザーで浅く削ればSKはきれいに取れるというのが治療理論[4]である．上皮化するまで約10日間のガーゼ処置が必要である[5]．

光治療器あるいはロングパルスレーザーを用いたノーダウンタイム治療

　光治療器あるいはロングパルスレーザーを痂皮がわずかにできる程度の低フルエンスで照射する方法は，術後テープを貼らなくてよいということで人気が高い[6]．しかし，あくまでもSKの部分摘除であり，1回の治療で完全に取れる

わけではない．また，SKが薄くなると次回の治療では反応が起こりにくくなり，取れにくくなってくる．つまり，この方法を繰り返してもSKを完全に取ることは困難である．

SKに有効な内服薬は見つかっていない．トレチノイン（Tr），ハイドロキノン（HQ）などの外用美白剤は少し有効である．ケミカルピーリングは少し有効であるが，完全に取るのは難しい．紫外線はSKの増悪因子であるから，厳重な遮光を行うことは，SKの予防だけでなく，治療としての効果も期待できる．

■SKにレーザー治療を選択する根拠・エビデンス

SKにはさまざまな治療法があるが，そのなかでもレーザー治療は最も確実で長期成績が良い．色素沈着や発赤などの副作用もあるが，どれも一過性で，永久的合併症は非常に少ない．

■SKの患者に最も適した治療

現在では，平坦なSKに対してはQスイッチルビーレーザー[1]（あるいはQスイッチアレキサンドライトまたはNd:YAGレーザー，ピコ秒レーザー），隆起性のSKに対しては炭酸ガスレーザー[4]（あるいはEr:YAGレーザー）が最も適していると考えられる．ダウンタイムを嫌う患者にはロングパルスレーザーやIPLもよい．しかし，十分な説明と同意のもとに，他の治療を選択することも問題はない．副作用を軽減して早くきれいに治すための工夫や補助療法については，まだ議論の余地がある．

IPL
intense pulsed light

■どのような専門医に紹介すべきか

必要なレーザーを保有していることはもちろんだが，シミの治療全般に精通している経験ある専門医に紹介することが望ましい．

■専門医としての治療アプローチ

■その治療を選択する根拠，文献

平坦なSKに対してはQスイッチルビーレーザー，隆起したSKに対しては炭酸ガスレーザーを用いるのがよいが，類似のレーザーでもかまわない．一定以上の経験のある専門医なら，手順に習熟しているだろうし，自分なりの工夫を行っているだろう．そうした細かい点についての文献は少ない．

■患者に対する施術前の説明

治療は痛みを伴うが，小範囲なら氷冷法で，必要に応じて局所麻酔下に治療を行う．上皮化完了するまで創部を保護するために，10日間軟膏ガーゼによる処置が必要になることを納得してもらうことが重要である．治療後1か月くら

い発赤や色素沈着が出ることも多いが，そっとしておけば数か月以内に自然消退することを理解してもらう必要がある．通常は1回の治療でSKは完全に除去されるが，残ってしまった場合には再治療が必要になることを説明しておく．

治療の要点・コツと落とし穴

治療の要点・コツとしては，SKの異常細胞が完全に破壊されるように十分にレーザーを当てるということに尽きるが，細かなテクニックについては，あまり論文には書かれていない．

Qルビー治療

PIH[*1]の発生を恐れて低めのフルエンスで照射すると，取り残しが生じやすくなる．エンドポイントの目安としては，十分なIWPが現れる（❷）こととしている文献が多い．この考えに従えば，色素斑の色の濃さに応じて，色の薄いものに対しては高めのフルエンスで照射する必要がある．筆者は，多少過大出力照射が起こっても，過小出力照射で取り残しが生じるよりはましであるという考えから，Qルビーの場合，現在では一律に10 J/cm²を用いることにしている．

炭酸ガスレーザー治療

隆起した異常組織を完全に蒸散すると同時に，周囲の正常細胞に熱損傷を与えないことがポイントである（❸）．正確に平坦に削るためにスキャナー付きのレーザー装置を推奨する意見もあるが，必要ないという意見もある．均等に削

*1 PIH

postinflammatory hyperpigmentation
レーザーによるSKの破壊・再上皮化の過程で炎症が生じるので，必ず炎症後色素沈着（PIH）が生じる．できるだけこの炎症を早く鎮めるようにしてPIHを軽く済ませることが重要である．

IWP

immediate whitening phenomenon

❷ Qルビー照射直後

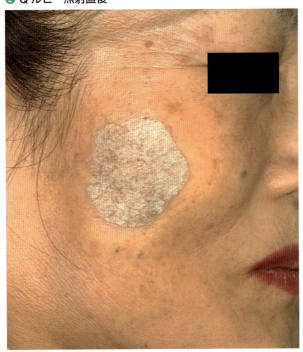

十分なIWPがみられる．この後褐色の痂皮になる．

❸ 脂漏性角化症に対する炭酸ガスレーザー治療

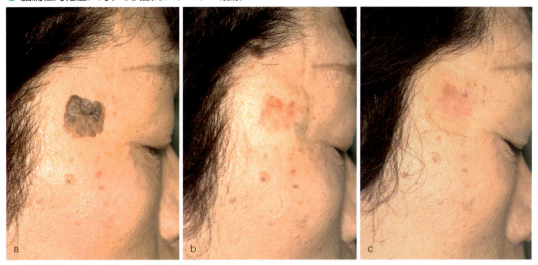

a：治療前，b：治療直後，c：術後10日．

るためにはデフォーカス*²するとよいという意見もあったが，現在ではこの方法は熱損傷が大きくなって良くないという意見が多い．単純なCWモードよりも，出力の高いパルスを組み合わせたSP, UPモードのほうが周囲の熱損傷が少ない．正確に平坦に削ることに気をとられすぎて治療時間が長くなり，表面の形としてはきれいに削れているのに周囲に大きな熱損傷を与えてしまうというのが，初心者の陥りやすい落とし穴である．

いずれのレーザーを用いた場合でも，創が上皮化完了するまでの約10日間，湿潤療法を励行させ，円滑な創治癒を促進することが，術後の発赤や色素沈着を最小限にするポイントである．

ロングパルスレーザー・IPL治療

「IPL・ロングパルスレーザー等によるノーダウンタイム治療」の項を参照されたい．

■ アウトカム評価，患者満足度を上げる工夫

SKのレーザー治療は非常に治療効果が高く，最終的な合併症・後遺症が残りにくい良い治療法である．ただし，10日程度のダウンタイムがあり，その後も発赤やPIHがしばらく続くことが多いため（❹），好結果を実感できるまでに時間のかかる治療である．治療前に経過の説明を十分に行っておくこと，そしてきれいになるまで定期的にフォローしていくことが重要である．

エビデンスレベルと今後の展望

十二分のエビデンスがあり明らかに推奨される

本治療のエビデンスレベルは，ガイドライン的には「レベル2」程度と考え

---

*² デフォーカス
レーザーのビームをわざと広げてパワー密度を下げること．

CW
continuous wave

SP
super-pulse

UP
ultra-pulse

❹ レーザー治療後のPIH

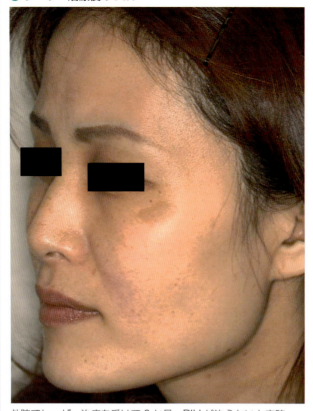

他院でレーザー治療を受けて6か月,PIHが治らないと来院.

られる.症例集積研究やコホート調査は非常に多いが,ランダム割り付けの前向き研究は見当たらない.ただし,本治療の有効性については,もはや「あたりまえ」のものと認識され,学会では議論の対象にもならないことを考えると,実質的にはエビデンスレベル「レベル1」と考えてもよいと思われる.術後の発赤や色素沈着を軽減するための細かな工夫などが議論されている.

最近開発されたピコ秒レーザーは,従来のナノ秒Qスイッチレーザーより優れているのかどうかの検証が待たれる.

> **column** | **SKのレーザー治療の治療費**
>
> 　老人性色素斑,脂漏性角化症に対するQスイッチレーザー・炭酸ガスレーザー治療は,自費治療となる.治療費をいくらにするかは各クリニックの方針によるが,直径10mmのもので1万円程度が標準であろうか.同時に何個か治療した場合は少し安くするとか,クリニックによって工夫をしているようである.1回で取れなかった場合は,2回目以降は安くするとか,無料で行うとか,決めておくとよい.レーザー治療に付随する外用剤などの料金も明示しておいたほうがよい.

文献

1) 木村広美ほか．老人性色素斑の標準的レーザー治療．PEPARS 2016；111：59-65.
2) 葛西健一郎．老人性色素斑（SK）．Qスイッチルビーレーザー治療入門．東京：文光堂；2008．p.56-67.
3) 大城貴文ほか．ピコ秒レーザーによる刺青および良性色素性病変に対する治療．日レ医誌 2017；37：427-34.
4) 南史歩，百澤明．脂漏性角化症の標準的レーザー治療．PEPARS 2016；111：67-72.
5) 葛西健一郎．SK（脂漏性角化症）．葛西健一郎ほか．炭酸ガスレーザー治療入門．東京：文光堂；2008．p.57-70.
6) 山下理絵．IPLによるしみ治療．PEPARS 2009；27：23-7.

ADM のレーザー治療

葛西健一郎（葛西形成外科）

本テーマのエビデンスレベル

ADM に対するレーザー治療は，すでに世界中で 20 年以上も日常的に行われ，定番治療の一つとなっており，エビデンスレベルの高い治療と考えてよい．→ レベル 1

ADM
acquired dermal melanocytosis

臨床医としての基礎知識

ADM とはどんなシミか，なぜ出現するのか，どうなっているのか，他のシミとの違いは何か

ADM は真皮メラノサイトーシスである．他のタイプのシミはすべて表皮にメラニンが増えているのに対して，ADM は真皮メラノサイトが活性化してメラニンを産生している．原因は，まだ完全には解明されていないが，なんらかの刺激により休眠していた真皮メラノサイトが活性化したものと考えられている[1]．ADM の確定診断は生検によって真皮メラノサイトーシスを証明することだが，生検を行わなくても，ADM の独特な臨床像を理解しておけば，視診と問診のみでも診断可能である．ADM の症例の多くは 20 歳以上に発症する両側対称性の色素斑で，独特の 6 部位（❶）のうちのいくつかの組み合わせとして出現する[2]．

肝斑，多発性老人斑，太田母斑などとの鑑別が問題となる．肝斑病変は，濃淡はあるものの病変全体が「連続してつながっている」のに対して，ADM や老人斑の色素斑同士は「間があいている」ことから鑑別可能である．多発性老人斑では各病変が大小不同であり病変と正常皮膚の境界がはっきりしているのに対して，ADM では各色素斑の大きさが比較的そろっていて正常皮膚との境界が少しぼやけていることから鑑別可能である．太田母斑は褐色症例もあるが 90％以上が片側性であり，発症年齢が 15 歳以下と ADM よりやや早いことから鑑別可能である．

ADM 治療の選択肢

ADM は真皮メラノサイトーシスであるから，真皮まで深達する Q スイッチレーザーまたはピコ秒レーザーの高フルエンス照射が有効である．他のあらゆるロングパルスレーザーや光治療は無効である．また，Q スイッチレーザーや

❶ ADM の診断基準

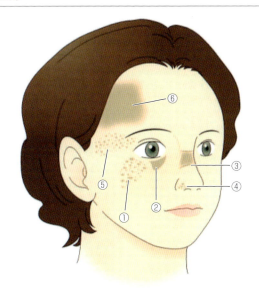

① 頬骨突出部（小斑性）　　　　　　85％＊
② 下眼瞼（びまん性）　　　　　　　24％
③ 鼻根部（びまん性）　　　　　　　7％
④ 鼻翼（小斑性）　　　　　　　　　14％
⑤ こめかみ〜上眼瞼外側（小斑性）　11％
⑥ 前額外側（びまん性）　　　　　　28％

小斑性の定義：3〜7 mm の類円形の境界不明確な病変が複数あること．病変が一部癒合して局面状になることもある．
びまん性の定義：全体の色調がほぼ均等で境界部はなだらかに fade-out していくこと．病変部に白く抜けて病変が存在しないこと．
＊葛西形成外科で 509 例の ADM 患者を調べたところ各部位の病変出現頻度はこのとおりであった．病変は重複して出現するので合計は 100％にならない．

◎13 歳以上（多くは 20 歳以上）に初発する顔面色素斑で，以下の 6 部位の組み合わせ病変を示す．多くは両側対称型だが，片側性の部分があってもかまわない．
◎色調は灰色〜灰褐色〜褐色〜濃褐色
○病理組織学的に真皮メラノサイトを認める．
○病状の経時的変動が少ない．
（◎は必要条件であり，○は重要参考条件である）
（葛西健一郎．2015[2]）

ピコ秒レーザーであっても，ダウンタイムがない程度の低フルエンス照射でADM を治療するのはきわめて難しい．

ADM に有効な内服薬・外用薬はないが，Q スイッチルビーレーザー治療の前処置としてハイドロキノンとトレチノインの外用が有効[*1]との報告がある[3]．

[*1] 炎症性色素沈着発生の低下，レーザー照射数の減少，治療期間の短縮など．

ADM の Q スイッチレーザー治療を選択する根拠・エビデンス

ADM の Q スイッチレーザー治療は古くから報告がある．Q スイッチルビー[4]，アレキサンドライト[5]，Nd:YAG[6] のいずれも有効であるとされる．最

近発売されたピコ秒レーザーも ADM に有効と報告されている[7]．ロングパルスレーザーや光治療により ADM が治癒した報告はない．

ADM の患者に最も適した治療

　現在では，真皮メラノサイトーシスである ADM は，Q スイッチレーザーまたはピコ秒レーザーで完全に治すことができると考えられるため，他の不確かな治療法を選択する理由がない．ただし，このなかでどのレーザーが最善か，副作用を軽減して早くきれいにするためにどのような補助治療を加えるかなど，実施上の工夫についてはいまだ議論の余地がある．

どのような専門医に紹介すべきか

　Q スイッチレーザーまたはピコ秒レーザーを保有していることはもちろんだが，ADM やその他のシミの治療に精通している経験のある専門医に紹介することが望ましい．

専門医としての治療アプローチ

その治療を選択する根拠，文献

　Q スイッチレーザーまたはピコ秒レーザーを用いることは決まっているが，そのうちどれを使用するかということになると，どうしても自院で保有している機器を用いるということになってしまうだろう．Q スイッチレーザー 3 種とピコ秒レーザー 2 種をすべて保有して使い比べている施設はない．筆者は Q スイッチルビーレーザーの高フルエンス照射を推奨する[2]が，各術者は自分の使い慣れた機器で，慣れた方法で治療しているであろう．治療の仕方や治療成績についていろいろな文献が報告されているが，それぞれのエビデンスレベルはそれほど高くない．

患者に対する施術前の説明

　治療は多くの場合痛みを伴うのでなんらかの麻酔が必要になること，また焼けた表皮が回復するまでに 10 日間軟膏ガーゼによる処置が必要になることを，患者に理解してもらうことが重要である．また，表皮性のシミと異なり破壊された真皮メラノサイトが真皮内から排除されるのに約 6 か月かかることを理解してもらうことも重要である．術者は患者に「この治療は最終的には必ず効果の上がる良い方法である」ことは説明している．ただし，治療後の赤みや色素沈着が長引いて数か月に及ぶ場合もあることが，うまく患者に伝わっていないとトラブルになりうる．また，ADM が消えることによって，前から薄くあった肝斑が目立つようになって問題となる場合もある．1 回の治療でも数か月後にはその効果を実感できるものだが，ADM を完全に除去するにはそれを数回施行する必要がある場合も多いことを理解してもらわないといけない．

❷ Qスイッチルビーレーザーによる治療

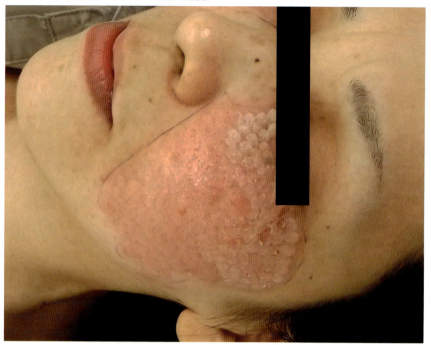

頰全面にレーザーをムラなく当てる.

■ 治療の要点・コツと落とし穴

　治療の要点・コツとしては，色素斑にムラなくレーザーを当てるということに尽きるが，細かなテクニックについてはあまり論文には書かれていない．筆者は，散在性の色素斑であっても打ち残すことなくその範囲全面にQスイッチルビーレーザーを照射する（❷）のが良いように感じている[2]が，これはエキスパートオピニオンにすぎない．レーザー出力（フルエンス）については，以前は「十分表皮が白くなる最小のフルエンス」としていたのだが，現在は一律 $10 J/cm^2$ としている．その理由は，過大出力で照射すると炎症性色素沈着（PIH）が強く出る傾向があるが，過小出力で照射すると色素が取れずに治療回数が増えることになるからである．筆者は，治療回数が増えるよりは PIH が出るほうがマシだと考える．

　散在性老人斑や太田母斑を ADM と誤診してレーザー照射しても効果が得られるのであまり問題にはならないが，肝斑を ADM と誤診してレーザー照射すると，効果がないばかりではなく悪化をきたすので注意を要する[*2]．

PIH
post-inflammatory hyperpigmentation

*2
肝斑の治療にはトラネキサム酸とビタミンCの内服療法を行い，レーザー治療は基本的に禁忌である．

■ アウトカム評価，患者満足度を上げる工夫

　ADM のレーザー治療は，最終的には必ず効果の得られる良い治療である（❸）．ただし，10日程度のダウンタイムがあり，その後も数か月は発赤や PIH が続いて（❹），好結果が見えてくるのに半年かかる「結果が出るのが遅い」治療である．治療前に経過の説明を十分に行っておくこと，そして治療後きれい

❸ **ADMに対するQスイッチルビーレーザー治療前後**

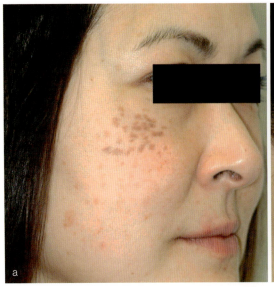
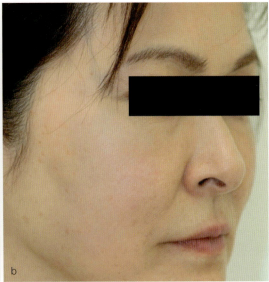

a：治療前，b：治療2回後．

❹ **レーザー治療1か月後の色素沈着**

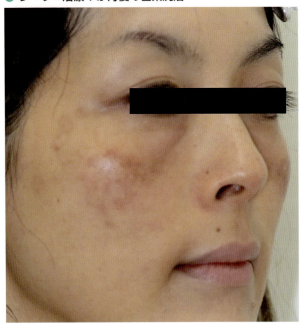

になるまでに定期的にフォローしていくことが重要である．

エビデンスレベルと今後の展望

本治療のエビデンスレベルは，ガイドライン的には「レベル2」程度と考えられる．症例集積研究やコホート調査は多数あるものの，ランダム割り付けの

前向き研究論文は見当たらない．ただし，本治療はすでに世界中で20年以上も日常的に行われ，定番治療の一つとなっている現実を考えると，比較的エビデンスに乏しい治療が堂々と行われることの多い美容皮膚科領域では，かなりエビデンスレベルの高い治療と考えてよいだろう．今後，ピコ秒レーザーは従来のナノ秒Qスイッチレーザーより効果が高いのかどうかの検証が待たれる．

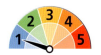

> **column** レーザー治療の治療費
>
> 　基本的には自費診療となる．病変の大きさ・量に応じて料金を設定しているところが多いだろう．具体的には，①レーザー1ショットあたり何円（たとえば500円）と設定する，②何cmの病変までは何円という設定を数段階つくる（たとえば1cmまで1万円，1〜2cmは2万円，2〜3mmは3万円など），③片側頬の大・中・小ぐらいでアバウトに決める（片頬の大部分7万円，30g軟膏容器サイズで4万円，5g軟膏容器サイズで1万5,000円）などが考えられる．実際には初診時にこの範囲でいくらと決め，数回治療が行われる場合もあるのでその場合は割引くのかどうかなど，はっきり提示しておくとトラブルが少なくなるだろう．補助的に使用する薬剤・材料費や術後再診の費用についても，およそでもよいから提示しておくとよい．
>
> 　なお，本治療を太田母斑との診断をつけて保険治療している施設も散見されるが，難しい問題を含んでいる．ADMと太田母斑は同一疾患と考える学説もあるくらいで，その患者を太田母斑と診断したのなら保険治療すること自体は違法ではないであろう．しかし，「○○さんがシミを保険で取ってもらったのなら私も取りたい」と，老人斑の患者が殺到した場合にどう処理するのか，あるいは今月一部だけ治療した患者が来月別の部分を治療したいと言ってきた場合にどう対処するのか，など難しい問題がある．筆者は保険で治療してほしいというADMの患者には，典型的な太田母斑の写真を見せて「これとは違うでしょ」と言って保険治療を断ることにしている．一度認めてしまうと歯止めがきかなくなるおそれがあるからである．

文献

1) 溝口昌子，村上富美子．対称性真皮メラノサイトーシス．J Visual Dermatol 2013；12：748-61．
2) 葛西健一郎．ADM．シミの治療—このシミをどう治す？ 第2版．東京：文光堂；2015．p.16-45．
3) Momosawa A, et al. Combined therapy using Q-switched ruby laser and bleaching treatment with tretinoin and hydroquinone for acquired dermal melanocytosis. Dermatol Surg 2003；29：1001-7.
4) Kunachak S, et al. Q-switched ruby laser therapy of acquired bilateral nevus of Ota-like macules. Dermatol Surg 1999；25：938-41.
5) Lam AY, et al. A retrospective study on the efficacy and complications of Q-switched alxandrite laser in the treatment of acquired bilateral nevus of Ota-like macules. Dermatol Surg 2001；27：937-42.
6) Polnicorn N, et al. Treatment of Hori's nevus with the Q-switched Nd：YAG laser. Dermatol Surg 2000；26：447-80.
7) 大城貴史ほか．ピコ秒レーザーによる刺青および良性色素性病変に対する治療．日レ医誌 2017；37：427-34．

肝斑の保存的治療とレーザー治療

葛西健一郎（葛西形成外科）

本テーマのエビデンスレベル

肝斑の保存的治療のエビデンスレベル
十二分のエビデンスがあり明らかに推奨される　→ レベル1

肝斑のレーザー治療のエビデンスレベル
エビデンスは少ない，エキスパートオピニオンの段階である　→ レベル3

臨床医としての基礎知識

■肝斑とはどんなシミか，なぜ出現するのか，どうなっているのか，他のシミとの違いは何か

肝斑は，表皮メラノサイトの機能亢進により，ケラチノサイト内のメラニンが増多した状態である．単なる機能亢進であるから，特別な異常細胞などの形態的異常はみられない．原因は，まだ完全には解明されていないが，紫外線[1]，皮膚の擦りすぎ[2]などの関与が考えられている．

典型的な臨床像は，両頬部に対称性に広がる逆三角形のびまん性褐色斑だが，症例によっては前額部中央や上口唇にも褐色斑が広がっている場合もある．炎症を伴うので，少し赤みを帯びている．乾燥・発疹などのトラブル肌を訴えることが多い．症状には波があり，数か月単位で増悪・改善の消長をみることがある．紫外線は確実な増悪因子で，夏季に症状が悪化する．他のタイプのシミとの鑑別のポイントは「病変が連続していること」である（❶）．老人斑やADMの場合には，個々の病変と病変の間が必ず「離れている」のに比べ，対照的である．

■肝斑治療の選択肢

肝斑は炎症を伴う機能性疾患であるから，炎症を抑制してメラニン産生を正常化させるために，保存的治療を行うことが基本となる[3]．まず，徹底した遮光は必須である．そのうえで，ハイドロキノン（HQ），トレチノイン（Tr）などの美白剤の外用を行うが，刺激によって炎症が増強しないように注意が必要である．トラネキサム酸の内服は有効である[4]．物理的な刺激を減らすために，肌を擦らないように生活指導を行うことが重要である．

ADM
acquired dermal melanocytosis

HQ
hydroquinone

Tr
tretinoin

❶ 肝斑

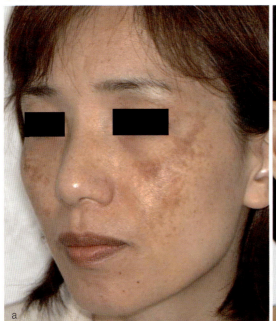
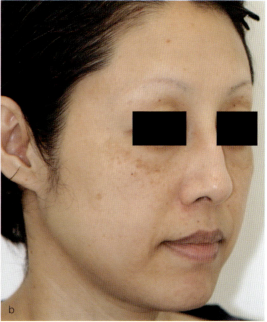

a：頬骨縁に沿って病変が連続している．b：頬骨縁に沿った連続性の病変．頬の下のほうの大きな色素斑は老人性色素斑である．

　肝斑に対して，これまであらゆるレーザーや光治療は無効でむしろ禁忌であるとされてきた．ところが，QスイッチNd:YAGレーザーを比較的低フルエンスで頻回に照射することを繰り返すと肝斑に有効であるという意見[5]が出され，レーザートーニング（LT）と命名されて流行した．このLTは，有効であるという報告も多数ある反面，重大な副作用の報告も多く[6-12]，行うべきかどうか議論になっている．

LT
laser toning

肝斑に対する各種保存的治療のエビデンス

　HQやTrの外用は多くのエビデンスがある[13-16]．日本では発売されていないが，HQ＋Tr＋ステロイドの三者混合外用剤[17]もエビデンスがある．トラネキサム酸内服は，世界で唯一日本の臨床医の間で伝承的に行われてきた治療法だが，最近では世界的に効果が認知されつつある．その他，ビタミンCの内服・外用，各種イオン導入，エレクトロポレーション，トラネキサム酸外用が有効との報告があるが，エビデンスレベルは高くない．ケミカルピーリングは，以前は肝斑に有効といわれていたが，現在は否定的で，日本皮膚科学会のケミカルピーリングガイドラインからも削除された．

肝斑に対するLTが出現した背景とエビデンス

　当初，保存的治療に反応しない難治性肝斑に対して，低フルエンスでQスイッチNd:YAGレーザーを頻回に照射すると有効な場合があることが報告さ

れ，その方法はレーザートーニング（LT）と名づけられた．元来，この方法は，肝斑の保存的治療に精通した医師がしっかり保存的治療を行ったうえで，一部の症例に対してオプションとして行う特殊療法という位置づけであった．ところが，肝斑が，レーザーを当てれば治るということになれば大ヒットすると考えた業者が，美容皮膚科経験の少ない「入門医師」たちに「肝斑はこのレーザーを当てればすべて治る」と宣伝して拡販したため，全国的に肝斑といえば分別なくLTが行われるという事態が多く発生し，重大な副作用患者が多発することになった．機器を提供してもらうかわりにLTが有効であるという論文を書く医師が世界中に多く存在するため，LTを有効とする報告は多いが，どれもエビデンスレベルは高くない[1]．

LTを有効とする報告は次の2種類に大別される．

①肝斑の診断が誤っているものである．肝斑が出現する部位に多発性老人斑が集簇している場合，それを肝斑と誤診することがある．LTは老人斑を薄くする効果があるので，老人斑が改善した症例を肝斑が改善したと誤認することになる．

②短期的効果のみをみて本法を有効とするものである．LTを肝斑に対して施行した場合に，治療直後は本当に色調減弱効果が得られる．レーザーでメラノソームを一部破壊するのだから当然の結果である．ところが，治療後1か月を過ぎたあたりから，薄くなった肝斑は再発してむしろ濃くなる場合が多い[18]．しかし，LTのプロトコルは1か月以内の短い周期で照射を繰り返すので，再発が顕在化しない．すなわち，治療を繰り返している限り，ずっと薄い状態を維持できるのである．治療を中断すれば必ず肝斑は再発するのだが，その場合は「治療を再開してください」と言えばよいので都合が良い．

結局のところ，肝斑にLTが有効であるという論文は，ほとんどがこの2種類のどちらかである．真の肝斑の長期予後が改善したという報告は，残念ながら少数症例の症例報告のみである．

LTで増悪した肝斑に対しては，保存的治療が有効である（❷）が，白斑は難治である[12]．

肝斑の患者に最も適した治療

慢性炎症性色素沈着症としての肝斑に対する治療の第1選択は，保存的治療であることは疑う余地がない．まず遮光を徹底すると同時に，皮膚の炎症を低減するために肌に刺激を与えないように患者教育を行うことが大切である．トラネキサム酸の内服は有効であり，副作用もほとんどないので，推奨される．HQやTr外用は有効である．その他の治療は，有効性とコスト・リスクを考えながら適応の有無を検討することになる．

肝斑のレーザー治療（LT）の適否については賛否両論ある．筆者は，科学的に考えて，LTは行わないほうがよいと思っているが，ベテラン医師が十分に保存的治療を行ったうえで総合的美容施術の一環として肝斑患者にレーザーを

❷ LTによる肝斑増悪例に対する保存的治療

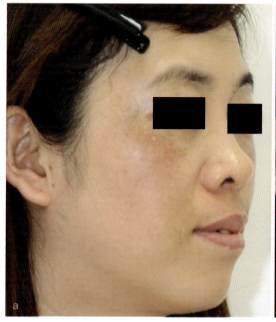
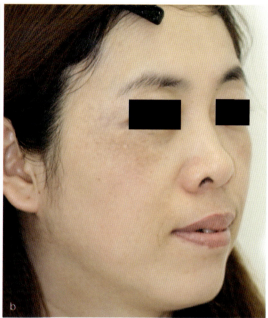

a:当院初診時,b:保存的治療3か月で改善した.

当てることを根本的に否定するものではない.ただし,LTは肝斑治療の第1選択にはならないということだけは,エビデンス的にも確かである.

■ どのような専門医に紹介すべきか

肝斑の診断と治療は難しいので,肝斑を含むすべてのシミの扱いに習熟した,経験豊かな専門医に紹介することが重要である.「○○で肝斑は治る」などと宣伝している自称肝斑専門医院では,肝斑患者を総合的にマネージメントできないだろう.

専門医としての治療アプローチ

■ その治療を選択する根拠,文献

肝斑の治療の基本は保存的治療である.この点は,LT賛成派もLT反対派も一致している.とにかく,まず数か月は保存的治療を行うべきである.保存的治療の内容としては,①徹底した遮光,②肌を刺激しない生活指導,③トラネキサム酸内服,の3つが重要である.そのうえで,症例に応じて美白剤の外用,イオン導入などをオプションとして加える.レーザーを用いることには賛否両論ある.

■ 患者に対する施術前の説明

肝斑は慢性再発性疾患であり,完治して二度と出ない状態にすることはかな

り困難であることを理解してもらう必要がある．そのなかで，肝斑治療とは，増悪因子を一つひとつ丹念に取り除き，改善の可能性のある治療・投薬などを重ねていく作業であることに納得してもらう．「何か一つ治療したら治る」ということはありえないことを現実的に理解してもらうことが重要である．

　まず，①遮光，②生活指導，③トラネキサム酸内服の「3本の柱」で1～2か月様子をみる．すると，多くの患者はかなりの改善をみるものである．ここで，改善がみられた患者は，新しい治療を加えるよりも，この「3本の柱」を徹底して続けたほうが，概して結果が良い．新しい「ネタ」を与えると，そちらに気をとられて「3本の柱」がいいかげんになりがちだからである．初めの1～2か月であまり改善がみられない患者の場合は，新しい「ネタ」を加えることになるが，その結果は概して悪い．その理由は，おそらく「3本の柱」で改善がみられない患者は「3本の柱」が徹底できていないから改善しないと考えられ，そこにどんな新しい治療を加えても徹底しないので，やはり改善しないのだろう．それよりも，元の肝斑の診断が誤診だった可能性を考えたほうがよいかもしれない．

　そこで，筆者の場合には，肝斑患者の99％以上は「3本の柱」だけで治療していくことになる．ベテラン医師が，上手に患者にいろいろな「ネタ」を与えながら，患者のモチベーションを高めるようにして治療をリードしていく営みは貴重であるが，一つの治療法が統計的に有効であるということと，一人の患者の治療に組み入れて有用であるということとは別だと思う．エビデンス的に有効であるものをすべて患者に与えれば治癒率が高くなるというものではない．

治療の要点・コツと落とし穴

保存的治療

　現実的には，「徹底した遮光」「肌を擦らない生活指導」「トラネキサム酸内服」の「3本の柱」を中心に，あとは個々の患者に合ったエビデンスのある治療法を加えて，きめ細やかに対応していくことが大切である，ということになる．しかし，治療手段の数が増えれば増えるほど，患者の注意は散漫になり，またそれを観察する医師の目も散漫になる．つまり，どれが効いていてどれが不十分なのか見分けがつかなくなる．

　そのため，筆者は組み合せる治療法はできるだけ少なくしたほうがよいと考え，ほとんどの患者において，「3本の柱」だけで治療を行っている（❸，❹）．もちろん，多くの治療法を複雑に組み合わせて巧みにコントロールしていくやり方も良いと思うが，どれが効いているのか非常に注意深く観察することが必要となる．

レーザー治療

　筆者はLTが肝斑の長期予後を改善することはないと考えている．だから肝斑治療の目的にレーザーを用いることは今後とも絶対にないし，本書の読者にも推奨しない．ただし，肝斑に対する十分な知識と経験をもつ医師が，しっか

❸ 肝斑に対する保存的治療

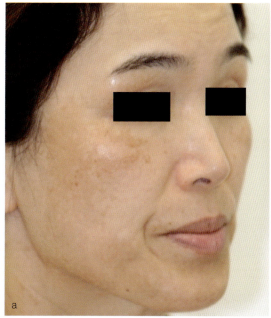
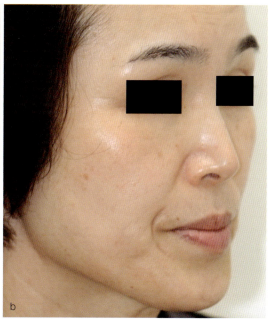

a：当院初診時，b：保存的治療 18 か月，完治した．

❹ 肝斑に対する保存的治療

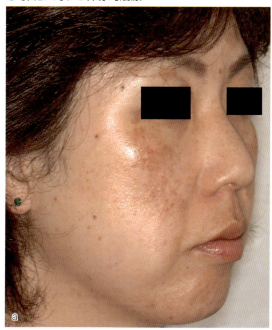
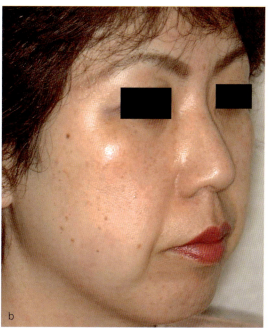

a：治療開始時，b：治療 13 か月後．

り保存的治療を行ったうえで特殊症例に対するオプション治療として LT を行うことを全面的に否定するものではない．万一，肝斑増悪や白斑形成といった重大な副作用が発生した場合にも適切に対処できるのであれば，患者満足度を

上げる一つのツールとして利用するのは許されるだろう．

「肝斑はLTで治る」との誤りの広告で集客して，初めから全例に照射するようなクリニックは許されるものではない．副作用が現れても治療を続けることしかできないので，患者がおかしいと思って通院をやめるまで誤った施術が続けられることになる．こうした商業的クリニックに対しては，その危険性について皮膚科専門医が声を上げていくことが社会的使命であると考える．

■ アウトカム評価，患者満足度を上げる工夫

肝斑治療に対するアウトカム評価は，実際には科学的にはなされていないに等しい．肝斑という疾患には，診断そのものが難しく診断基準すらないので，誤った診断のもとに，老人斑が改善したものを肝斑が改善したと述べている論文も少なくない．また，最近では肌の色を測定する機器も出てきているが，その数値はどうも臨床的な改善の度合いとは乖離がある[*1]．

患者の肌の状態を注意深く観察しながら，病変部位と正常部位（たとえば耳前部など）の色合いの差を肉眼的に精密に比べて記録して残しておく方法しかないのかもしれない．患者は，自分の肝斑が改善しているかどうかには，非常に敏感であるが，かなり「思い込み」も入ってくるので，それを全面的に信用することもできない．筆者は，時々臨床写真を撮ると同時に，自分で基準点を定めて患部との度合いの差をカルテに記載しているが，これがいちばん正確のような気がする．患者満足度を上げるためには，実際に誰が見ても納得する程度に肝斑を改善させることしかないように思われる．

エビデンスレベルと今後の展望

■ 肝斑に対する保存的治療

十二分のエビデンスがあり明らかに推奨される

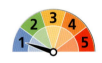

肝斑に対する保存的治療の効果は，うまく組み合わせて継続することができれば，かなり成果が上がるといえる．一つひとつの手段についてエビデンスの有無を議論することも大切であるが，たとえば100人の肝斑患者がいた場合に，どういう患者にはどの治療法を振り当てて，どういう場合にはどの治療法に切り替えるかという，アルゴリズムとしての総合的肝斑治療法という視点から肝斑治療を考える必要があると思われる．この面では，ある医師はこういうアルゴリズムで，別の医師はこういうアルゴリズムでやっている，といった，エキスパートオピニオンのレベルの発表しか出ていないのが現実である．今後，シミ治療の総合的マネジメントアルゴリズムとしての「治療方法」の良し悪しを研究する必要があると考えられる．ただし，実際上は，総合的にみて，肝斑に対する保存的治療は，エビデンスレベル的には「2」から「1」と考えてもよいだろう．

[*1] 第一，肝斑という疾患そのものが，症状の季節変動が大きいので春から秋へ向かった臨床試験では増悪症例が多くなり，秋から春へ向かった臨床試験では改善例が多くなる．まことに困ったものである．

> **column** 肝斑の保存的治療とレーザー治療の治療費
>
> 　肝斑の保存的治療は原則的に自費治療となる．日本の保険診療では伝統的に，1日単価の安い内服薬は適応外使用であっても減点しないという「205円ルール」があったため，肝斑に対して適応がないトラネキサム酸投与を行っても査定されないことが多かった．したがって，健康保険の初診料・再診料とトラネキサム酸の投与だけであれば，健康保険で処理できていた．しかし，健康保険の締めつけ傾向が続き，今後いつまで減点されないか不透明であり，また他の自費美容治療と並行して施行した場合の混合診療の問題などがあり，「肝斑の治療は美容だから保険は効きません」と，一律に断ってしまったほうがすっきりするだろう．その場合の金額は，診察料と薬剤料を含めて1か月あたり5,000円〜1万5,000円程度が標準だろうか．これは各医院の方針による．
>
> 　肝斑のレーザー治療の料金は当然自費で，通常1回1万円から5万円程度のようである．

肝斑に対するレーザートーニング

エビデンスは少ない，エキスパートオピニオンの段階である

　肝斑に対するレーザートーニングは，特殊症例に対するオプション治療として意味があるという意見と，効果は証明されておらずむしろ危険であるという

❺ 肝斑増悪と白斑形成

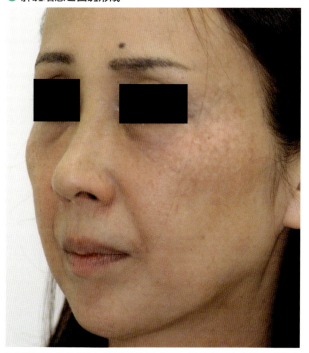

5年間にわたりLTとPTを続けた結果，肝斑増悪と白斑形成をきたした．

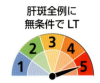

PT
pico toning

意見が対立しており，結論は出ていない．ただし，来院した肝斑患者全例に無条件でLTを行うという商業主義的医院のやり方は効果よりも危険が多い（エビデンスレベル「5」）ことは間違いない．ピコ秒レーザーによるピコトーニング（PT）も，本質的に同じである（❺）．

文献

1) 渡辺晋一．肝斑．渡辺晋一ほか編．皮膚レーザー治療プロフェッショナル―プロから学ぶ正しい知識と手術．東京：南江堂；2013. p.154-62.
2) 葛西健一郎．肝斑．シミの治療―このシミをどう治す？ 第2版．東京：文光堂；2015. p.122-72.
3) 葛西健一郎．肝斑の治療戦略：肝斑の本質を考慮した保存的治療の重要性．PEPARS 2016；110：73-8.
4) Wu S, et al. Treatment of melasma with oral administration of tranexamic acid. Aesthet Plast Surg 2012；36：964-70.
5) 山下理絵．肝斑の治療方法―私はこうしている．Aesthet Dermatol 2010；20：357-67.
6) Kim MJ, et al. Punctate leukoderma after melasma treatment using 1064-nm Q-switched Nd:YAG laser with low pulse energy. J Eur Acad Dermatol Venereol 2009；23：960-2.
7) Chan NP, et al. A case series of facial depigmentation associated with low fluence Q-switched 1,064 nm Nd:YAG laser for skin rejuvenation and melasma. Laser Surg Med 2010；42：712-9.
8) 葛西健一郎．肝斑に対する低出力QスイッチNd:YAGレーザー治療（レーザートーニング）の危険性．形成外科 2014；57：1117-24.
9) Kim T, et al. Punctate leukoderma after 1,064-nm Q-switched neodymium-doped yttrium alminum garnet laser with low-fluence therapy：is it melanocytopenic or melanopenic? Dermatol Surg 2010；36：1790-1.
10) 葛西健一郎．レーザートーニングの真実．http://www.anti-lasertoning.com/
11) 葛西健一郎．いわゆる肝斑に対する低フルエンスQ-switched Nd:YAGレーザー治療（レーザートーニング）の危険性．日レ会誌 2016；36：430-5.
12) 葛西健一郎．低フルエンスQ-switched Nd:YAGレーザー治療（レーザートーニング）による肝斑増悪症例に対する治療経験．形成外科 2017；60：217-27.
13) 吉村浩太郎．レチノイン酸を用いたfacial rejuvenation：治療に必要な外用剤．形成外科 1999；42：801-6.
14) 芋川玄爾．スキンケア用品/美白剤．皮膚科診療プラクティス（5）スキンケアの実際．東京：文光堂；1999. p.42-4.
15) 片桐崇行．美白剤．日本美容皮膚科学会監修．美容皮膚科学．改訂2版．東京：南山堂；2009. p.338-9.
16) 船坂陽子．美白剤の作用機序と効果．日皮会誌 2010；120：2828-31.
17) Taylor SC, et al. Efficacy and safety of a new triple-combination agent for the treatment of facial melasma. Cutis 2003；72：67-72.
18) Wattanakrai P, et al. Low-fluence Q-switched neodymium-doped yttrium alminium garnet（1,064 nm）laser for the treatment of facial melasma in Asians. Dermatol Surg 2010；36：76-87.

IPL・ロングパルスレーザー等による ノーダウンタイム治療

葛西健一郎（葛西形成外科）

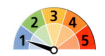

> **本テーマのエビデンスレベル**
>
> ノーダウンタイムのシミ治療は，十二分のエビデンスがあり明らかに推奨される． → レベル1
> ただし，治療効果はそれほど大きくない．

臨床医としての基礎知識

ノーダウンタイムのレーザー・光治療にはどんなものがあるのか，どうなっているのか

シミに対する各種Qスイッチレーザー治療や炭酸ガス（または Er:YAG）レーザー治療は，いずれも痂皮形成したり表皮剥脱したりするので，回復までの10日間程度創傷被覆剤でカバーすることが必要な「ダウンタイム」がある治療である．こうした治療よりも色素斑除去効果は低くてもかまわないから，治療後もテープを貼らないですみ，化粧ができる方法はないかという患者の要望が多い．そうした要望をかなえるために，いくつかの方法が開発され用いられるようになった．以下に，簡単に説明する．

光治療

レーザーは通常単一波長の強い光だが，太陽光のように広い波長帯にわたる光をフラッシュランプを用いて発光させて用いるのが光治療である．元の発光体の波長分布を1～2種類のフィルターでカットして，好ましい波長帯域だけ取り出すように工夫している製品が多い．照射時間幅は数～数百 ms であり，ロングパルスレーザー相当である．

光はメラニンの多い部分に吸収されて多くの熱を発生するので，結果的にシミの部分が焦げて脱落する．これが，光治療でシミが改善される原理である[1-3]．Qスイッチレーザー治療のように1回でシミを完全除去しようとせずに，一部だけ除去するようにすれば，痂皮もそれほど濃い色にはならないし，化粧しても問題は生じない（❶）．低めのフルエンスで治療すれば術後 PIH も生じにくい．ただし，繰り返し治療が必要である．

ロングパルスレーザーによる治療

ロングパルスレーザー[*1]を，やや低めのフルエンス，ただし脱毛に用いるよりは少し高めのフルエンスで照射する．通常併用する表面冷却を併用せずに照

PIH
post-inflammatory hyperpigmentation

[*1] 主に脱毛用ロングパルスアレキサンドライトレーザーが用いられる．

❶ 多発老人斑＋雀卵斑に対する IPL 治療

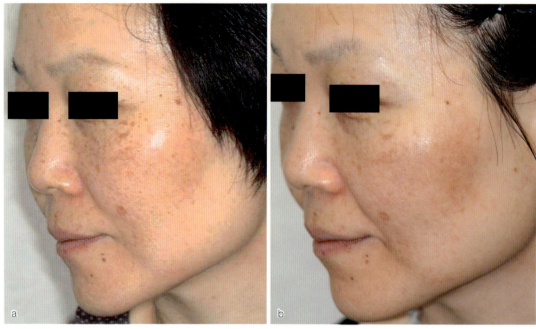

a：治療前，b：IPL 1 回治療後．

IPL
intense pulsed light

射を行う．すると，正常皮膚には何も起こらずに，シミの部分が少し焦げるため，光治療と同様に，色素斑部分の表皮表層のみを焼灼することができる．

フラクショナルレーザーによる治療

　各種レーザーを一定間隔の点状に照射すると，レーザーによる一つひとつの創は非常に小さいため，目に見えないくらいの小さな痂皮となって創処置が不要となる．これがフラクショナルレーザーの理論である[4]．

　フラクショナルレーザーの主目的は真皮表層の光老化による変化を改善することだが（4 章「フラクショナルレーザー」の項参照），当然表皮にも作用はあるので，シミに対する改善効果も得られる．ただし，フラクショナルレーザーの照射面積は皮膚全体の数％であり，またシミの部分を選択的に除去するわけでもないので，シミに対する臨床的改善効果はそれほど大きいものではない．

LT
laser toning

PT
pico toning

低フルエンス Q-YAG レーザー治療（LT），低フルエンスピコ秒レーザー治療（PT）

　そもそも肝斑に対するレーザー治療として注目を集めた低フルエンス Q-YAG レーザー治療（レーザートーニング〈LT〉）であるが，肝斑増悪や白斑形成の可能性があり，肝斑治療に用いると危険であることが明らかになった．しかし，同法は多発老人斑や雀卵斑に対してある程度の改善効果がある．同様に，低フルエンスピコ秒レーザー治療（ピコトーニング〈PT〉）も，肝斑に対しては危険であるが多発老人斑や雀卵斑に対して改善効果がある[5]（❷）．いずれもダウンタイムのない治療なので，患者の負担は少なく，受け入れられやすい．今後，試みられてもよい方法であると思われる．

❷ 多発老人斑に対する低フルエンスピコ秒レーザー治療

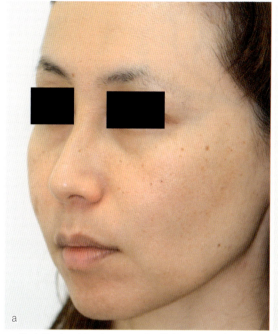
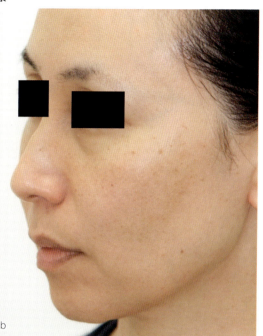

a：治療前，b：低フルエンスピコ秒 Alex レーザー 1 回治療後．

❸ IPL 治療の実際

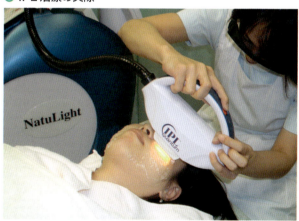

ノーダウンタイムのシミ治療の選択肢

　ノーダウンタイムのシミ治療は，いずれもそれほど効果が高いものではない．しかし，日常生活に支障をきたさないという点で，患者には受け入れてもらいやすい治療である．うまく条件を設定できれば，ある程度の改善効果が得られるので，あとは一定間隔で繰り返せば，価値ある治療となるだろう（❸）．
　どの方法を選択するかは，まったく医療側の好みということになるが，すでにレーザー脱毛を行っている施設ならばその機器を利用すればよいし，フラクショナルレーザー治療を行っている施設ならばそれを用いることができる．光

治療器は，Qスイッチレーザーなどよりも副作用のリスクが少ないので，光治療器から美容治療に入った医師もいるだろう．各施設ともに限られた資金のなかからいくつかの治療器を購入して，工夫して治療を行っているのが現状であろう．

ノーダウンタイムのシミ治療を選択する根拠・エビデンス

光治療の有効性を報告した論文はかなり多い[1-3]．ある程度有効であることは間違いない．しかし，シミ治療の質を正確に判断するには，ダウンタイム，短期的副作用，シミの除去率，長期的副作用，長期予後，再発率などを総合的に判断しなければいけないので，なかなか難しい判断が必要である．個々の方法の臨床研究はあるが，それらを系統的に比較した研究はまだない．現実的には，シミをしっかり取りたいという患者にはQスイッチレーザーを，不完全でもよいからダウンタイムのない治療がよいという患者には光治療などを勧めるということになろう．

そのシミの患者に最も適した治療

1回の治療でそのシミを完治させたい患者にはQスイッチレーザーを勧めるのがよいし，1回で完全に取れなくてもよいからダウンタイムのない治療がよいと考える患者にはノーダウンタイム治療を勧めるのがよいだろう．ただし，ノーダウンタイム治療を数回施行して薄くなったシミは，だんだん治療に反応しなくなって取れにくくなることに留意すべきである．すなわち，ノーダウンタイム治療は，シミを薄くすることは可能だが，完全に取ることは難しい．

どのような専門医に紹介すべきか

こうした機器を保有していることはもちろんだが，機器を保有しているだけでなく，総合的なシミ治療に精通している経験ある専門医に紹介することが望ましい．

専門医としての治療アプローチ

その治療を選択する根拠，文献

シミを1回で完全除去できる方法がありながら，あえてQスイッチレーザーや炭酸ガスレーザーなどのノーダウンタイム治療を選択するということは，治療の効果の部分を優先せずに「ノーダウンタイム」であるという利便性を優先するということである．患者にとってのこの利便性という部分は，なかなか数値化しにくいし，論文にはなりにくい部分だろう．ともかく，患者がこれがよいというのだから，これでよいとしかいえない．

美容治療というものは，患者満足度が第一であるから，それでよいのだろう

が，筆者は少し別の面も考えてしまう．ノーダウンタイム治療は，短期的には（そのときは）患者の評価が高いが，数年以上の長期でみた場合には，ダウンタイムがあったとしても，シミが完全になくなったほうが評価が高いのではないだろうか．長期成績をきっちり比較した研究が待たれる．

■ 患者に対する施術前の説明

治療は若干の痛みを伴うが麻酔が必要なほどではないこと，また，いくら「ダウンタイムがない」といっても，少し痂皮形成して変色したり赤みが出たりすることもあること，そして10日程度は顔を愛護的に取り扱う必要があることを伝えておく．水泳，サウナ，厚化粧は避けたほうがよい．

このタイプの治療は，1回の治療で完結することはなく，一定の間隔をあけて繰り返す必要がある場合が多い．患者には，どれくらいの間隔で何回治療を繰り返せばどの程度まで改善するか，おおよその見通しを説明する必要がある．また，起こりうる副作用，合併症の可能性も説明する必要がある．

■ 治療の要点・コツと落とし穴

治療の実技上の要点としては，ていねいにムラなく当てるということに尽きるが，患者の肌質や皮膚の状態に応じて照射条件を微妙に調整することも必要になってくる．すべての患者に画一的に同一条件で照射すれば同一の効果が得られるというものではない．通常の患者に対しては十分安全に照射できる条件であっても，色の黒い（日焼けした）患者に当てることで予期せぬ熱傷をきたしてしまうこともある（❹）．前回の照射時と比べてシミが薄くなっていればフルエンスを上げなければいけないし，日焼けで肌の色が黒くなっていればフルエンスを下げなければいけないこともある．

■ アウトカム評価，患者満足度を上げるための工夫

シミに対するノーダウンタイム治療の最大のメリットは，患者の日常生活を妨げない点にある．そのなかで，少しでも治療効果が上がるように調整することが必要である．効果を高めようとしすぎて無理すると濃い痂皮ができてダウンタイムが生じてしまうことになる．治療効果についても，患者を期待させすぎて効果が出ずに失望させてもいけないし，効果を低めに説明していたら治療を受ける患者がいなくなってしまうだろう．適度な期待をもってもらい，予想どおりの効果が出ることが望ましい．そのために術者は，その治療に習熟して自由に機器操作ができ，患者の肌を扱えるようになっておく必要がある．

エビデンスレベルと今後の展望

十二分のエビデンスがあり明らかに推奨される

本治療の効果は非常に強力というものではないが，ある程度の効果は出せる

❹ 他院で IPL 治療を受け熱傷となった患者

長細い IPL ヘッドの形に熱傷が起こっているが，肝斑があったと思われる部位に熱傷が多発している．前回と同じ条件で照射しても，日焼けで肝斑が濃くなっていたりするとこういう事故が起こる．

ものと考えてよい．効果の程度はともかく，効くのか効かないのかといえば確実に効くわけで，エビデンスレベル的には「2」程度と考えられる．本治療は 20 年以上も全世界で多数行われて，大きな問題は出てきていないことから考えると，雀卵斑と老人斑に対しては確実に有効と考えてよい．ただし，Q スイッチレーザー治療に比べると，治療効果の程度は大きく劣る．また，肝斑，PIH，ADM に対しては無効と考えてよい．

> **column** ノーダウンタイムの IPL・ロングパルスレーザー治療の治療費
>
> ノーダウンタイムの IPL・ロングパルスレーザー治療費は，自費治療となる．料金は施設によって異なるが，通常 1 回 1 万～5 万円程度であろう．イオン導入を付加したり，外用薬をサービスしたりして，少しでも満足度を上げる試みがなされている．

文献

1) Negishi K, et al. Photorejuvenation for Asian skin by intense pulsed light. Dermatol Surg 2001；27：627-32.
2) Kawada A, et al. Clinical improvement of solar lentigines and ephelides with an intense pulsed light source. Dermatol Surg 2002；28：504-8.
3) Weiss RA, et al. Rejuvenation of photoaged skin：5 years results with intense pulsed light of the face, neck, and chest. Dermatol Surg 2002；28：1115-9.
4) Manstein D, et al. Fractional photothermolysis：a new concept for cutaneous remodeling using microscopic patterns of thermal injury. Lasers Surg Med 2004；34：426-38.
5) Kaminaka C, et al. The clinical and histological effect of a low-fluence Q-switched 1,064-nm neodymium：yttrium-aluminum-garnet laser for the treatment of melasma and solar lentigenes in Asians：prospective, randomized, and split-face comparative study. Dermatol Surg 2017；43：1120-33.

6章

ケミカルピーリングとその周辺

ケミカルピーリングとその周辺

山下理絵，近藤謙司（湘南藤沢形成外科クリニックR）

本テーマのエビデンスレベル

エビデンスレベルの高い，ケミカルピーリングの論文はない．しかし，世界的には痤瘡やシミ，シワには多用されている治療である．レベルが深ければ効果は出やすいが，日本ではレベルIの浅いピーリングしか行われていない．→ レベル2 ～ レベル3

ケミカルピーリングの概要

ケミカルピーリングとは

皮膚に化学物質を塗布し，表皮または真皮を一定の深さで剝離させ，その再生する自然治癒過程（創傷治癒機転）を利用した剝皮術の一方法であり，皮膚の若返り（rejuvenation）目的に始められた．

ケミカルピーリングの歴史は古く，1882年にドイツの皮膚科医Unnaが，サリチル酸，レゾルシノール（ジヒドロキシベンゼン），フェノール酸を用いて行ったのが初めであるといわれている．1960年に形成外科医Barkerらが，フェノール酸によるケミカルピーリングを皮膚の若返り治療として確立した．しかし，当時の方法は，deepピーリングであり，副作用である色素沈着の増強や瘢痕（傷跡）形成などが多く生じたため，日本では定着しなかった．

AHA
α-hydroxy acid

その後1974年ごろに，Van Scottがα-ヒドロキシ酸（AHA；グリコール酸など）を用いたsuperficialピーリングの研究を開始し，副作用も少なく，安全であるとされ[1,2]，日本でも再度注目を集めるようになった．1994年AHAピーリング剤の輸入認可が厚生省より下り，日本でのブームに至り，rejuvenationの方法として普及した．

ケミカルピーリングは，日本では痤瘡治療として定着している[3-7]．日本で行われていた痤瘡治療，とくに外用剤は，海外と比較し非常に遅れをとり，感染期（膿疱，囊腫期）に対する抗菌薬外用のみが保険適用として認められていた．2008年に，アダパレンが認可され面皰治療ができるようになり，その後，抗菌薬使用による耐性菌が問題となり，過酸化ベンゾイル（BPO）製剤や抗菌薬含有BPO，さらにアダパレン配合のBPOなど，にきびに対する外用剤が次々に認可され保険適用になった．これら外用剤の認可までは，面皰期あるいは難治性，重症痤瘡に対する治療はほとんどなく，ケミカルピーリングが自費治療で

BPO
benzoyl peroxide

❶ ケミカルピーリングの薬剤深達度分類

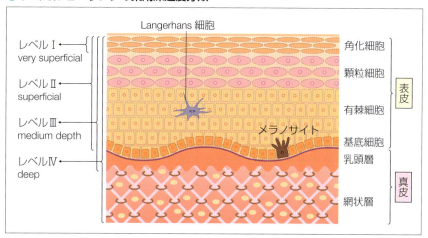

レベルⅠ	very superficial peeling（exfoliation）：表皮角質層まで
レベルⅡ	superficial peeling（epidermal）：表皮基底層まで
レベルⅢ	medium depth peeling（papillary dermal）：真皮乳頭層まで
レベルⅣ	deep peeling（reticular dermal）：真皮網状層上部まで

❷ ケミカルピーリングの薬剤深達度分類によるピーリング剤の種類・濃度

分類	ピーリング剤の種類・濃度	薬剤深達度
レベルⅠ very superficial	10〜50%グリコール酸 Jessner液 サリチル酸 10%トリクロロ酢酸（TCA） アゼライン酸，レチノイン酸 10〜50%グリコール酸	表皮角質層まで
レベルⅡ superficial	50〜70%グリコール酸 10〜25%トリクロロ酢酸（TCA）	表皮顆粒層〜基底層まで
レベルⅢ medium depth	35% TCA＋Jessner液 35% TCA＋70%グリコール酸 30〜45% TCA	真皮乳頭層まで
レベルⅣ deep	50% TCA or higher 88%フェノール・Baker-Gordonフェノール	真皮網状層の上層まで

広く行われていた．

ケミカルピーリングの薬剤深達度分類

ケミカルピーリングは，薬剤の深達度により❶の4つに分類されている[8]．

施術時には，疾患，状態により，ピーリングのレベルを選択し，使用薬剤，その濃度とpH値，薬剤塗布時間などを調整する（❷）．現在，最も多く多用されているのはグリコール酸や乳酸などのAHAおよびサリチル酸などのレベルⅠ，その他，トリクロロ酢酸（TCA），Jessner液なども使用されている．フェ

TCA

trichloroacetic acid

ノール酸原液（88％）や Backer-Gordon 液などを用いたレベルⅣの deep ピーリングは，一部では行っていると思われるが，深達度が増すほどコントロールが難しく，瘢痕や炎症後色素沈着（PIH）の合併症を起こす危険性が高い．

PIH
postinflammatory hyperpigmentation

ケミカルピーリングの適応，禁忌およびガイドラインでの位置づけ

適応

適応に関しては，2001 年，2004 年の皮膚科のガイドラインでは，最も有効性を認めるのは痤瘡，次に光老化に伴う皮膚の若返り治療（シミ，肝斑，小ジワ，くすみ）に対しても適応がある[9-12]（❸）．

禁忌

- 単純ヘルペス，口唇ヘルペスなどを発症している場合．
- とくに口周囲のヘルペス既往者には注意．
- 日焼けをしている場合や遮光ができない場合．
- 皮膚が正常でない場合（皮膚炎や外傷がある場合）．
- 結果に過度な期待をしている場合．
- 説明をしても理解できない場合．
- 施術に影響がある疾患を合併している場合．
- 真性ケロイド体質の場合．
- 現在，加療中の疾患がある場合は既往から判断する．
- 妊娠中，授乳中の場合は，よく相談してから行う．

ガイドラインでの位置づけ

日本皮膚科学会では，『皮膚悪性腫瘍診療ガイドライン（第 2 版）』の決定基準を参照して，『日本皮膚科学会ケミカルピーリングガイドライン（改訂第 3 版）』[13] を作成している．しかし，日本人の皮膚を対象としたケミカルピーリングに関するエビデンスが不足しているため，欧米でのエビデンスを参考に推奨度を決定している．このため，エビデンスレベルに基づく推奨度と実際の推奨度は必ずしも一致していないとのことである．

ケミカルピーリングのガイドラインの推奨度は，C1 か C2 である．C1 は「良質な根拠は少ないが，選択肢の一つとして推奨する」．また，C2 は「十分な根拠がないので，現時点では推奨しない」であり，いずれの疾患に対してもケミカルピーリングの推奨度は低い．推奨度 C1 は非炎症性痤瘡と日光黒子小斑のみである（❹）[13]．ケミカルピーリングは自費診療であり，臨床研究導入の難しさ，また施術調整の複雑さなどからエビデンスが追いついていない状況と考えられる．

❸ ケミカルピーリングの適応

高い適応のある疾患	痤瘡
適応のある疾患	毛孔性苔癬
	炎症後色素沈着
	老人性色素斑（日光黒子）
	肝斑
	雀卵斑
適応の可能性を検討すべき疾患，状態	脂漏性角化症
	日光角化症
	魚鱗癬
	疣贅
	伝染性軟属腫
	アクロコルドン
	稗粒腫
	シワ
	脂漏
	その他

（2001，2004 年，日本皮膚科学会ケミカルピーリングガイドラインより作成）

❹ 各疾患のエビデンスレベル

非炎症性痤瘡	グリコール酸	C1
	サリチル酸（M）	C1
	サリチル酸（E）	C2
陥凹性瘢痕	グリコール酸	C2
	TCA	C2
日光黒子小斑	グリコール酸	C1
	サリチル酸（M）	C1
	サリチル酸（E）	C2
日光黒子大斑	TCA	C2
肝斑	グリコール酸	C2
	サリチル酸（M）	C2
	サリチル酸（E）	C2
	乳酸	C2
	TCA	C2
雀卵斑	グリコール酸	C2
炎症後色素沈着	グリコール酸	C2
小ジワ	グリコール酸	C2
	サリチル酸（M）	C2

M：マクロゴール基剤，E：エタノール基剤．
C1：良質な根拠は少ないが，選択肢の一つとして推奨する．
C2：十分な根拠がないので，現時点では推奨しない．
（古川福実ほか．2008[13]）

各ピーリング剤の作製方法と保存

ピーリング剤は，市販品か自己作製のものを使用する[14]．

AHA（グリコール酸）

作製方法：70％の液体（❺）と100％（97％）の結晶成分の2種類が市販されている．精製水単独やこれにプロピレングリコールなどを混合したものなどで希釈する．グリコール酸は，皮膚の変化が end point の指標になるため，皮膚面を観察できる透明な基剤でなくてはならない．30％の場合，グリコール酸30 g と精製水にヒアルロン酸 Na，グリセリンを添加し，ヒドロキシセルロースを適量添加し 100 mL とした溶液に，クエン酸で pH 値測定器を用い pH 調整をする（❻）．

保存方法：光感受性は高くないため，保存びんの指定はなく，透明なびんで2年間保存可能である．

サリチル酸

作製方法：パウダー状で（❼），エタノール，マクロゴールを用いて希釈する．

❺ グリコール酸

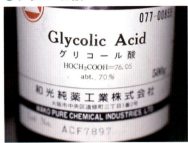

グリコール酸の試薬．70％の液体．

❻ グリコール酸水溶液とpH値

濃度（w/w%）	pH*
5	1.7
10	1.6
30	1.5
40	1.4
50	1.2
70	0.6

＊：筆者測定値．

❼ サリチル酸

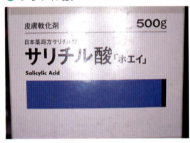

サリチル酸の試薬．

❽ Jessner液

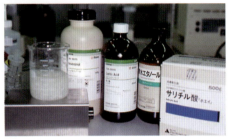

Jessner液の試薬．攪拌して溶解する．

保存方法：光感受性が高いので褐色保存びんを使用する．常温で2年間保存可能である．

■ Jessner液

作製方法：レゾルシノール[*1] 14 g，サリチル酸 14 g，乳酸 14 g を 95％エタノールと混合し 100 mL とする（❽）．

保存方法：光と空気に感受性が強いので褐色のびんに保存すれば，常温で2年間安定である．

[*1] レゾルシノールは，蛋白凝固作用，角質融解作用があり，強さはフェノールの1/3程度である．

■ トリクロロ酢酸（TCA）

作製方法：100％の結晶成分（❾），精製水で溶解し希釈する．

保存方法：透明なプラスチック性のびん使用で，常温で2年間安定である．

治療の実際―治療のコツと落とし穴

■ 治療のコツ

- 初診時の問診，インフォームドコンセントが重要である．患者の治療目的を確認し，患者の期待度とピーリングの限界を説明し，さらに患者の社会的背景や生活などを考慮したうえで施行することが重要である．
- ピーリング施術日の皮膚の診察は十分に行い，筆者らは女性の場合は生理周

❾ トリクロロ酢酸（TCA）　　❿ TCA＋過酸化水素＋コウジ酸（PRX-T$_{33}$®）

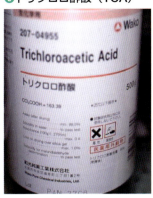 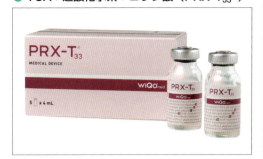

TCA の試薬．

> **column　TCA ピーリングにおける frosting[*2]と PRX-T$_{33}$®**
>
> 　TCA は，レベル Ⅰ〜Ⅲ のケミカルピーリングに対応し，濃度が上がると皮膚深達度が深くなる．TCA ピーリングは，過去には Obagi 医師が考案したレベル Ⅲ の blue peeling が行われていた．しかし，frosting（組織の蛋白凝固，血管閉塞による皮膚の白色変化）が起こり，痂皮形成，そして色素沈着などの合併症が起こること，そして何よりもダウンタイムが長い点から日本人の rejuvenation 治療としては不向きで，現在では行われていない．これに変わり，最近は，frosting を起こさない TCA ピーリング剤 PRX-T$_{33}$® が開発された．
>
> **PRX-T$_{33}$®**
>
> 　TCA 33％，過酸化水素（H_2O_2）とコウジ酸を 5％配合したピーリング剤である（❿）．過酸化水素には腐食抑制作用があり，TCA ピーリングを緩和させる．使用方法は，1〜2 mL を施術者の手で 10 分程度のマッサージを行い，薬液を浸透させる．

*2　frosting
皮膚表面が一時的に白く霜降りのような状態になること（軽度の皮膚剥離）．

期も聞くようにしている．とくに花粉症の時期には，皮膚炎を起こす可能性があるので慎重に診察する．
- 痂皮形成後に副作用として起こりやすいのは炎症後色素沈着である．頬骨上部，鼻唇溝部に起こりやすいので，その部位への塗布は注意する．
- 患者の「むけない」や「効果がわからない」という言葉に惑わされずに計画を立てて行う．
- 医師側が治療の目的をもって行う．皮膚の変化がわかる医師が行い，できれば診察から施術まで同じ医師が行うことが望ましい．健常者に行う美容外科での行為として考えてほしい．effective に，そして complication を起こさず行うことが重要である．

施術方法の実際と落とし穴

脱脂

筆者らはアセトンを使用している．アセトンは刺激臭があるため，使用時には口呼吸をしてもらう．

ピーリング剤塗布

グリコール酸

初回施術時，筆者は20％あるいは30％グリコール酸を選択し，刷毛で塗布し，8分間計測する．塗布方法も，前額部から始め，毎回同じ順番で行っている（⓫）．

落とし穴　訴訟になっているケースとして，ピーリング剤を塗布後，忘れられ30分ほど放置された結果，皮膚壊死，潰瘍形成をきたし顔面に瘢痕が残存したという例がある．そのような訴訟を回避するためにも，グリコール酸などの時間依存性がある薬剤の使用に際しては，タイマーでの時間計測が絶対必要であり，スタッフの役割分担を決めてから行うことが重要である．また，皮膚の状態によっては，同じ時間でも部位によって薬剤の浸透度が異なることがある．痛みや刺激がないかを患者に確認し，皮膚の状態の変化を診ることが必要である[15,16]．

サリチル酸

初回施術時は，10％サリチル酸エタノールを使用すると，1分ほどで白い被膜が形成される．5分程度，温水で被膜を除去することが必要である[17-19]（⓬）．

⓫ グリコール酸による痤瘡の治療

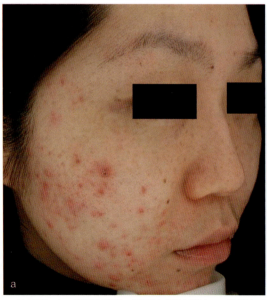
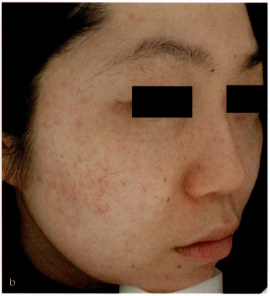

a：治療前，b：5回治療後．初回は20％グリコール酸を8分間，2回目からは30％グリコール酸を選択し10分間塗布している．ピーリング剤除去は精製水ガーゼを用い，冷蔵庫に常備しているラベンダーガーゼで5分間クーリングを行う．3～4週間隔で治療を行う．

⑫ サリチル酸による痤瘡の治療

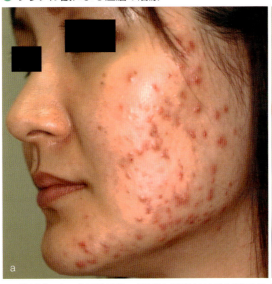
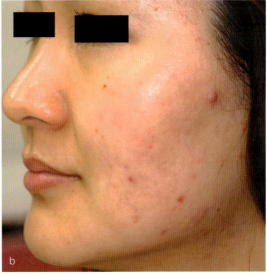

a：治療前，b：3回治療後．初回は10％サリチル酸エタノールを使用し，1分ほどで白い被膜が形成される．5分後に温水ガーゼで被膜を除去し，冷却ガーゼで5分間クーリングを行う．状態によりサリチル酸濃度を20，30％に上げ，2～3週間隔で治療を行う（本症例は10％1回，その後20％を使用）．薄茶色の痂皮形成が起こるので1週間は化粧ができない．

Jessner液

初回は，ハーフJessner液*3を使用する．

落とし穴　ピーリング剤塗布時には，ピリピリ感，むずがゆくかきむしりたくなる感じ，痛みなどを訴えることが多いが，過度の疼痛を訴えた場合は，ピーリング剤を除去し洗顔させる．サリチル酸ピーリングでは，塗布直後は刺激があり，時間とともになくなってくる．また，どのピーリング剤でも，万が一目の中に入った場合は，洗眼しステロイド含有の点眼液を使用する[20,21]．

TCA

全顔に使用することは少なく，老人性色素斑部には15～30％のトリクロロ酢酸（⑬），にきびの膿疱部には20％トリクロロ酢酸を綿棒でスポットピーリングを行う．

落とし穴　TCAは一度塗布すると中和できない．ピーリング剤塗布は，綿棒か刷毛を使用する．いずれにしても，塗布のテクニックが重要で，均一に，液だれなどをしないように十分に注意する．TCA塗布部はfrostingを生じ，その後痂皮形成し，10日前後で脱落する．TCAが深く入りすぎると，創傷治癒が遅れ瘢痕が残存する．小範囲の色素斑であれば，部分的な白色瘢痕で治癒し，きれいになったように見える．しかし広範囲の場合は，部位によっては拘縮を起こすこともある．このため，TCAを用いた色素斑のピーリングでは一度に多数を行わないほうがよい[22-24]．

TCA（PRX-T₃₃®）

使用方法は，1～2mLを施術者の手で10分程度マッサージを行い，薬液を浸

*3
レゾルシノール7g，サリチル酸7g，乳酸7gと95％エタノールと混合し100mLとした液．

6章 ケミカルピーリングとその周辺

⓭ グリコール酸＋TCA ポイントによる若返り（シミ）

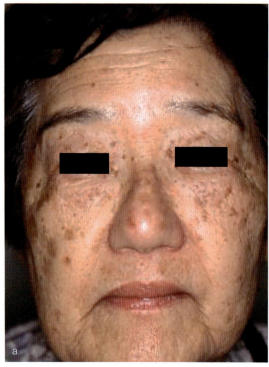 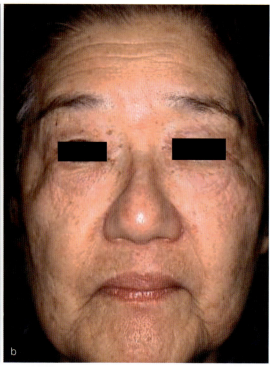

a：治療前，b：5回治療後．全顔に30％のグリコール酸を10分間塗布する．老人性色素斑部には精製水で溶解した15〜30％TCA（本症例は30％）を綿棒でポイントで塗布する．施術後は精製水で拭き取り，クーリングを行う．4週間隔で施術する．TCA塗布部は痂皮形成を起こすので無理に剥がさないように指示する．

透させる（⓮）．

ピーリング剤の除去

グリコール酸は塗布後8〜10分で精製水を用いて除去し，サリチル酸，Jessner液，TCAは5分程度で温水ガーゼを用いて除去する．PRX-T$_{33}$®はマッサージ後に冷水ガーゼで薬剤を除去後に洗顔させる．

治療時のアドバイス　ケミカルピーリング時，当院では2種の音の異なったタイマーを使用している．一つはピーリング剤を塗布しているときの終了音で，この場合には何をしていてもその動作を中止し，ピーリング剤を落とす．もう一つはクーリング終了時の音で，これが鳴ったときは急ぐ必要はないので，音の違いで区別している．時間依存性のピーリング剤を使用するときは，このように処置すると安全である．

冷却（クーリング）

当院ではアロマテラピーによる鎮静，抗炎症作用も考え，冷却したラベンダー水ガーゼ＊4で約5分間行っている＊5．最後に，保湿剤，UVカットクリームを塗布する．

ピーリングの治療間隔

にきびの場合，その状態にもよるが2〜4週間隔で行っている．エイジングの

＊4
100％ピュアオイルを精製水に混合．

＊5
前日に作製し冷蔵庫に保存しておく．

⑭ TCAによる若返り（小ジワ）

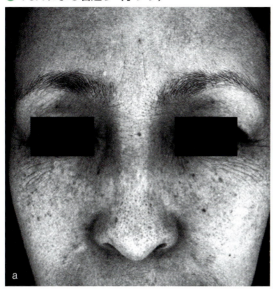 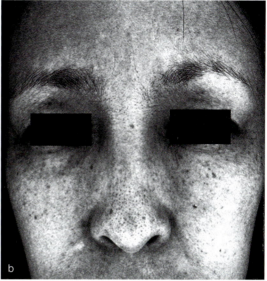

a：治療前，b：5回治療後．TCAを顔全体に使用する場合は，PRX-T$_{33}$®を使用している．33％のTCAと過酸化水素（H_2O_2），コウジ酸を配合したピーリング剤である．過酸化水素には腐食抑制作用があり，TCAピーリングを緩和させる．施術者は手袋をし，10分程度薬剤をすり込むようにマッサージする．施術後は温水で拭き取り，専用の中和剤を塗布する．2〜4週に1回施行している．1週間ほどで皮膚表面がざらざらし角質剥離が起こる．専用の保湿クリームを塗布する．

スキンケアの場合は，1か月に1度行っている．治療回数は症状をみながら患者と相談して決めていく．PRX-T$_{33}$®は2〜4週間ごとに4回程度行う．使用するピーリング剤は，患者の状態によりそのつど選択している．

施術前後の注意

当院でピーリング前に禁止しておくことは以下のとおりである．前日は，顔の毛そり，パック，スクラブ洗顔，2週間以内の日焼け，1か月以内の脱毛やほかのケミカルピーリングやレーザー治療などが禁止である．ピーリング後は，当日は石けん洗顔をせず，ぬるま湯洗顔および保湿剤を塗布し，化粧は禁止している．翌日から化粧を許可している．また，サリチル酸やJessner液では塗布部に痂皮形成を生じるので，痂皮形成した場合は，自然脱落するまで無理に剥がさないように注意をしている．

合併症と対策

皮膚の炎症症状（紅斑，浮腫，湿疹，乾燥，鱗屑など）

施術前にスキンチェックを行い，異常があるときには行わない．また，化粧品かぶれの既往がある場合は注意する．とくに花粉症の時期には気をつける．施術後はクーリングを十分に行い，炎症が重度な場合はステロイド外用剤を使用することもあるが，ピーリング過程なのか，別の炎症を惹起した合併症なの

かを診断する．

感染（ヘルペス，細菌，真菌）
口唇ヘルペスがあるときには施術はしない．

一時的な痤瘡の悪化
痤瘡への施術は，治療過程に一時的な悪化が起こることを十分に説明する．施術を繰り返すことにより軽快する．

色素沈着，脱出
ピーリング剤の塗布は重ならないように慎重に行い，また塗布時間はタイマーで計測する．施術中の皮膚変化を観察し，frostingが生じた場合は薬剤を落とすか中和剤を塗布する．

瘢痕形成
ケミカルピーリングは軽度の化学熱傷，深く入りすぎると瘢痕形成が起こる危険性がある．ピーリング剤の深達度が増すほどコントロールも難しくなる．また，真性ケロイド体質の患者には行わない．

中毒
ピーリングで中毒が起こることはほぼないが，サリチル酸ではサリチリズムという中毒を起こす危険性がある．その初症状は，悪心，嘔吐，過換気などである．

ケミカルピーリングに併用する機器を用いた治療

発光ダイオード（LED）

LEDは近年，電球に代わって長寿命な光源として使用されている．医療において，417 nmの青色光はポルフィリン光励起による一重項酸素の生成とそれに続く細菌の破壊などの効果があり，主に活動性のにきび治療に使用され，633 nmの赤色光は細胞内ミトコンドリアの活性，線維芽細胞活性，コラーゲン，エラスチンの増加などの効果があることから，美容治療では皮膚の若返り（facial rejuvenation）に，創傷治癒では熱傷創の治療や浅い潰瘍に使用されている（⑮）．

LED
light emitting diode

イオントフォレーシス

肌に微弱な電流を流して，電荷をもつ物質を皮膚に効果的に導入させる方法である（⑯）．水に溶けてイオン化する分子量が小さい500以下の物質が浸透しやすく，スキンケアに用いられている代表がビタミンCである．イオン導入機器を使って，薬液を浸した皮膚にマイナス電極を当て，プラスの電極を手に持って電流を流すと，水に溶けマイナスに帯電（マイナスにイオン化）したビタミンCなどの成分が，マイナス電極に反発して皮膚に浸透していくという原理である．ケミカルピーリング後のイオン導入がよく行われている．

❶ **LED(light emitting diode)**

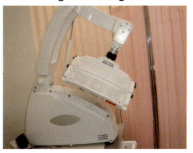

痤瘡には皮脂腺をターゲットとした blue LED，アンチエイジングには線維芽細胞をターゲットとした red LED を使用．

❻ **イオントフォレーシス**

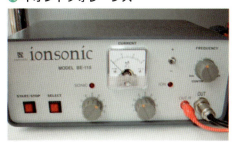

主にビタミン C を導入．

問題点と全般的エビデンスレベル，今後の展望

　ケミカルピーリングは，non-surgical の rejuvenation の一方法である．顔面にピーリング剤を塗布し，軽度の化学熱傷を起こすことにより，皮膚の rejuvenation 効果を得る．施術の基本はテクニックを有する医師が行うことであるが，医療スタッフが行う場合は医師の管理下に行い，医師は施術前には必ずスキンチェックを行う必要がある．

　2016 年に 3.6％ より高い濃度のグリコール酸は厚生労働省より劇物指定されて取り扱いが厳しくなったため，一時期はエステティックサロンで行われていたケミカルピーリングであったが，被害も多く出たため最近では施術も自主規制していると考えられる．また，2016 年の米国皮膚科学会の報告では，有色人種に対するケミカルピーリングは熱傷，炎症後色素沈着（PIH）を起こしやすいため，色素沈着に対する最適な治療法ではないが，安全な方法のトレーニングをすれば有効な方法になるとしている．安全なケミカルピーリングは，サリチル酸，マンデル酸*6，TCA などをあげている．米国で有色人種に行っているピーリングと，日本で行っているピーリングは異なる．日本で行っているものはレベル I の浅いピーリングであり，これがエビデンスへの影響，そして治療推奨度の低さにつながっていると考えられる．

　今回筆者は日本皮膚科学会のガイドライン以降の論文検索を行ったが，日本で行っているグリコール酸，サリチル酸などの論文はほとんど見当たらず，さらに自費診療であるため昨今臨床研究の導入が難しいこともエビデンスの少なさにつながっているように考えられた．結果を得るには数回の施術を要し，また主疾患のほかの治療とのコンビネーションも必要となるが，日本人は痂皮形成などのダウンタイムが長い治療は拒否することが多いため，日本人に合ったケミカルピーリングの確立が今後の課題であろう．

*6 アーモンドから抽出され，分子量はグリコール酸，乳酸などの AHA よりも大きく，皮膚への浸透は弱い．

文献

1) Van Scott EJ, Yu RJ. Alpha hydroxy acids : procedures for use in clinical practice. Cutis 1989；43：222-8.
2) Van Scott EJ, Yu RJ. Alpha hydroxy acids : therapeutic potentials. Can J Derm 1989；5：108-12.
3) 梶田尚美ほか．20%・40%グリコール酸ピーリングによる尋常性ざ瘡への臨床効果について．皮膚臨床 2003；45：1743-8.
4) 林伸和ほか．尋常性ざ瘡に対する30%グリコール酸（pH 1.5）を用いたケミカルピーリングの有用性の検討．臨皮 2003；57：1213-6.
5) 梶田尚美ほか．20%グリコール酸ピーリングの尋常性ざ瘡に対する治療効果について．臨皮 2002；56：883-5.
6) 岸岡亜紀子ほか．ざ瘡に対するケミカルピーリングの臨床効果および有効性検討．Aesthet Dermatol 2004；14：195-202.
7) 関口知佐子ほか．当院で行った痤瘡に対するケミカルピーリングの臨床経験 165 例の検討．日本臨床皮膚科医会雑誌 2017；34：355-60.
8) Rubin MG. Manual of Chemical Peels : Superficial and Medium Depth. JB Lippincott；1995.
9) 古川福実ほか．日本皮膚科学会ケミカルピーリングガイドライン 2001．日皮会誌 2001；111：2081-5.
10) Chun EY, et al. Focal trichloroacetic acid peel method for benign pigmented lesions in dark-skinned patients. Dermatol Surg 2004；30：512-6.
11) Khunger N, et al. Tretinoin peels versus glycolic acid peels in the treatment of melasma in dark-skinned patients. Dermatol Surg 2004；30：756-60.
12) Faghihi G, et al. Solution of azelaic acid（20%）, resorcinol（10%）and phytic acid（6%）versus glycolic acid（50%）peeling agent in the treatment of female patients with facial melasma. Adv Biomed Res 2017；22：6-9.
13) 古川福実ほか．日本皮膚科学会ケミカルピーリングガイドライン（改訂第3版）．日皮会誌 2008；118：347-55.
14) 山下理絵．Chemical peeling 概論．波利井清紀監，谷野隆三郎編．形成外科 ADVANCE シリーズⅡ-8 Facial rejuvenation 最近の進歩．東京：克誠堂出版；2001．p.21-8.
15) Burns RL, et al. Glycoric acid peels for postinflammatory hyperpigmentation in black patients : a comparative study. Dermatol Surg 1997；23：171-5.
16) Funasaka Y, et al. The efficacy of glycolic acid for treating wrinkles : analysis using newly developed facial imaging systems equipped with fluorescent illumination. J Dermatol Sci 2001；Suppl 1：S53-9.
17) 梶田尚美．20%サリチル酸によるケミカルピーリングについて．Aesthet Dermatol 2004；14：55-8.
18) 薄木晶子ほか．サリチル酸マクロゴールの rejuvenation 効果―画像解析装置による検討．Aesthet Dermatol 2004；14：40-6.
19) Hashimoto Y, et al. Salicylic acid peels in polyethylene glycol vehicle for the treatment of comedogenic acne in Japanese patients. Dermatol Surg 2008；34：276-9.
20) Dayal S, et al. Jessner's solution vs. 30% salicylic acid peels : a comparative study of the efficacy and safety in mild-to-moderate acne vulgaris. Cosmet Dermatol 2017；16：43-51.
21) Abdel Hay R, et al. Clinical and dermoscopic evaluation of combined（salicylic acid 20% and azelaic acid 20%）versus trichloroacetic acid 25% chemical peel in acne : a RCT. J Dermatolog Treat 2018 Jun 4：1-22.
22) Chun EY, et al. Focal trichloroacetic acid peel method for benign pigmented lesions in dark-skinned patients. Dermatol Surg 2004；30：512-6.
23) Cotellessa C, et al. The use of chemical peelings in the treatment of different cutaneous hyperpigmentations. Dermatol Surg 1999；25：450-4.
24) Humphreys TR, et al. Treatment of photodamaged skin with trichloroacetic acid and topical tretinoin. J Am Acad Dermatol 1996；34：638-44.

7章 機能性化粧品

美白剤

船坂陽子（日本医科大学医学部皮膚科学）

> **本テーマのエビデンスレベル**
> 美白剤としてのハイドロキノン，トラネキサム酸は，副作用発現に関する十分な知識をもって用いる限り， レベル1 と考えられる．

美白剤とは

　美白剤は従来，紫外線照射でメラノサイトが活性化されてメラニン生成が亢進して生じる色素斑をどの程度抑制できるのかとの評価法を用いて開発されてきた．臨床の場では，紫外線による色素沈着の予防薬としてよりも，老人性色素斑，肝斑などのすでにできてしまった表皮由来の過多のメラニン沈着を軽減する目的で広く用いられている[1]．

香粧品学会ガイドラインに基づく効能効果評価

　美白化粧品は薬事法上は医薬部外品として扱われ，その効能効果としては「日やけによるシミ・そばかすを防ぐ」あるいは「メラニンの生成を抑え，シミ，そばかすを防ぐ」という，シミ・そばかすに対する予防効果のみが認められている．しかし，予防効果のみならず，できてしまったシミ病変に対する治療効果が期待されていることから，日本香粧品学会内で美白機能評価専門委員会が立ち上げられ，2006年『新規効能取得のための医薬部外品美白機能評価試験ガイドライン』が示された[1]．その概略を❶に示す．

　表在性の色素沈着症を対象とし，二重遮蔽法で，目視（原則皮膚科専門医による），写真撮影（色補正・スケール補正付き），機器測定（反射分光光度計，三刺激値色彩計，紅斑・メラニンインデックスメーター，皮膚画像解析システム）を一定の条件下で行い，プラセボ塗布群との2群間の差を検討すること，試験期間は最低でも1か月以上で行う，などが示されている．

美白剤にはどのようなものがあるか

　美白化粧品として用いられている成分はビタミンC誘導体，ビタミンCエチ

❶『新規効能取得のための医薬部外品美白機能評価試験ガイドライン』の概略

1．対象とすべき色素異常症および被検者
表在性色素沈着（肝斑，老人性色素斑，雀卵斑，日焼けを含む炎症後の色素沈着，ほか）を有する健常な女性または男性． 太田母斑など深在性色素異常症は対象としない．
2．試験・施設
試験はコントローラーの管理下，二重遮蔽法で行う． 試験施設は，目視評価，写真撮影，機器測定などが一定の条件のもと（とくに照明に留意する）に行うことができる場所．
3．試験対象と製剤適用法
有効成分配合製剤塗布群とプラセボ（基剤）塗布群の2群間の差を検討．
4．併用薬等に関する規定
試験期間中，試験製剤以外の美白製品の使用，および副腎皮質ホルモン剤の外用は避ける．ビタミンC主薬製剤，ビタミンEC主薬製剤，トラネキサム酸ならびに経口避妊薬などの内服は避ける．
5．試験期間
最低でも1か月以上．
6．評価および測定方法
塗布開始前および試験終了時の同一部位の目視（原則皮膚科専門医）および写真撮影（色補正・スケール補正のためのテープを近傍に貼付），機器測定（反射分光光度計，三刺激値色彩計，紅斑・メラニンインデックスメーター，皮膚画像解析システム）
7．有害事象および副作用，被検者へのアンケート，有効性の解析・総合判定，倫理

（美白機能評価専門委員会．2006[1)]をもとに作成）

❷ 美白剤の作用機序

作用点	成分名
チロシナーゼ活性阻害	ビタミンC誘導体，ビタミンCエチル，アルブチン，コウジ酸，エラグ酸，4MSK，プラセンタエキス
チロシナーゼ阻害（活性以外）	リノール酸S，マグノリグナン
メラノサイト活性化阻害	カモミラET，トラネキサム酸，TXC
メラノソーム輸送阻害	ニコチン酸アミド
メラニン排出促進	リノール酸S，4MSK，エナジーシグナルAMP

4MSK：4-メトキシサリチル酸カリウム塩
TXC：トラネキサム酸セチル塩酸塩
AMP：アデノシン一リン酸二ナトリウムOT

ル，アルブチン，コウジ酸，エラグ酸，ルシノール，リノール酸S，4MSK（4-メトキシサリチル酸カリウム塩），エナジーシグナルAMP（アデノシン一リン酸二ナトリウムOT），マグノリグナン，カモミラET，ニコチン酸アミド，プラセンタエキス，トラネキサム酸，TXC（トラネキサム酸セチル塩酸塩）があげられる．これらの作用機序を❷に示す．また2018年12月には，新規美白有効成分としてMKS-518が医薬部外品の承認を受けた[*1]．

なお，ハイドロキノンは最も古くから用いられ，その美白剤としての臨床お

[*1] 2019年5月にポーラより，ホワイトショットLX（ローション），ホワイトショットMX（ミルク）の発売が予定されている．

よび基礎研究について多くの論文報告があるものの，化粧品への配合は認められているが，有効成分としての認可を受けていないため医薬部外品には配合できない．

美白化粧品の有効性

ハイドロキノンとレチノイド

ハイドロキノン

ハイドロキノンは60年以上の使用報告があり，最強の美白剤であることはよく知られている．しかし，4〜5％以上の高濃度のハイドロキノンクリームの外用は炎症を起こしやすく，紫外線曝露や長期使用にて白斑発生やオクロノーシス[*2]，爪周囲の色素沈着のリスクがあるため，注意して使用する必要がある．

筆者が1996年シンシナティ大学皮膚科に留学していた際に，主任教授のNordlund先生に伺ったところ，5％濃度のハイドロキノンクリームを1日2回外用すると1か月目から色素斑の改善がみられ，3か月の使用でその効果はプラトーになるので，1クール3か月として，2クールまででいったん休止することを心がけていれば，彼の約40年の使用経験において問題は生じていないとのことであった[*3]．

ヨーロッパでは，化粧品の原料としてのハイドロキノンの使用を禁止している国があり，また米国では2006年にFDAが高濃度ハイドロキノンについて注意喚起を行った．これらは動物実験（ラット）での発癌性などが指摘されたことと関係しているが，現時点では，ヒトでは発癌性との因果関係は明らかでないとされている．しかし，ハイドロキノンはメラノサイトに対する細胞毒性をもつので，高濃度のハイドロキノンの使用に関しては，医師の監視下で炎症症状の有無，遮光が守られているかなどをチェックし，漫然と使用するのではなく，3〜6か月と期限を決め，また休薬期間を設けて使用すべきである．

2003年以降，triple combination cream（4％ハイドロキノン，0.05％トレチノイン，0.01％フルオシノロンアセトニド）の肝斑における有効性と安全性について，多施設二重盲検による臨床研究結果について数多く報告された[2]．もともとKligmanらは1975年に，5％ハイドロキノン単独よりも0.1％トレチノインを含有したクリームのほうが，表皮turn overが促進されるためにメラニンの排出が早いが，トレチノインによる刺激があるために0.1％デキサメタゾンを含有させた3種含有クリームがよいと報告していた[3]．このtriple creamの臨床試験の論文報告が多数あるために，肝斑の治療法としての推奨度はエビデンスのレベルがI[*4]，エビデンスの質はA[*5]となっている[4]．

レチノイン酸

レチノイン酸はビタミンAのカルボン酸誘導体で，核内に存在し転写因子として機能するレチノイン酸受容体（RAR）とレチノイドX受容体（RXR）を介して生物活性を示す．レチノイン酸の有する生物活性を発揮する化合物はす

[*2] オクロノーシス

オクロノーシス（ochronosis）とは，ハイドロキノンなどのフェノール化合物が真皮のコラーゲンやエラスチン線維に入り込み，その構造に変化をもたらしたり，色素沈着症を引き起こすことをいう．とくに長年にわたり高濃度のハイドロキノンを外用し，紫外線曝露によって誘発されると考えられている．

[*3] 筆者もこの教えを守って院内製剤の5％ハイドロキノンクリームを年間350人ほどの患者に用いているが，20年余りの使用経験において問題は生じていない．

FDA
Food and Drug Administration

[*4] 文献4)での定義：1つ以上の適切にデザインされたランダム化比較試験により得られたエビデンス．

[*5] 文献4)での定義：この方法を使用することを支持する良質のエビデンスがある．

RAR
retinoic acid receptor

RXR
retinoid X receptor

べてレチノイドと呼称される．

　トレチノインは atRA（オールトランスレチノイン酸）のことである．血液中にあるビタミン A の大半はレチノール（ビタミン A アルコール）で，体内で皮下組織に運ばれると酵素の働きによってレチナール（ビタミン A アルデヒド）に変わり，最終的にレチノイン酸に変化する．そのビタミン A としての効果の強さはレチノール＜レチナール＜レチノイン酸（トレチノイン）で，レチノイン酸は医薬品，レチノールとレチナールは医薬部外品もしくは化粧品として使用されている．トレチノインはレチノールの約 100 倍の薬理作用をもつとされる．医薬部外品としてのレチノール含有化粧品の効能は美白ではなく，「シワを改善する」という効能の許可を受けたものである．

　トレチノインは表皮の turn over 亢進のために，ケラチノサイトの色素顆粒の拡散，および色素の消失促進作用がある[5,6]．triple cream の使用については，肝斑が難治性の色素異常症であることを考慮すると，長期にステロイド含有クリームを顔面に外用することは避けるべきと考える．

■ トラネキサム酸

　トラネキサム酸は抗線溶活性を有する薬剤であるが，フィブリン分解に対する阻害作用のほかに，アラキドン酸の遊離やプロスタグランジンやロイコトリエン産生に対する抑制作用，好中球の活性酸素遊離に対する抑制作用，マスト細胞のヒスタミン遊離に対する抑制作用が報告されている．トラネキサム酸は，プラスミンが POMC からメラニン細胞刺激ホルモン（MSH）へのプロセッシングや色素細胞の増殖促進因子である bFGF の遊離を促進するのを抑制し，結果として色素斑が改善する可能性が考えられている[7]．培養ヒトメラノサイトを用いた実験では，トラネキサム酸はチロシナーゼの活性抑制やメラニン生成の抑制効果は有さず，逆に増加傾向が観察されている．しかし，メラノサイトの増殖抑制および stage Ⅳ の成熟メラノソームの減少がみられており，メラノソームの成熟過程になんらかの抑制効果を有する可能性が示唆されている[8]．

　トラネキサム酸は内服薬としては肝斑に対する一般用医薬品（OTC 医薬品）として販売されており，外用剤は美白目的で使用する医薬部外品に配合されている．

　1979 年二條は，慢性蕁麻疹の症例にトラネキサム酸を投与したところ，併発していた肝斑が 2〜3 週後に消退したことから，肝斑に対して 1 日 1,500 mg の内服投与試験を行い，12 例中 11 例で有効であったと報告している[9]．

　1994 年，KM-02 研究班は多施設で 124 人の肝斑に対し，1 日トラネキサム酸 1,000 mg とアスコルビン酸 1,000 mg を 8 週間投与し，内服終了時の評価で著明改善 1 例，改善 30 例，軽度改善 74 例，不変 19 例で，改善率は改善以上が 25.0%，軽度改善以上が 84.7% であったと報告している[10]．

　2007 年には多施設共同無作為化比較試験で，231 人の肝斑に対し，1 日トラネキサム酸 750 mg，L-システイン 240 mg，ビタミン C 300 mg，パントテン酸

POMC
proopiomelanocortin

MSH
melanocyte-stimulating hormone

bFGF
basic fibroblast growth factor

OTC
over the counter

❸ トラネキサム酸の肝斑に対する効果（40代，女性）

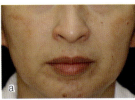
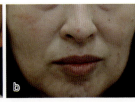
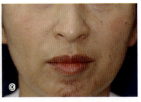

a：内服前．b：トラネキサム酸 750 mg/日内服 12 週後．c：トラネキサム酸 750 mg/日内服 20 週後．
トラネキサム酸内服にて肝斑の色素斑は改善し，20 週内服後ではほぼ消失するに至った．ただし，肝斑が根治したわけではなく，初夏に再燃している．

カルシウム 24 mg，ピリドキシン塩酸塩 6 mg の合剤と，対照薬としてトラネキサム酸を抜いたものを 8 週間内服する試験が行われ，スキントーンカラースケールでトラネキサム酸投与群で改善率が 60.3%，対照群で 26.5% であり，また写真判定，画像撮影装置，患者満足度のいずれにおいても，トラネキサム酸投与群にて高い改善率を認めたと報告された[11]．ほかの色素沈着症（老人性色素斑，炎症後色素沈着症）においても多施設共同オープン試験にて，同トラネキサム酸含有製剤の 8 週間および 16 週間の内服にて改善がみられている[12]．

トラネキサム酸の肝斑に対する治療は日本からの発信であるが，その後，海外からも内服，外用，イオン導入による治療の有効性に関する報告が相次いでなされた．2018 年 Zhang らにより，肝斑に対するトラネキサム酸の治療効果と安全性についてのメタ解析の結果が報告され[13]，的確に施行された 21 の臨床試験が解析されている．トラネキサム酸の使用（内服，注射，塗布のいずれも含む）にて MASI および MI の両者の有意な改善がみられたとされている．副作用としては，軽度の胃腸障害，経血量の減少，色素脱失，蕁麻疹反応，皮膚刺激，乾燥がみられたとのことである．色素脱失はハイドロキノンクリーム外用との併用療法においてのみである．

これらのことから，トラネキサム酸は使用前に血栓症を起こすおそれのある者を除外したうえで使用すれば，肝斑の治療として レベル1 のエビデンスがあり，明らかに推奨されると考える．われわれが経験した症例を❸に示す．

MASI
Melasma Area and Severity Index

MI
Melanin Index

本治療の全般的エビデンスレベルと今後の展望・評価法の問題点

美白剤としてのハイドロキノン，トラネキサム酸は，副作用発現に関する十分な知識をもって用いる限り，レベル1 と考えられる．

ハイドロキノンやハイドロキノンにトレチノインを含んだ triple cream，そしてトラネキサム酸の内服は主として肝斑に対して臨床試験が行われてきた．しかし，シミの治療として来院する患者は大部分が老人性色素である．大斑型の濃い色調の老人性色素斑は Q スイッチルビーレーザーや Q スイッチアレキ

appendix 美白剤

ハイドロキノン

ラグジュアリーホワイトコンセントレートHQ110（アンプルール）

プラスナノHQ（プラスキレイ）（ファブールマルシェ）

オバジ ブライトニングナイトセラム（ロート製薬）

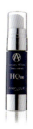
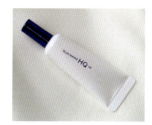
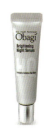

トラネキサム酸

メラノフォーカスV（HAKU）（資生堂）

トランシーノ薬用ホワイトニングエッセンスEX（第一三共ヘルスケア）

f サインディフェンス ホワイトニングセラム（アユーラ）

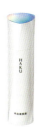
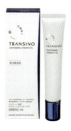
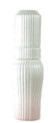

ビタミンC誘導体

エッセンス インフィルト（アスタリフト ホワイト）（富士フイルム）

アルブチン

サエル ホワイトニング エッセンス コンセントレート（ディセンシア）

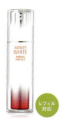
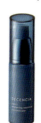

サンドライトレーザー照射による治療が必要であるが，薄い色調の小斑型には美白剤で少し改善させることができる．

2006年に香粧品学会より出された美白機能評価試験ガイドラインには，対象とすべき色素異常症として肝斑，老人性色素斑，雀卵斑，日焼けを含む炎症後の色素沈着となっているが，美白剤の効果が期待できる老人性色素斑についての定義も今後必要と思われる．実際，軽度，中等度の色素斑について，スキントーンカラースケールの数値ならびに大きさで定義をして解析した臨床試験が報告されている[14]．また，40歳以上の肝斑患者では老人性色素斑を合併していることも多く，どの色素斑の色調変化を評価対象としているのか注意して試験を行う必要がある．

医薬部外品での美白効果を評価するのに，紫外線を1.2〜2 MEDの照射を複数回繰り返して人工的に作成した色素斑に対して，試験剤を塗布することにより，早く薄くさせることができるかとの検討が慣例として行われている．日焼けによるシミ・そばかすを防ぐ効能を検討するために施行されているが，この人工的な色素沈着は，いわゆる日焼け（suntan）であり，紫外線に慢性に曝露された結果生じる老人性色素斑の発症とはメカニズムが異なっていることを理解しておく必要がある．suntan反応であればインドメタシンやステロイドのような抗炎症効果を有する薬剤で美白効果が得られるが，老人性色素斑に対しては美白効果を示さない．

近年，美白化粧品ではロドデノール含有製品により大規模な皮膚障害，白斑の多発が生じ，社会的問題となった．これは安全性に関する試験の不十分さに原因があった．すなわち，長期間の連続使用，同一成分を含有した複数の製品の塗り重ね，などの実使用状況を反映した安全性試験を行っていなかったことにある．このことから，ヒト長期投与安全性試験の実施が必須となった．すなわち，投与期間12か月，評価症例100例以上の安全性データを収集するというものである．開発される美白剤の作用機序が色素病変に特異的に作用すること，顔面の皮膚は手背などと異なり，経皮吸収が高いことを考えると，この安全性の試験も，顔面の色素斑に対して行うべきではないかと筆者は考える．

MED
minimal erythema dose

文献

1) 美白機能評価専門委員会．新規効能取得のための医薬部外品美白機能評価試験ガイドライン．日本香粧品会誌 2006；30：333-7．
2) Chan R, et al. A randomized controlled trial of the efficacy and safety of a fixed triple combination (fluocinolone acetonide 0.01%, hydroquinone 4%, tretinoin 0.05%) compared with hydroquinone 4% cream in Asian patients with moderate to severe melasma. Br J Dermatol 2008；159：697-703.
3) Kligman AM, Willis I. A new formula for depigmenting human skin. Arch Dermatol 1975；111：40-8.
4) Rendon M, et al. Treatment of melasma. J Am Acad Dermatol 2006；54：S272-81.
5) Kimbrough-Green CK, et al. Topical retinoic acid (tretinoin) for melasma in black patients：a

vehicle-controlled clinical trial. Arch Dermatol 1994；130：727-33.
6) Yoshimura K, et al. A new bleaching protocol for hyperpigmented skin lesions with a high concentration of all-trans retinoic acid aqueous gel. Aesthetic Plast Surg 1999；23：285-91.
7) 前田憲寿．トラネキサム酸．MB Derma 2005；98：35-42.
8) 堀越貴志ほか．トラネキサム酸の培養ヒトメラノサイトの増殖，メラニン産生に及ぼす影響．日皮会誌 1994；104：641-6.
9) 二條貞子．トラネキサム酸による肝斑の治療．基礎と臨床 1979；13：3129-30.
10) KM-02 研究班．KM-02 の肝斑に対する臨床効果．医学と薬学 1994；31：654-76.
11) 川島眞ほか．肝斑に対する DH-4243（トラネキサム酸配合経口薬）の多施設共同無作為化比較試験．臨皮 2007；61：735-43.
12) 川島眞ほか．色素沈着症に対する DH-4243（トラネキサム酸配合経口薬）の多施設共同オープン試験．臨皮 2007；61：745-52.
13) Zhang L, et al. Tranexamic acid for adults with melasma：a systematic review and meta-analysis. BioMed Res Int 2018；6：1683414. eCollection
14) 船坂陽子ほか．色素沈着症に対する N1901A（L-システイン，ビタミン C 配合経口薬）の臨床効果．Aesthetic Dermatol 2009；19：358-70.

機能性化粧品，抗シワ化粧品

尾見徳弥（クイーンズスクエア皮膚科・アレルギー科）

本テーマのエビデンスレベル

抗シワ化粧品によるエビデンスレベルはシワの評価法にのっとったエビデンスがあり，状況によっては推奨してよい．→ レベル2

機能性化粧品とは

ここ数年，「アンチエイジング」や「美白」をめざすスキンケア化粧品のヒットが相次ぎ，エイジングケアや美白効果を特徴とする機能性化粧品市場が伸びている．こうした市場環境を背景に，大手化粧品メーカーに加え，異業種からのアンチエイジング市場への参入も目立ち，いわゆる「機能性化粧品」という表現がマスコミなどでも取り上げられるようになり消費者にも一般的になってきた．しかし，いわゆる化粧品といわれるものは，薬機法[*1]では「化粧品」と「医薬部外品」が規定されており，「機能性化粧品」という分類はない．

「化粧品」は肌の保湿や清浄など，製品全体としてその効果が期待され，「医薬部外品」は「薬用化粧品」とも通称されるが，化粧品としての期待効果に加えて，肌あれ・にきびを防ぐ，美白，デオドラントなどの効果をもつといった「有効成分」が配合され，化粧品と医薬品の間に位置づけられている．いわば「医薬品」と比べてその作用が穏やかなものである．

この点からみると，機能性化粧品は医薬部外品に分類されるように思われるが，法律的には曖昧である．たとえば美白成分が含まれている場合，医薬部外品ならば，メラニンの生成を抑え，シミ・そばかすを防ぐといった表現をすることが認められている．しかし，化粧品では美白表現である「美白効果」，「ホワイトニング効果」を表現することはできず，メーキャップ効果により肌を白くみせる旨の表現のみで，具体的には「塗ればお肌がほんのり白く見える美白ファンデーションです」や「シミ，そばかすをきれいに隠し，お肌を白くみせてくれます」といった表現しかできない．ところが，ハイドロキノンといった美白効果のある成分を含んだ製品が「化粧品」として大手化粧品会社からも販売されている．

海外でも個々の国によって法律は異なるが，この機能性化粧品は cosmoceuticals として認知され，米国では FD & C Act によって規定され，また EU で

*1 薬機法
正式名称は「医薬品，医療機器等の品質，有効性及び安全性の確保等に関する法律」．かつて薬事法とよばれていたものが 2013 年に改正された．

FD & C Act
Food, Drug and Cosmetic Act

もデータの提出を求められ，やや医薬品としての効果に近いものとなっている．機能性化粧品には，サンスクリーン剤，保湿剤，育毛剤なども含まれるが，本項ではとくにアンチエイジングに焦点を絞ってみていく．

機能性化粧品の評価と安全管理

評価

機能性化粧品の有効性を示すデータはいろいろなものが出されているが，その評価法は統一されておらず，業界のみならず消費者が商品を選択するうえでも評価基準の統一が望まれてきた．2004年に日本香粧品学会では，検討会において化粧品機能評価法ガイドラインをまとめ，抗シワ製品の評価試験，医薬部外品美白機能評価試験，サンスクリーン製品の新規効能，安全性評価について発表している[1]．

このうち抗シワ製品に関しては，たとえばEUでは有効性データを所轄官庁へ開示・提出することにより，そのデータのレベルによって化粧品の効能・効果を標榜できるようになっている．EUにおけるデータには保湿，皮膚色，皮膚力学特性，皮膚表面pH，TEWLなどの測定に加えて，シワを含むキメなどの皮膚表面形状測定法について報告されている．しかし，シワの評価はさまざまな手法があるほかに被検者の選定，測定環境などによって左右されることもある．以下では日本香粧品学会のガイドライン[1]に沿ってシワの評価法を述べていく．

TEWL
transepidermal water loss

評価対象とすべき部位は目尻とし，推奨される被検者はシワグレード1～3のシワ（❶）を有する健常人としている．シワグレード判定は皮膚科専門医による目視としているが，機器評価としてレプリカによる斜光照明を用いた二次元画像解析法，レプリカによる三次元解析法，*in vivo*（直接法）による三次元解析法のいずれかの方法が指定されている．

二次元画像解析法とは，シワの直交する方向から一定の角度をつけて斜め上方より光を当て，レプリカ凸部によって生じた影を画像解析する手法である．留意点としては，レプリカ自体に顔の輪郭による彎曲が存在した場合に解析が困難になることがあげられる．この場合にはレプリカを解析範囲より大きく切り出し，裏側からガラス板などで支持してレプリカの調整を行う必要がある．また大きなシワと小さなシワが混在する場合，小さなシワが隠れてしまうことがある．この場合にはシワの照明法を工夫する必要がある．

三次元解析法では，斜光照明を用いた二次元画像解析法よりも精度の高い解析が可能となる．具体的には，①レーザーフォーカス法（レンズの焦点距離で測る「共焦点の原理」を採用したレーザー変位計で測定する），②光切断法（三次元デジタルアナライザーを用いてレーザースリット光による「光切断」を原理とする），③格子パターン投影法（測定対象物上に格子状の縞パターンを投影し，その投影方向とは別の角度から表面の凹凸によって生じたパターンを解析

❶ シワグレード標準

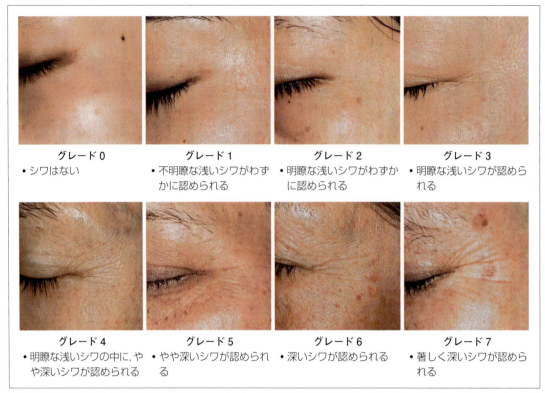

（新規効能取得のための抗シワ製品評価試験ガイドライン．日本香粧品学会誌 2006；30：318．http://www.jcss.jp/journal/contents_guideline1.pdf［日本香粧品学会転載許諾済］）

する）がある．

　格子パターン投影法では非常に短時間での想定が可能で，PRIMOS（ドイツ，GFM 社）や derma TOP-Blue（ドイツ，Breuckmann 社）が代表的である．

　in vivo（直接法）ではレプリカを介さないのが特徴で，人体を完全に固定することが困難なことと，脈動や微細な体動による影響があることが問題である．したがって，深さの絶対値が浅い場合には測定が困難であると確認されている．

　このような評価試験による抗シワ化粧品の考え方を❷にまとめた．

安全管理（❸❹）

　医薬部外品を含む機能性化粧品のみならず，化粧品においても安全性の保証は効能や効果以上に重要である．新規機能成分においては『化粧品の安全性評価に関する指針 2001』[2]に示す試験項目を満たしている必要がある．すなわち単回投与毒性，皮膚一時刺激性，連続皮膚刺激性，光毒性，ヒトパッチテスト，眼粘膜刺激性，接触感作性，光感作性，遺伝毒性が基本的指標である．

　また機能性成分は，効能・効果とその根拠が十分必要であることから，上記の基本的指標に加えて，機能性成分についての確認，機能の特性，作用機序に

❷ 化粧品・医薬部外品の対象とする抗シワ機能評価試験およびその周辺事項に関する考え方

	化粧品	医薬部外品	医薬品（参考）
①対象とするシワ部位	目尻	目尻	目尻を含むすべて（眉間，鼻唇溝など含む）
②推奨する被験者	主としてシワグレード1～3のシワを有する被験者	主としてシワグレード3～5のシワを有する被験者	規定なし
③機能評価試験方法	遮蔽試験（評価者に塗布・無塗布群が分からないようにする）	二重遮蔽試験	―
	塗布群と無塗布群での比較	有効成分配合製剤塗布群（部位）とプラセボ塗布群（部位）の比較 ＊部位の場合は同一人の左右目尻のシワを比較	―
④評価項目	・シワグレード標準を用いた目視評価，写真評価 ・レプリカの二次元または三次元機器評価，あるいは in vivo での三次元機器評価	・シワグレード標準を用いた目視評価，写真評価 ・レプリカの二次元または三次元機器評価，あるいは in vivo での二次元機器評価	―
⑤有効性の判定に関する考え方	目視評価あるいは写真評価，機器評価の"いずれかで"シワ改善の変化に有意差が確認できること	目視評価あるいは写真評価，および機器評価の"両方で"シワ改善の変化に有意差が確認できること	―
⑥試験期間	2週間以上	2か月以上	規定なし
⑦効能表現	乾燥によるシワを目立たなくする	シワを改善する	シワを治す
⑧シワ改善メカニズム	不要	必要（角層の単なる保水・保湿によるものは除く）	必要

（新規効能取得のための抗シワ製品評価試験ガイドライン．日本香粧品学会誌 2006；30：321．http://www.jcss.jp/journal/contents_guideline1.pdf［日本香粧品学会転載許諾済］）

応じた事項を確認すること，さらに製剤によるヒト使用試験でデータを収集することが必要と考えられる．

　機能性成分としての確認項目は，経皮吸収性，反復投与毒性，生殖発生毒性，発癌性および代謝・分布・排泄である．具体的には，化粧品成分としての基本的な確認を行った後，経皮吸収性の有無を検討し，吸収が認められない場合には皮表で機能を発現するとみなされるので安全確認性は不要である．吸収が認められた場合には，機能性成分の血中への移行により全身毒性を発現する可能性が考えられる．その評価にあたっては，反復投与毒性，生殖発生毒性，発癌性を基本とした検査を実施する必要がある．また経皮吸収だけでなく，代謝・分布・排泄を確認し，代謝物の安全性が懸念される場合には，代謝物の安全性

❸ 機能性成分の安全性

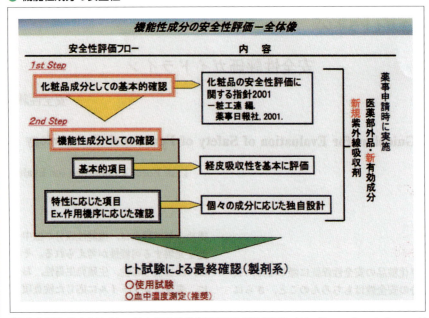

(安全性試験ガイドライン. 日本香粧品学会誌 2006;30:346. http://www.jcss.jp/journal/contents_guideline4.pdf[日本香粧品学会転載許諾済])

❹ 機能性成分としての確認項目

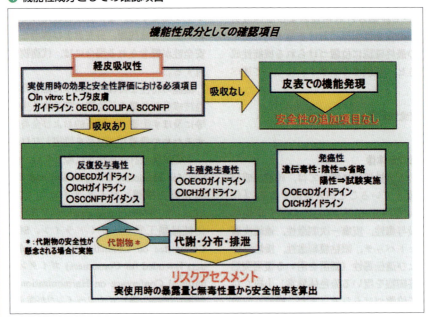

(安全性試験ガイドライン. 日本香粧品学会誌 2006;30:346. http://www.jcss.jp/journal/contents_guideline4.pdf[日本香粧品学会転載許諾済])

評価も検討する必要がある．

抗シワ機能性製剤[3)]

　抗シワを目的とした原料製剤は，植物性抗酸化剤（❺），ビタミン系抗酸化剤（❻），細胞調整因子（❼）などであり，これらの成分のほとんどは保湿効果を有する．すなわち保湿成分はほとんどの場合，機能性成分と分けられず抗シワ機能性成分の大部分を占めている．

　加齢に伴うシワには，静止時のシワと動作時のシワの2種類がある．抗シワ製剤は静止時のシワにのみ有効である．もっとも，ジメチルアミノエタノール（DMAE）やヘキサペプチドのように神経-筋接合部に作用するとされている成分もあるが，大部分の成分は脱水作用によって細かいシワを改善させる．脱水による抗シワ効果は24～48時間でみられ，機能性成分の短時間でのシワ改善効果の報告と一致する．

　細かいシワは角質細胞の蓄積で目立つようになり，これらに対しては保湿剤では効果を得るのが難しく，ナイアシンなどのビタミン系の成分や乳酸などの弱い酸によるピーリング成分が効果的である．

　以下では，具体的な抗シワ機能性化粧品として，資生堂のレチノール，コーセーのニコチン酸アミド，ポーラの三フッ化メチルバリルプロリルバリルテレフタロイルグリシンナトリウム，ICI Cosmetics（UK）のカイネチン，マトリキシルについてみていく．

DMAE
dimethyaminoethanol

レチノール

　資生堂はレチノールを含んだレチノバイタルを販売している．レチノールはビタミンA誘導体で，*in vitro* 試験でヒト表皮角化細胞を用いた結果，濃度依存的に有意なヒアルロン酸産生促進作用を示したとされた．またYoshimuraら[4)]は，レチノイドによるヘパリン結合性EGF様成長因子（HB-EGF）への作用を報告している．HB-EGFはターンオーバー*2を決定づけるケラチノサイトの分裂増殖に関与することが知られており，ヒト表皮角化細胞においてレチノールはHB-EGF mRNAの発現を亢進させる．その作用は同じビタミンA誘導体であるレチノイン酸に比べて弱いが，皮膚のターンオーバーの促進作用を有すると考えられる．

　実際に，菊地ら[5)]は，26週にわたる0.075%レチノールの連用塗布試験と13週にわたる0.04%レチノールの連用塗布試験を行いシワ改善効果を認めている．服部ら[6)]は，抗シワガイドラインに則って9週にわたる連用塗布試験を行った結果，目視による判定，機器判定評価ともに有意なシワ改善効果を認めている．

HB-EGF
heparin binding-epidermal growth factor

＊2 ターンオーバー
表皮が基底層から上方の層へ移行し，角層となって脱離するまでの期間（ターンオーバー）．

❺ 植物性抗酸化剤

原料	皮膚生理への効果	コメント
大豆	エストロゲン作用を有するフラボノイド抗酸化物質	皮膚の厚さの改善
クルクミン	ポリフェノールの酸化防止作用，天然防腐剤として使用	外用時に刺激感を感じることがある
緑茶	ポリフェノールの酸化防止作用	新しく煎られたもの，または素早く褐色に酸化させるBHTで安定化されたもの
シリマリン	フラボノイド抗酸化作用	光感受性のあるヒトで局所的使用により有効
ルテイン，リコペン	カロチノイド抗酸化作用	新鮮な熟したトマトの摂取で有効
ロスマリン酸	ポリフェノール酸化防止作用	新鮮なローズマリーの葉に高濃度で存在
ヒペリシン（セントジョンズ麦芽）	ポリフェノール酸化防止作用	経口で大量に摂取してはならない
エラグ酸（ザクロ）	ポリフェノール酸化防止作用	経口または外用での抗酸化作用を有すると考えられている

BHT：ジブチルヒドロキシトルエン．

❻ ビタミン系抗酸化剤

原料	皮膚生理への効果	コメント
ビタミンE	皮膚での抗酸化作用を有するαトコフェロール	細胞膜脂質の酸化を防ぐ第1段階の物質，局所への浸透はほとんどない
ビタミンC	皮膚での抗酸化作用を有するL-アスコルビン酸	細胞膜脂質を保護するためにビタミンEを活性化状態にする．表皮より深層への浸透はない
ナイアシンアミド	蛋白質の糖化を減少させて機能する	非刺激性
αリポ酸	抗酸化剤	真のビタミンではなく，ミトコンドリアで合成
ユビキノン	抗酸化剤	真のビタミンではなく，ビタミンEを再生
イデベノン	抗酸化剤	ユビキノンより強力な抗酸化作用をもつ新しい原料
レチノール	ビタミンA	1%を超える濃度では皮膚への刺激性が高い．活性化には物質の安定が重要
プロピオン酸レチニル	ビタミンAエステル	他のビタミンA誘導体の局所使用に比べて刺激性が低い
パルミチン酸レチニル	ビタミンA誘導体	生物学的活性は弱く，時に製品に対する抗酸化剤として使用

❼ 細胞調整因子

原理	皮膚生理への効果	コメント
線維芽細胞成長因子	線維芽細胞においてEGF, TGF-β, PDGFとともにつくりだされる増殖因子	保湿剤に入れられた場合の臭いが独特
シグナルペプチド	Pal-KTTKS, I型コラーゲンは膠原線維産生を調整する	臨床データは不足している
神経伝達物質ペプチド	ヘキサペプチド, アジレリンは, 神経伝達物質の分泌を抑制し, 筋肉の動きやシワの形成を減少させる	筋肉に対してボツリヌス毒素と同様の効果が期待されるが, 臨床データに欠けている

EGF : epidermal growth factor, TGF-β : transforming growth factor-β, PDGF : platelet-derived growth factor, Pal-KTTKS : Pal-Lys-Thr-Thr-Lys-Ser.

ニコチン酸アミド

　ニコチン酸アミド含有製剤はコーセーによってコスメデコルテとして販売されている．ヒト表皮角化細胞を用いた in vitro 試験において，ニコチン酸アミドは角化細胞数を増加させ，表皮細胞の分化マーカーであるインボルクリンとフィラグリン産生量も増加させた．したがって，表皮角化細胞の増殖と分化を促すと考えられる．

　また線維芽細胞を用いた in vitro 試験においても，線維芽細胞の細胞数，コラーゲン産生量と総蛋白産生量，さらに総蛋白量に対するコラーゲン産生量の割合も増加させた．したがって線維芽細胞の増殖を促すとともに，コラーゲン産生を選択的に促進する作用があると考えられる．培養皮膚組織の表面にニコチン酸アミド溶液を塗布して24時間培養した結果でも，細胞外基質成分であるフィブリン1，フィブロネクチン，I型コラーゲン，III型コラーゲンを合成するmRNA量が増加し，プロコラーゲンI，I型コラーゲン蛋白の産生量も増加した．しかし弾力線維形成に関与するフィブプリンIとリシルオキシダーゼ類似体のmRNA量は増加していなかった．

　ヒト採取皮膚の表面に毎日塗布して8日間培養した結果でも，フィブリンI，I型コラーゲン，III型コラーゲンを合成するmRNAが増加し，TGF-β，アクチン，結合組織成長因子（CTGF）のmRNA量も増加した．これらの結果から，ニコチン酸アミドがコラーゲン産生を促進する効果があることが確認され，加えて真皮結合組織に関与するフィブリンI，フィブロネクチン，TGF-β，アクチン，CTGFの産生も促進する作用があることがわかった．

　以上をまとめると，ニコチン酸アミドは表皮に対しては表皮角化細胞を刺激し，細胞の増殖と分化を促すことで表皮のターンオーバーを促進し，健全な角質層を形成する作用があると考えられる．真皮に対しては真皮線維芽細胞を刺激し，細胞の増殖とコラーゲン産生を促進し，真皮のコラーゲン量を増加させることで真皮の組織構造を改善させ，これらの表皮・真皮への作用でシワが改善されると推定される．

TGF-β
transforming growth factor-β

CTGF
connective tissue growth factor

実際にニコチン酸アミド含有製剤によるヒトにおける使用試験の結果では，目視評価と写真評価の双方で，matched pairs signs rank test によりプラセボ製剤と比較してシワに対して優位な改善効果が認められた．また機器評価（直接法による三次元皮膚画像解析）の測定項目（シワ体積，皮膚表面平均粗さ，皮膚表面最大粗さ，皮膚表面最大深さ）においても，統計的に有意なシワ改善効果を示した．以上から，ガイドラインに規定する有効性の判断基準を満たし，シワを改善する効果があるとみなされた．

■三フッ化メチルバリルプロリルバリルテレフタロイルグリシンナトリウム

　本成分はポーラよりリンクルショットとして販売されている．ヘアレスマウスに紫外線照射後，本成分の液剤（3.0 w/v ％）を 8 週間経皮投与したところ，皮膚中コラゲナーゼの活性化が抑制され真皮コラーゲン線維の均一性が改善していることが確認された．

　ヒトにおいても，写真評価で試験開始 12 週・24 週時点でのシワグレード変化量は，本剤塗布部位とプラセボ塗布部位との比較において統計学的に有意な差がみられた．またレプリカ解析において，試験開始後 24 週時点の最大シワ最大深さ変化量でも統計学的に有意な差が認められた．

■その他の成分[7]―カイネチン，マトリキシル

カイネチン

　カイネチン（キネチン）は植物成長ホルモンの一つとして知られており，古くから欧米でシワ取り効果があるとして機能性化粧品に含有されている．機序としては抗酸化作用から成るとされている[8,9]．

　in vitro で培養線維芽細胞にカイネチンを加えると配列，生理機能の若返りがみられたとされ，in vivo でも 160 人の軽度から中等度の光老化を示す顔にカイネチン含有クリームを 48 週間外用したところ，皮膚科専門医によるアセスメントで 100％に改善がみられている．

マトリキシル

　マトリキシルの活性分子はマイクロコラーゲンである．リジン，スレオニン，セリンのアミノ酸から成るペプチドで，パルミチン酸を結合し親油性を付与している．

　現在までに in vitro において，UVA 光に 1 週間培養皮膚を照射し，コラーゲン破壊後にマトリキシルを加えると組織コラーゲンのほぼ完全な再生がみられたとされ，in vivo においても，16 人の被検者に，毎日 1 回顔の片側にマトリキシル含有クリームを，対側にレチノール含有クリームを外用し，レプリカ解析を行った結果，シワの深さの平均値ではマトリキシルが 25％改善したのに対し，レチノールは 35％改善した．シワの長さの平均値では，マトリキシルが 23％改善したのに対し，レチノールは 25％改善を示した．シワ表面の平均値で

UVA
ultraviolet A

は，マトリキシルが45%改善したのに対し，レチノールは42%改善したとされ，マトリキシルはレチノールとほぼ匹敵する効果を有する一方で，副作用はレチノールでは31%に発赤，刺激感を認めたが，マトリキシルではまったくみられなかったとされている[10]．

抗シワ機能性化粧品の全般的エビデンスレベルと今後の展望

　抗シワ化粧品の原料として，個々の製品の効果は医薬品に比べてまだ高いとはいえない．しかし，成分の有効性は，さまざまな論文でも証明されており，今後も美顔・美白のみならず，制汗，育毛など多くの分野で多くの商品が開発されると予想される．その理由の一つとして，機能性化粧品は消費者に効果そのものというよりは夢を与えるからである．

　また，化粧品の新原料が開発された場合を含め，製剤そのものの安全性も重要である．たとえば，医薬品の開発にあたって製薬会社は治験という形でさまざまな安全性の試験や実際の使用試験を行うように，機能性化粧品の成分でも新しい成分ではこのような試験の実施も不可欠である．とくにインターネットの販売で海外から直接日本で認可されていない機能性化粧品を購入してトラブルになっている例もみられる．今後，機能性化粧品の認可にあたっては，医薬品の治験に準じるような試験制度の確立が消費者保護の観点からも必要であろう．

　なお，将来的に保湿効果やピーリング効果によらない長期間有効な機能性成分は開発されるのであろうか．シワ改善の最も有効な方法は，失われたコラーゲンと弾性線維を増やすことである．レチノールなどの機能性成分のレチノイドはトレチノインのようにコラーゲン産生に関与すると考えられるが，十分な研究はいまだなされていない．

　シワ改善に最も有効な方法は骨と皮下脂肪の改善であるが，これらに対する機能性成分はいまだ見いだされておらず，将来的にも不可能であろう．

文献

1) 化粧品評価法ガイドライン．日本香粧品学会誌 2006；30：4, 316-48.
2) 日本化粧品工業連合会編．化粧品の安全性評価に関する指針 2001．東京：薬事日報社；2001.
3) Elsner P, Maibach HI, editors. Cosmeceuticals：Drugs vs Cosmetics. New York：Marcel Dekker；2000.
4) Yoshimura K, et al. Differential expression of heparin-binding EGF-like growth factor (HB-EGF) mRNA in normal human keratinocytes induced by a variety of natural and synthetic retinoids. Exp Dermatol 2003；12 Suppl 2：28-34.
5) Kikuchi K, et al. Improvement of photoaged facial skin in middle-aged Japanese females by topical retinol (vitamin A alcohol)：a vehicle-controlled, double-blind study. J Dermatolog Treat 2009；20：276-81.
6) 服部英子ほか．ランダム二重遮蔽プラセボ対照左右対比較試験によるレチノール配合クリームのシワ改善効果の検討．日本香粧品学会誌 2008；32：297-305.

7) 奥山ます美ほか．カイネチン，マトリキシル含有クリームとプラシボクリームとの使用比較における皮膚測定値とシワ改善効果の検討．Aesthet Dermatol 2003；13：161-5.
8) Suresh I, et al. Kinetin delays the onset of aging characteristics in human fibroblasts. Biochem Biophys Res Commun 1994；201：665-72.
9) Orr MF, McSwain B. The effect of kinetin, kinetin ribofuranoside and gibberellic acid upon cultures of skin and mammary carcinoma and cystic disease. Cancer Res 1960；20：1362-4.
10) CRODA Cosmetic Research Group. Clinical effectiveness of microcollagen—Matrixyl. Company report of I. C. I. Cosmetics. 2002.

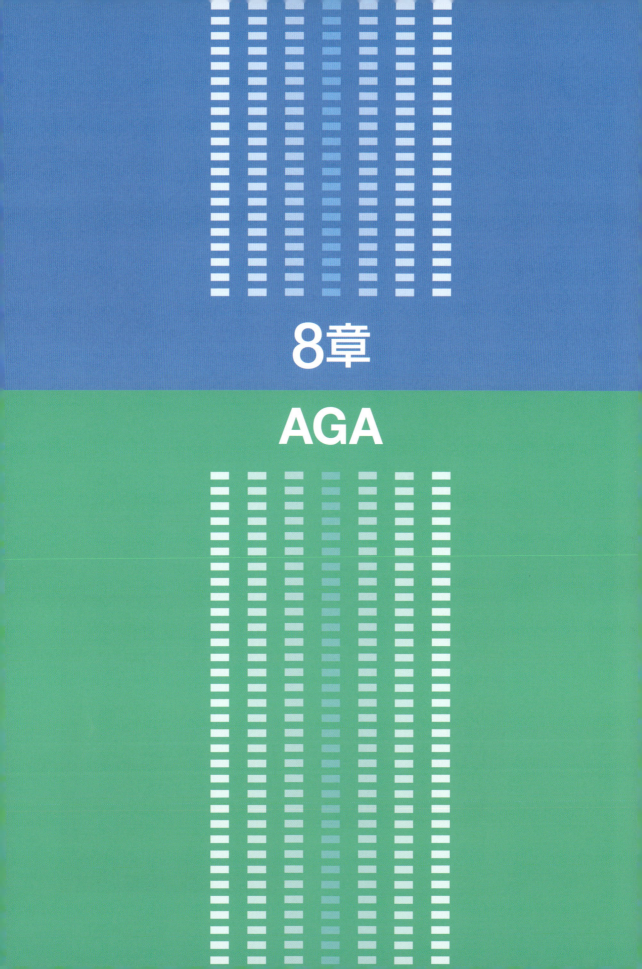

8章

AGA

AGAの病態と基礎知識

乾　重樹（大阪大学/心斎橋いぬい皮フ科）

AGA
androgenetic alope-
cia

AGAの本態

　AGA（男性型脱毛症）は，思春期以降の男性に多い脱毛症で，前頭部，頭頂部を中心として一定パターンで進行する（patterned hair loss）（❶a）．毛周期を繰り返すうちに成長期の短縮をきたし（❷），それによって毛包の大きさが縮小する（follicular miniaturization）．この現象が前頭部や頭頂部に生じ，その部分の硬毛つまり終毛（terminal hair）が軟毛（vellus hair）に変化すること（vellus transformation）[1]がAGAの本態である．その中心的病因的因子はアンドロゲンである．

　疾患と考えるか，もしくはアンドロゲンによる発毛パターンの生理的変化と考えるかは議論のあるところであるが，罹患者の悩みを生み，さらにQOLの低下があること[2]から，少なくとも臨床の場においては疾患として治療に当たることが必要であろう．治療選択において科学的エビデンスに基づいて行うべきことは論を待たない．頻度は男性よりも低いが，女性にも男性型脱毛症は起

❶ 男性型脱毛症の臨床像

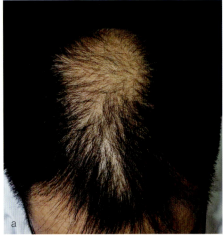
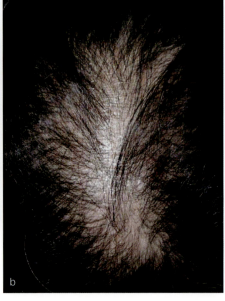

a：男性，b：女性．

❷ 成長期の短縮と毛包のミニチュア化

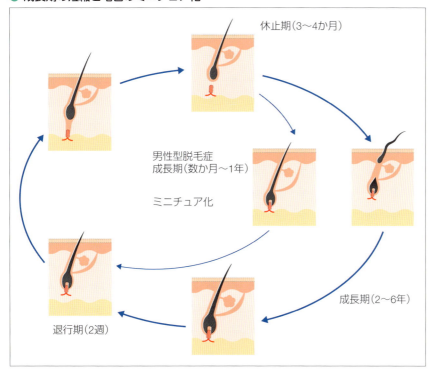

こりうる（FPHL）．女性の場合には前頭から頭頂にかけての正中線から両側にびまん性の脱毛が進む（❶b）．

FPHL

female pattern hair loss

AGA の臨床症状

男性の場合は，主に前頭部，頭頂部を中心に脱毛を生じるのが特徴である（❶a）．男性型脱毛症の分類は一般的に Hamilton-Norwood 分類[3]が使われることが多い（❸）．フローチャートにすると❹のようになる．前頭部，角額の毛髪が比較的保たれているのにもかかわらず，頭頂に脱毛斑を示す例もあり，vertex-variant（Ⅱvertex，Ⅲvertex）として定義される．Ⅲvertex と Ⅳ は区別が難しいが，Ⅲvertex は頭頂部の脱毛が最初に始まった後，進展したタイプである．また，前頭のヘアラインの後退が先んじて生じるタイプは anterior-variant（Ⅱa〜Ⅴa）として分類される．女性の場合は Ludwig の分類[4]が頻用される．

AGA の分子病態

AGA の中心的な病因的因子はアンドロゲンである．その基本的作用機序を理解しておくことは前提として必要である．❺に示すように，血中を循環するアンドロゲンはほとんどがテストステロンである．これは脂溶性のホルモンであるので自由に男性ホルモンの標的細胞の細胞膜を透過する．まず，細胞質に

❸ **Hamilton-Norwood 分類**

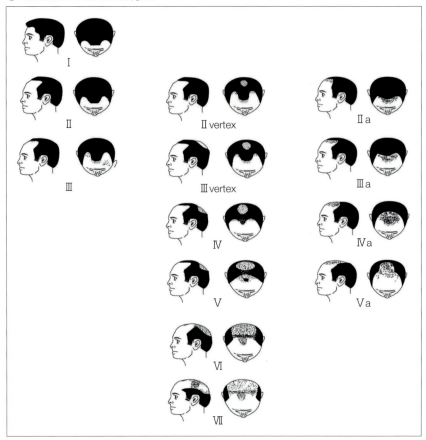

(Norwood OT. 1975[3])

❹ **Hamilton-Norwood 分類のためのフローチャート**

```
角額の後退があるか？ ──────────後退がある──────→ type Ⅰ
    ↓ 後退がない
角額の後退が耳介上端と頭頂点を結んだ線   進んでいない
（coronal line）の 2 cm 前方より進んでいるか？ ──→ type Ⅱ
    ↓ 進んでいる
頭頂部脱毛があるか？ ──────頭頂部脱毛がない──→ type Ⅲ
    ↓ 頭頂部脱毛がある
頭頂部脱毛と前頭脱毛部を隔離する部分   完全な有毛部である
が完全な有毛部か？ ────────────────→ type Ⅳ
    ↓ 脱毛部がある
頭頂部脱毛と前頭脱毛部が完全に癒合    癒合はしていない
しているか？ ──────────────────→ type Ⅴ
    ↓ 完全に癒合している
両側頭部の有毛部上縁がほぼ水平か？  水平でない（山型）→ type Ⅵ
    ↓ ほぼ水平
type Ⅶ
```

❺ アンドロゲンの細胞内作用メカニズム

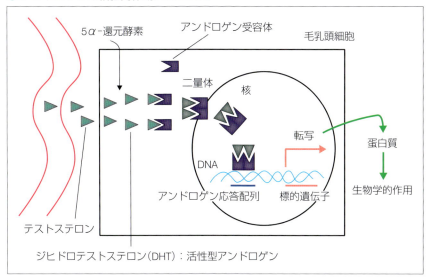

血中のテストステロンは自由に細胞膜を透過し，細胞質内に入る．そのときジヒドロテストステロンに変換され，アンドロゲン受容体と結合する．この複合体が転写因子として働く．

ある 5α-還元酵素（5α-reductase）が働いて，活性としては弱いホルモンであるテストステロンから，より強力なホルモンであるジヒドロテストステロン（DHT）に変換される．

5α-還元酵素にはいくつかサブタイプがあり，活性の至適 pH 6〜9 のものはⅠ型，pH 5.5 のものはⅡ型と分類されている．Ⅰ型は全身の他種類の臓器細胞に存在するが，Ⅱ型は髭毛乳頭，男性型脱毛症の前頭部毛乳頭，前立腺，精嚢，外陰部皮膚などに限局して発現している．

DHT が細胞質内のアンドロゲン受容体に結合すると受容体-DHT 複合体は二量体を形成するとともに核内に移行し，転写因子として働いて標的遺伝子の転写を調節する．このとき転写共役因子がリクルートされてその転写活性を調節している[5]．

以上のリガンドとしてのアンドロゲンから，5α-還元酵素，受容体，転写共役因子，標的遺伝子へと続く作用機構は，androgen axis と表現できる経路である．

5α-還元酵素

アンドロゲンの代謝に関わる酵素は多く知られているが，男性型脱毛症の病態形成への関与が強く示唆されているのは 5α-還元酵素である．mRNA の発現量を検討したところ，Ⅰ型 5α-還元酵素が男性型脱毛部，後頭部，髭，腋毛でおしなべて発現しているのに対し，Ⅱ型 5α-還元酵素は男性型脱毛部と髭という，アンドロゲンに感受性および依存性をもつ部位の毛乳頭細胞に特異的に発現していることがわかった[6]（❻）．

DHT
dihydrotestosterone

⑥ 各部位皮膚における毛乳頭細胞の 5α-還元酵素とアンドロゲン受容体 mRNA 発現量の比較

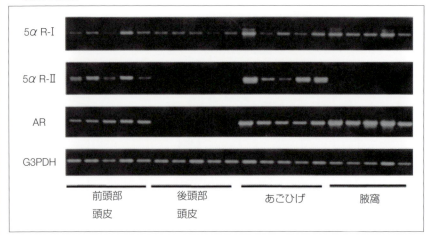

5αR-Ⅰ：Ⅰ型 5α-還元酵素，5αR-Ⅱ：Ⅱ型 5α-還元酵素，AD：アンドロゲン受容体，G3PDH：グリセロール-3-リン酸デヒドロゲナーゼ.
(Itami S, Inui S. 2005[6])

　以上より，男性型脱毛症における男性ホルモン感受性の調節にⅡ型は部位特異的に，Ⅰ型は非特異的にアンドロゲンの感受性調節を行っている．

アンドロゲン受容体

　アンドロゲン受容体の発現は毛器官のうちでも毛乳頭細胞に比較的限局しており，毛乳頭細胞が主な男性ホルモンの標的細胞である．男性型脱毛部ではアンドロゲン受容体が高発現していることが mRNA レベル[6]（⑥）で示されており，男性型脱毛症においてホルモン感受性を司る重要な因子として働いていると考えられる．

アンドロゲン受容体共役因子

　藤本（現産業医科大学泌尿器科教授）と筆者らは，アンドロゲン受容体共役因子（androgen receptor coregulator）をクローニングする目的でイースト2ハイブリッドシステムによってヒト前立腺 cDNA ライブラリーからアンドロゲン受容体のC末端ホルモン結合ドメインと相互作用をもつアンドロゲン受容体コアクチベーター Hic-5/ARA55 をクローニングした[7]．この共役因子は前立腺細胞を用いたレポータージーンアッセイでアンドロゲン受容体の活性を約5倍程度増強し，アンドロゲン受容体と基本転写装置とを連絡する働きがある．筆者らの検討では，毛乳頭細胞においても Hic-5/ARA55 はアンドロゲン受容体と相互作用を及ぼし，またその発現は後頭部に比べて男性ホルモン反応性の髭，男性型脱毛部の毛乳頭細胞で強い[8]．毛乳頭細胞においてコアクチベーターのレベルでもホルモン感受性の調節が行われていると考えられる．

男性型脱毛症の病態に関わるメディエーター

ウィスコンシン大学の宇野秀夫らのグループは，男性型脱毛症のモデル動物であるベニガオザルの前頭脱毛部の毛乳頭細胞と外毛根鞘細胞の共培養系において，アンドロゲンの添加によって上皮系細胞の増殖が抑制されることを明らかにした[9]．

Panと筆者らは，ベニガオザルの前頭脱毛部の毛乳頭細胞とヒトケラチノサイトの共培養でも同様の結果が得られることを明らかにし[10]，さらにヒト男性の男性型脱毛部の毛乳頭細胞にアンドロゲン受容体の発現ベクターをトランスフェクトすることでアンドロゲン受容体を強制発現させた後，ヒトケラチノサイトと共培養したところ，ヒトケラチノサイトの増殖抑制が観察された．このときの培養上清を分析したところ，上皮細胞の増殖に抑制的に働く細胞増殖因子であるTGF-β1が男性ホルモンによって産生・活性化が増強された[11]．同じ増殖因子のサブタイプであるTGF-β2も，アンドロゲンによって毛乳頭細胞から誘導されることが報告されている[12]．一方，継代数の少ない男性型脱毛症毛乳頭細胞において，DHT処理でdickkopf 1（DKK-1）の発現が増強し，DKK-1は外毛根鞘細胞のアポトーシスを誘導した[13]．

ベニガオザルの細胞を用いた実験において，男性ホルモンによる上皮細胞の増殖抑制効果を得るには毛乳頭細胞と上皮細胞の共存下に男性ホルモンが作用することが必要である[10]ことから，毛乳頭細胞と上皮細胞の間に男性ホルモンが引き金となる可溶性メディエーターの2方向的なやりとりがあると考えられる．

TGF
transforming growth factor

文献

1) Uno H, et al. Studies of common baldness of the stump-tailed macaque I. Distribution of hair follicles. J Invest Dermatol 1967；49：288-96.
2) Sawant N, et al. Androgenetic alopecia：quality-of-life and associated lifestyle patterns. Int J Trichology 2010；2：81-5.
3) Norwood OT. Male pattern baldness：classification and incidence. South Med J 1975；68：1359-65.
4) Ludwig E. Classification of the types of androgenetic alopecia（common baldness）occurring in the female sex. Br J Dermatol 1977；97：247-54.
5) Heinlein CA, Chang C. Androgen receptor（AR）coregulators：an overview. Endocr Rev 2002；23：175-200.
6) Itami S, Inui S. Role of androgen in mesenchymal epithelial interactions in human hair follicle. J Investig Dermatol Symp Proc 2005；10：209-11.
7) Fujimoto N, et al. Cloning and characterization of androgen receptor coactivator, ARA55, in human prostate. J Biol Chem 1999；274：8316-21.
8) Inui S, et al. Androgen receptor co-activator Hic-5/ARA55 as a molecular regulator of androgen sensitivity in dermal papilla cells of human hair follicles. J Invest Dermatol 2007；127：2302-6.
9) Obana N, et al. Inhibition of hair growth by testosterone in the presence of dermal papilla cells from the frontal bald scalp of the postpubertal stumptailed macaque. Endocrinology 1997；138：356-61.
10) Pan HJ, et al. Roles of testosterone in the growth of keratinocytes through bald frontal dermal papilla cells. Endocrine 1999；11：321-7.
11) Inui S, et al. Androgen-inducible TGF-beta1 from balding dermal papilla cells inhibits epithelial

cell growth : a clue to understand paradoxical effects of androgen on human hair growth. Faseb J 2002 ; 16 : 1967-9.
12) Hibino T, Nishiyama T. Role of TGF-beta2 in the human hair cycle. J Dermatol Sci 2004 ; 35 : 9-18.
13) Kwack MH, et al. Dihydrotestosterone-inducible dickkopf 1 from balding dermal papilla cells causes apoptosis in follicular keratinocytes. J Invest Dermatol 2008 ; 128 : 262-9.

奏効機序と臨床試験成績に基づくエビデンス

乾　重樹（大阪大学/心斎橋いぬい皮フ科）

本テーマのエビデンスレベル

- フィナステリド，デュタステリド内服はAGAに対して良質なエビデンスがあり，強く推奨される．→ レベル1
  他方，これらはFPHLに対しては推奨されず，行うべきではない．→ レベル5
- ミノキシジル外用はAGA，FPHLの両者に対し推奨される．→ レベル1
- 赤色LED/低出力レーザーは，AGA，FPHLに対して一定のエビデンスが示されている．レベル2

フィナステリド

奏効機序

フィナステリドは生体内濃度ではⅡ型5α-還元酵素の特異的阻害薬であり，化学構造（❶）においては5α-還元酵素の基質であるテストステロンに相同な構造を有し，競合阻害する（❷）．すなわち，テストステロンがより強力な男性ホルモンであるジヒドロテストステロン（DHT）に変換されるのを抑制する．

DHT
dihydrotestosteron

臨床試験成績

その臨床効果（❸）はすでに臨床の場で実感されており，臨床試験成績に基づくエビデンスについて解説する．海外の8件[1-8]と国内の1件の良質なRCT[9]，また1件の非RCT[10]によって，写真評価による毛量増加，毛髪数の増加，毛髪重量増加が証明された．国内臨床試験では，1 mg/日投与群における頭頂部の

RCT
randomized controlled trial（ランダム化比較試験）

❶ フィナステリドの化学構造

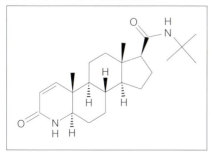

❷ 5α-還元酵素阻害薬の作用機序

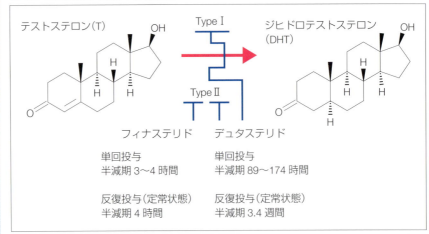

5α-還元酵素はテストステロンのステロイド骨格の5番の位置に水素付加を触媒するが，5α-還元酵素阻害薬はそれを阻害し，DHTへの変換を抑制する．

❸ フィナステリドの有効例（40歳，男性）

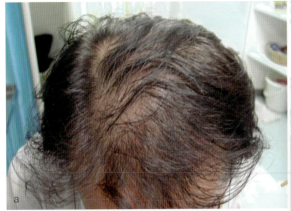

a：投与前，b：投与6か月後．フィナステリド1 mg/日の6か月の内服が有効であった．

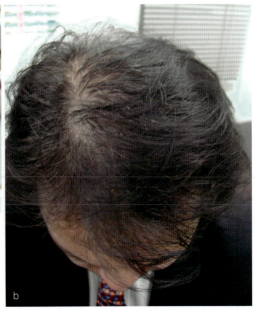

写真評価において，軽度改善以上の効果が58％にみられた[9,10]．オープン試験として投与を継続した非RCTでは，2年間および3年間の内服継続により軽度改善以上の効果が68％および78％の症例で得られた[10]．

デュタステリド

奏効機序

フィナステリドが生体内濃度ではⅡ型5α-還元酵素特異的阻害薬であるのに

❹ デュタステリドの化学構造

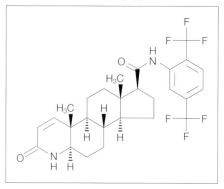

対し、デュタステリドはⅠ型とⅡ型両者の5α-還元酵素阻害薬である。テストステロン類似部分を有することはフィナステリドと共通しているが、デュタステリドではフッ素と炭素の結合があり、代謝されにくく、分子的にもデュタステリドが大きく、より大きな酵素のポケットに入り込むことが想定され、Ⅰ型、Ⅱ型共通の酵素活性部位を阻害することになる（❹）。デュタステリドはフィナステリドよりも代謝されにくく、❷に示すように単回および反復投与半減期がフィナステリドよりもかなり長い。

臨床試験成績

海外における3件のRCT[11-13]、国内における1件の非RCT[14]がある。3件のRCTはおのおの416例、153例、917例を対象とした6か月の臨床試験であり、いずれの試験においてもプラセボ群に比べて有意な毛髪数増加と写真評価による毛量増加があった。このうち最も大規模なRCT[13]は日本を含めた国際臨床試験で、プラセボ群との比較だけでなく、デュタステリド0.5 mg/日 内服群とフィナステリド1 mg/日 内服群の比較が行われた。全毛髪数と毛直径の増加については、デュタステリドのほうが優れた効果を示した。さらに、頭頂部と前頭部の写真評価のため、著明悪化-3から著明改善+3の7ポイントスコアリングが行われ、3人のエキスパートパネルによる評価ではデュタステリドのほうが優れた効果を示した。

ミノキシジル

奏効機序

ミノキシジルはもともと内服降圧薬として開発された。ところが内服によって多毛症の副作用が生じた[15]ことから、一部の国を除いて内服薬は製造されなくなった。その後、その副反応を逆に利用し、脱毛症治療のためのローションが開発された。

ミノキシジルはカリウムチャンネルオープナーであり、毛乳頭細胞から成長

❺ 赤色LEDのマウスの毛成長への影響

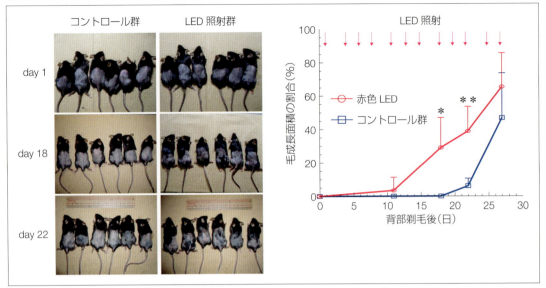

7週齢の雌BL-6マウスの背部を剃毛し，次の日（day 1）に赤色LED 1.0 J/cm^{2}の照射を始め，週に3回照射を続けた．コントロール群にはLED照射以外は麻酔など毎回同じ処置を加えた．day 1, 11, 18, 22, 27に写真を撮影した．写真から毛成長面積の割合を計算した．LED照射群でday 18, 22において有意に毛成長が促進されていた．
(Fushimi T, et al. 2011[19])

VEGF
vascular endothelial growth factor

期延長因子であるVEGFの産生が増強するなどの作用機序が報告されている[16]．この作用には男性ホルモン依存性はない．

■臨床試験成績

　国内における男性AGAを対象とした1％と5％ミノキシジルの24週までのRCTでは，1％と比較し5％ミノキシジルでは有意な発毛効果が示されたが，副作用発現率に有意差はなかった[17]．また成人女性型脱毛症（FPHL）患者に対しては，国内で24週までの1件のRCTが行われ，1％ミノキシジルがプラセボに対して有意な発毛促進効果を示した[18]．

AGA
androgenetic alopecia

FPHL
female pattern hair loss

赤色LED/低出力レーザー

■奏効機序

　筆者らはマウス背部の毛を用いて，638 nmの赤色LED照射による成長期誘導やヒト毛乳頭細胞からの成長期誘導，もしくは維持因子であるVEGF，レプチン，HGFの分泌が増強することを示した（❺）[19]．

HGF
hepatocyte growth factor

■臨床試験成績

　低出力レーザー/赤色LED照射療法について，5件のRCTが今までに報告されている（❻）．Jimenezら[20]の試験は，現在までで最も大規模で，AGAとFPHL合わせて225人の，4施設による二重盲検ランダム化比較試験である．

❻ 低出力レーザー/赤色LED照射療法についてのRCT

報告者（年）	被検者，疾患	照射機器	照射回数	毛髪数変化/cm² （照射 vs プラセボ）	文献
Jimenezら（2014）	225人，AGA，FPHL	7,9レーザービーム 655 nm 12レーザービーム（6-635 nm, 6-655 nm）	週3回，26週 7レーザービーム：15分 9レーザービーム：11分 12レーザービーム：8分	AGA, 7ビーム：18.4 vs 1.6 AGA, 9ビーム：20.9 vs 9.4 AGA, 12ビーム：25.7 vs 9.4 FPHL, 9ビーム：20.2 vs 2.8 FPHL, 12ビーム：20.6 vs 3.0	Am J Clin Dermatol 2014；15：115-27
Leavittら（2009）	112人，AGA	9レーザービーム 655 nm	週3回，15分，26週	19.8 vs −7.6	Clin Drug Invetig 2009；29：283-92
Kimら（2013）	29人，AGA	27レーザービーム 655 nm, 4 mW 24 LED 630 nm, 3.5 mW 18 LED 660 nm, 2.5 mW	毎日，18分，24週	17.2 vs −2.1	Dermatol Surg 2013；39：1177-83
Lanzafameら（2013）	44人，AGA	21レーザービーム 655 nm 30 LED 655 nm	隔日，25分，16週	30.43 vs −0.11	Lasers Surg Med 2013；45：487-95
Lanzafameら（2014）	42人，FPHL	21レーザービーム 655 nm 30 LED 655 nm	隔日，25分，16週	35.20 vs 8.39	Lasers Surg Med 2014；46：601-7

AGA：androgenetic alopecia（男性型脱毛症），FPHL：female pattern hair loss：（女性型脱毛症）

　用いられた機種は，655 nmの低出力レーザービームを9個有する照射器，655 nmと635 nmビームを6個ずつ合計12個の照射器，AGAに対して655 nmビームを7個有する照射器である．週に3回，7ビームのものは5分照射，9ビームのものは11分照射，12ビームのものは8分照射を，それぞれ26週継続した．その結果，毛髪数計測にていずれの機器でもプラセボ処理に対して有意な発毛効果を認めた．有害事象は軽微なもので，皮膚乾燥（5.1％），瘙痒（2.5％），頭皮の痛み（1.3％），刺激感（1.3％），温熱感（1.3％）であった．

　アジア人種では，Kimら[21]が630 nmの赤色LEDと650 nmの低出力レーザービームを有する照射器を用いて毎日1回18分，24週の試験をAGAに対し行った．その結果，毛髪写真のスコアリングや毛髪数および毛直径計測によって，低出力レーザー/赤色LED照射群15人，プラセボ処理群14人を比較したところ，照射群ではプラセボ処理に対して有意な発毛効果を認めた．

文献

1) Kaufman KD, et al. Finasteride in the treatment of men with androgenetic alopecia. Finasteride Male Pattern Hair Loss Study Group. J Am Acad Dermatol 1998；39：578-89.
2) Leyden J, et al. Finasteride in the treatment of men with frontal male pattern hair loss. J Am Acad Dermatol 1999；40：930-7.
3) Roberts JL, et al. Clinical dose ranging studies with finasteride, a type 2 5α-reductase inhibitor,

in men with male pattern hair loss. J Am Acad Dermatol 1999 ; 41 : 555-63.
4) Van Neste D, et al. Finasteride increases anagen hair in men with androgenetic alopecia. Br J Dermatol 2000 ; 143 : 804-10.
5) Group TFMPHLS. Long-term (5-year) multinational experience with finasteride 1 mg in the treatment of men with androgenetic alopecia. Eur J Dermatol 2002 ; 12 : 38-49.
6) Stough DB, et al. Finasteride improves male pattern hair loss in a randomized study in identical twins. Eur J Dermatol 2002 ; 12 : 32-7.
7) Whiting DA, et al. Efficacy and tolerability of finasteride 1 mg in men aged 41 to 60 years with male pattern hair loss. Eur J Dermatol 2003 ; 13 : 150-60.
8) Price VH, et al. Changes in hair weight in men with androgenetic alopecia after treatment with finasteride (1 mg daily) : three- and 4-year results. J Am Acad Dermatol 2006 ; 55 : 71-4.
9) Kawashima M, et al. Finasteride in the treatment of Japanese men with male pattern hair loss. Eur J Dermatol 2004 ; 14 : 247-54.
10) 川島眞ほか. 男性型脱毛症（AGA）に対するフィナステリドの長期投与（3年間）試験成績　多施設共同オープン試験. 臨皮 2006 ; 60 : 521-30.
11) Olsen EA, et al. The importance of dual 5alpha-reductase inhibition in the treatment of male pattern hair loss : results of a randomized placebo-controlled study of dutasteride versus finasteride. J Am Acad Dermatol 2006 ; 55 : 1014-23.
12) Eun HC, et al. Efficacy, safety, and tolerability of dutasteride 0.5 mg once daily in male patients with male pattern hair loss : a randomized, double-blind, placebo-controlled, phaseⅢ study. J Am Acad Dermatol 2010 ; 63 : 252-8.
13) Gubelin Harcha W, et al. A randomized, active- and placebo-controlled study of the efficacy and safety of different doses of dutasteride versus placebo and finasteride in the treatment of male subjects with androgenetic alopecia. J Am Acad Dermatol 2014 ; 70 : 489-98.
14) Tsunemi Y, et al. Long-term safety and efficacy of dutasteride in the treatment of male patients with androgenetic alopecia. J Dermatol 2016 ; 43 : 1051-8.
15) Jacomb RG, Brunnberg FJ. The use of minoxidil in the treatment of severe essential hypertension : a report on 100 patients. Clin Sci Mol Med Suppl 1976 ; 3 : 579s-81s.
16) Li M, et al. Minoxidil-induced hair growth is mediated by adenosine in cultured dermal papilla cells : possible involvement of sulfonylurea receptor 2B as a target of minoxidil. J Invest Dermatol 2001 ; 117 : 1594-600.
17) Tsuboi R, et al. A randomized clinical trial comparing 5% and 1% topical minoxidil for the treatment of androgenetic alopecia in Japanese men. J Dermatol 2009 ; 36 : 437-46.
18) Tsuboi R, et al. A randomized, placebo-controlled trial of 1% topical minoxidil solution in the treatment of androgenetic alopecia in Japanese women. Eur J Dermatol 2007 ; 17 : 37-44.
19) Fushimi T, et al. Narrow-band red LED light promotes mouse hair growth through paracrine growth factors from dermal papilla. J Dermatol Sci 2011 ; 64 : 246-8.
20) Jimenez JJ, et al. Efficacy and safety of a low-level laser device in the treatment of male and female pattern hair loss : a multicenter, randomized, sham device-controlled, double-blind study. Am J Clin Dermatol 2014 ; 15 : 115-27.
21) Kim H, et al. Low-level light therapy for androgenetic alopecia : a 24-week, randomized, double-blind, sham device-controlled multicenter trial. Dermatol Surg 2013 ; 39 : 1177-83.

適応，副作用，問題点

乾　重樹（大阪大学/心斎橋いぬい皮フ科）

> **本テーマのエビデンスレベル**
> - フィナステリド，デュタステリドの性機能への影響は，大規模 RCT ではプラセボ群との有意な差が示されていない．→ レベル1
> - ミノキシジル内服はいまだ十分なエビデンスが示されていない．→ レベル4
> - 人工毛植毛術は有害事象が多く，行うべきではない．→ レベル5

フィナステリド

適応

　フィナステリドの適応は 20 歳以上の男性における AGA のみで，ほかの脱毛症に対する適応はない．海外での閉経後女性の FPHL を対象とした 12 か月間のプラセボ対照二重盲検比較試験において，フィナステリドの有効性が認められたが[1]，女性への適応はない．とくに妊婦，妊娠している可能性のある女性または授乳中の女性は禁忌である．0.2 mg 錠もあるが，十分な効果を得るためには当初から 1 mg/日投与が勧められる．

副作用

　国際 RCT では，投与開始 24 週までにフィナステリド 1 mg/日で 6％に勃起不全がみられたが，プラセボ群の 4％とその頻度に有意差はなかった[2]．日本における 3,177 例の検討[3]では，リビドー低下が 8 例（約 400 例に 1 例），肝機能障害が 3 例（約 1,000 例に 1 例），女性化乳房が 2 例（約 1,500 例に 1 例）の割合で生じた．前立腺癌マーカーである PSA が約 1/2 に減少する[4]ので，内服中は約 2 倍に換算する．

デュタステリド

適応

　デュタステリドの適応はフィナステリドと同様である．すなわち，20 歳以上の男性における AGA のみの適応で，ほかの脱毛症に対する適応はない．FPHL への効果についてはいまだ確定的なデータはない．妊婦，妊娠している可能性

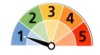

AGA
androgenetic alopecia

FPHL
female pattern hair loss

RCT
randomized controlled trial

PSA
prostate specific antigen

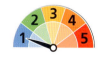

❶ デュタステリドの有効例(36歳,男性)

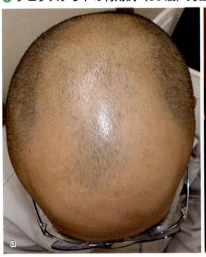 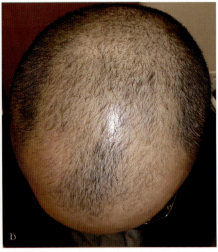

デュタステリド0.5 mg/日,9か月の内服が有効であった.従来難治部位とされた前頭部に良い効果がみられた.a:治療前,b:内服9か月後.

のある女性または授乳中の女性への投与はその危険性から禁忌である.

副作用

　投与開始24週までにデュタステリド0.5 mg/日で5%に勃起不全がみられたが,フィナステリドと同様,プラセボ群の4%とその頻度に有意差はなかった[2].しかし,フィナステリドで効果が少なかったAGAにデュタステリドを投与した場合,17.1%と比較的高率に性機能障害が生じたとの報告[5]もあり,そのような場合には注意が必要である.

問題点―フィナステリドとの比較

　臨床試験において,毛髪数[2],毛直径[2,6],軟毛減少[6]についてはデュタステリドがフィナステリドよりも効果が優れているとの報告があるが,問題はその差がどれだけ見かけ上の効果差になるのかということであろう.

　国際RCTでは,頭頂部と前頭部の写真評価は著明悪化−3から著明改善＋3の7ポイントでスコアリングが行われた[2].デュタステリドとフィナステリドの差を検討したところ,デュタステリドのほうが頭頂部では0.14,前頭部では0.24ポイント優れた効果を示した.この差は見かけ上の変化とすればそう大きなものではないが,前頭部にやや強い効果があることは示唆されたといえよう.実際,前頭部に良い効果を得た症例を経験することがある(❶).他方,フィナステリドで効果が少なかったAGAにデュタステリドを投与した検討では,77.4%(31例中24例)に明らかな効果がみられた.フィナステリドで効果不十分な症例ではデュタステリドを考慮してもよいと思われる(❷).これまではフィナステリドを処方し,その経過を観察すれば一応の診療はこなせていた

❷ フィナステリドからデュタステリドにスイッチしたことによる改善例（65歳，男性）

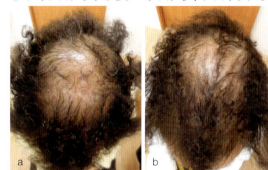
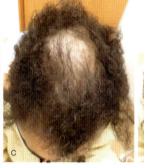
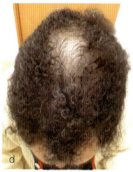

デュタステリド0.5 mg/日内服によって良好な効果を得た．ミノキシジル5％外用も併せて行った．当初4か月でフィナステリドの効果がいまひとつとのことで，デュタステリドに変更した．デュタステリドによって良い効果が得られた．a：フィナステリド開始時，b：フィナステリド4か月後デュタステリドに変更，c：デュタステリド4か月後，d：デュタステリド7か月後．

が，デュタステリドという新しいオプションが登場したことで，症例ごとに個々の事情や効果を詳細に検討し，これらのうちどちらがその患者により適切であるかを考慮する必要がある．

価格面でも，フィナステリドはジェネリックも発売され，施設によって差異はあるものの，約6,500円前後であることが多いが，デュタステリドでは10,000円以上であることが多い．その意味では，より正確な毛髪の観察やより密な患者とのコミュニケーションが求められる時代になったといえよう．

問題点─5α-還元酵素阻害薬の前立腺癌への影響

7年間の9,060人の男性を対象とした前向きコホート研究であるPCPTによると，フィナステリド5 mg/日の内服により前立腺癌の発症率が24.8％減少した[7]．しかし，中等度〜高悪性度の前立腺癌が生検で検出される率は，フィナステリド内服群でむしろ増えていた．すなわち，フィナステリドは前立腺癌の発生を抑えるが，悪性度はかえって増強させる可能性が指摘された．デュタステリド0.5 mg/日内服の影響を調べた4年間，8,231人の男性のREDUCE study[8]でも，デュタステリドは前立腺癌の発生を抑えたが，逆に生検で検出される悪性度が増強した．

しかし，これは5α-還元酵素の影響で前立腺のサイズが縮小したために生検時のサンプリング効率が上がることによるアーチファクトである[9]というエビデンスが示された．さらに，PCPTで懸念されたフィナステリドの前立腺癌悪性度への影響が，前立腺全摘標本の組織学的検討ではみられなくなった[10]．その後の38,058人の医療従事者の男性を14年間にわたって調査した大規模かつ長期の前向きコホート研究では，重ねて前立腺癌の悪性度への影響は否定された[11]．

PCPT

Prostate Cancer Prevention Trial

REDUCE

Reduction by Dutasteride of Prostate Cancer Events

ミノキシジル

適応

　市販ミノキシジルローション（リアップ®）の説明書で効能・効果として記載されているのは，壮年性脱毛症に対してのみである．男性の場合はAGAに相当し，5％ミノキシジルローションが適応となる．一方，女性の場合はFPHLに相当し，1％ミノキシジルローションが適応となる．

　ミノキシジルを含め構成成分への接触アレルギーやローション中に含まれるブチレングリコールに対する刺激反応には注意が必要で，これらがみられたら中止する．もしくは，これらの既往があった場合は使用しない．さらにカリウムチャンネルオープナーであるので，心疾患，腎疾患があれば使用しない．20歳未満は国内使用経験がないことから，使用しないよう注意書きが示されている．

副作用

　接触皮膚炎が生じうる．日本の臨床試験では，接触皮膚炎が5％ローションで3.3％に，1％ローションで2％に生じた．心拍数増加が報告されており[12]，動悸については注意すべきである．

問題点―ミノキシジル内服薬について

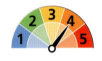

ミノキシジル内服薬

　ミノキシジル内服薬が使用されることもあるが，AGA/FPHLへの効果はごく最近報告[13,14]されたにすぎず，さらに重要なことはミノキシジル外用との比較試験はなされていないことである．動悸などの副作用リスクは内服のほうが増すことになるので，この比較試験がエビデンスとして必須であろう．またミノキシジル内服薬による肝障害について厚生労働省より注意喚起された[*1]．以上から，AGA/FPHLへのミノキシジル内服薬は現時点では勧められない．

[*1] 日本皮膚科学会ホームページ参照．
https://www.dermatol.or.jp/modules/news/

赤色LED/低出力レーザー

適応

　AGA，FPHLどちらでも適応となる．とくに高齢女性でミノキシジルローションが動悸などの副作用面への念慮から使用しにくい場合は考慮してもよいであろう．

副作用

　照射時のわずかな熱感を訴えることもあるが，比較的安全である．

問題点

　効果が強力ではなく，他治療との併用が必要となる．また週3回以上の照射

が望ましく，クリニックで行うには通院回数が多くなる点があげられよう．今後，照射器のスペック向上が待たれる．

自毛植毛術

適応

AGA，FPHL どちらでも適応となる．ただし，施行されてきた症例は AGA のほうが多い．

副作用

外科的侵襲であるので，局所の神経を刺激することによって，神経痛，しびれがしばらく残存することがある．また植毛部に毛包炎を生じたり，ドナー側頭皮に瘢痕を形成したりすることもまれながらある．創傷治療によってかゆみがでることも経験される．

問題点

一般によく行われているのは FUT 法である．後頭部皮膚を採取し，そこから毛包単位（follicular unit）（❸）を一つひとつ株分けした後，その unit を一つずつ，男性型脱毛症頭皮に植え込むという方法である．技術の進歩とともに生着率は向上し，自然な植え込みができるようになった．また必要に応じて密な植え込みも可能となった．しかし，この方法も人員と費用の面でデメリットがある．すなわち，毛包単位株分けを行うテクニシャンを多く雇う必要がある．その作業は実体顕微鏡を用いた細かい作業となり，そのためには訓練が必要となる．

このような問題点を解決するために，micro graft 法の改良として Choi 式*2 など種々のニードルが作製され，毛包単位をできるだけ完全な形で採取し，愛護的に植毛部へ植え込む方法が開発された．また最近では毛包採取，植え込みを自動で行う植毛ロボットが登場し，注目を集めている．

FUT
follicular unit transplantation

*2 Choi 式
自毛植毛の手術法の一つ．採取した毛包グラフトを専用の植毛針を用いることで，穴あけと植え込みを同時に行うことができる．

❸ 株分けされた毛包単位（follicular unit）

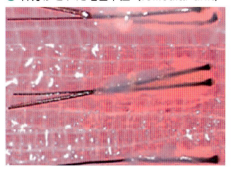

（くらた医院院長 倉田荘太郎先生のご厚意により提供）

人工毛植毛術

　以前は人工毛植毛が行われていたが，激しい異物反応をきたすことが多く，施行は控えるべきである．

文献

1) Price VH, et al. Lack of efficacy of finasteride in postmenopausal women with androgenetic alopecia. J Am Acad Dermatol 2000；43：768-76.
2) Gubelin Harcha W, et al. A randomized, active- and placebo-controlled study of the efficacy and safety of different doses of dutasteride versus placebo and finasteride in the treatment of male subjects with androgenetic alopecia. J Am Acad Dermatol 2014；70：489-98 e3.
3) Sato A, Takeda A. Evaluation of efficacy and safety of finasteride 1 mg in 3177 Japanese men with androgenetic alopecia. J Dermatol 2012；39：27-32.
4) Thompson IM, et al. Prediction of prostate cancer for patients receiving finasteride：results from the Prostate Cancer Prevention Trial. J Clin Oncol 2007；25：3076-81.
5) Jung JY, et al. Effect of dutasteride 0.5 mg/d in men with androgenetic alopecia recalcitrant to finasteride. Int J Dermatol 2014；53：1351-7.
6) Shanshanwal SJ, Dhurat RS. Superiority of dutasteride over finasteride in hair regrowth and reversal of miniaturization in men with androgenetic alopecia：a randomized controlled open-label, evaluator-blinded study. Indian J Dermatol Venereol Leprol 2017；83：47-54.
7) Thompson IM, et al. The influence of finasteride on the development of prostate cancer. N Engl J Med 2003；349：215-24.
8) Andriole GL, et al. Effect of dutasteride on the risk of prostate cancer. N Engl J Med 2010；362：1192-202.
9) Kulkarni GS, et al. Evidence for a biopsy derived grade artifact among larger prostate glands. J Urol 2006；175：505-9.
10) Lucia MS, et al. Finasteride and high-grade prostate cancer in the Prostate Cancer Prevention Trial. J Natl Cancer Inst 2007；99：1375-83.
11) Preston MA, et al. 5alpha-reductase inhibitors and risk of high-grade or lethal prostate cancer. JAMA Intern Med 2014；174：1301-7.
12) Leenen FH, et al. Topical minoxidil：cardiac effects in bald man. Br J Clin Pharmacol 1988；26：481-5.
13) Beach RA. Case series of oral minoxidil for androgenetic and traction alopecia：Tolerability & the five C's of oral therapy. Dermatol Ther 2018；31：e12707.
14) Sinclair RD. Female pattern hair loss：a pilot study investigating combination therapy with low-dose oral minoxidil and spironolactone. Int J Dermatol 2018；57：104-9.

QOL への対応
—ウィッグの使用を含めて

乾　重樹（大阪大学/心斎橋いぬい皮フ科）

> **本テーマのエビデンスレベル**
> ウィッグの脱毛症患者 QOL への好影響は一定のエビデンスがあり，日本皮膚科学会ガイドラインでも使用が推奨されている． レベル2

ウィッグ

脱毛症患者の心理と QOL

　脱毛症は患者の心理状態に大きな影響を及ぼす．したがって，脱毛症状をカモフラージュするウィッグは外見上への影響だけでなく，内面的な生活の質（QOL）へも大きな効果が期待できると予想される．しかし，ウィッグの心理的な効果について医学的見地から調べられた報告は長い間ほとんどなされなかった．

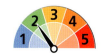

QOL
quality of life

日本皮膚科学会『男性型および女性型脱毛症診療ガイドライン（2017年版）』におけるウィッグ

　脱毛症患者が使用するウィッグについて，その必要性や有用性は臨床医の誰もが感じ，認めるところであろう．2017年に発表された日本皮膚科学会による『男性型および女性型脱毛症診療ガイドライン（2017年版）』[1]では，ウィッグの body image や QOL への影響についての満足度は正の相関を示し，「着用を行ってもよい」と記載されている．

脱毛症患者におけるウィッグの社会心理的効果

　筆者らは，脱毛症患者におけるウィッグの QOL への影響を検討するため，福祉用具の使用者への心理的効果を評価するツールである福祉用具心理評価スケール（PIADS）[2]を用いた．実際には Day らが提案したものを日本語版[3]によって検討を行った．

PIADS
psychosocial impact of assistive device scale

AGA
androgenetic alopecia

AGA 患者への効果

　PIADS を用いてウィッグを使用している AGA 男性 26 人に PIADS のアンケートに答えてもらった[4]．その結果，PIADS 平均はベースラインである 0 に比べて有意に増加しており（$p<0.001$，Mann-Whitney U 検定），社会心理的 QOL がウィッグによって改善することが証明され，QOL の改善は効力感，積

> **column** 福祉用具心理評価スケール（PIADS）
>
> PIADSは，使用者が福祉用具を用いる前後を自身で比較してもらうことで，0を前後で不変として−3から+3までで点数化される指標である．具体的に評価されるのは26の項目から成り，それらの質問項目は，効力感（物事を行う能力，12項目），積極的適応性（さまざまな仕事に適応する能力，6項目），自尊感（自分の行いへの自信，8項目）の3つの評価項目に分類される．おのおのの質問項目の点数の平均で効力感，積極的適応性，自尊感の変化を表す．正の点数はQOLの改善として解釈される．

極的適応性，自尊感の3因子においても同様に示された（❶）．

また，PIADSアンケートに答えてもらうと同時に，ウィッグ装着時の見た目への満足感を0～10 cm視覚的評価スケール（VAS）で評価した．その結果，PIADS合計，効力感，積極的適応性，自尊感のいずれもウィッグ装着時の見た目への満足度を評価したVASスケールと正に相関した（$p<0.05$，Spearmanの順位相関係数；❷）．

さらに，PIADS合計，効力感，積極的適応性，自尊感の改善度とHamilton-Norwood分類[*1]によるAGA重症度との相関を調べたところ，前三者については正に相関することがわかった（$p<0.05$，Spearmanの順位相関係数；❸）．しかし，自尊感はAGA重症度と相関しなかった．ウィッグ装着時の見た目への満足度自体は7.75+/−1.34（0：完全に不満足，10：完全に満足）であり，総

VAS
visual analogue scale

[*1] Hamilton-Norwood分類
p.194❸❹参照．

❶ 男性型脱毛症患者におけるウィッグの福祉用具心理評価スケール平均と各指標

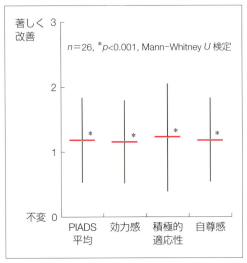

福祉用具心理評価スケール（PIADS）平均点，効力感，積極的適応性，自尊感の3因子はいずれもベースラインである0に比べて有意に増加した（$n=26$）．
（Inui S, et al. 2013[4]より作成）

❷ 男性型脱毛症患者におけるウィッグ装着時の見た目への満足感の
視覚的評価スケール（VAS）と福祉用具心理評価スケールの相関

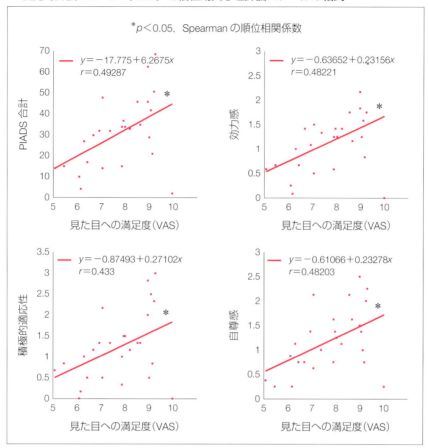

福祉用具心理評価スケール（PIADS）合計，効力感，積極的適応性，自尊感のいずれもウィッグ装着時の見た目への満足度を評価したVASスケールと正に相関していた．したがって，患者への心理的効果のためには円形脱毛症と同様，整容的満足が重要であることが示された．
（Inui S, et al. 2013[4])）

じて高い満足度であった．

　以上から，AGA患者への心理的効果には整容的満足が重要であることがわかった．また，重症度との相関の検討より，見かけの変化の大きさが心理的効果に影響していることが推測された．重症度と自尊感に相関が認められなかったのは，重症例では複雑な心理的問題があるのか，もしくは軽症例でもウィッグによって大きな自尊感の改善があるためか，さらに今後検討が必要であろう．いずれにせよ，ウィッグは患者のQOLを改善する有用なアイテムであると結論づけられる．

FPHL患者への効果

　AGA患者の場合と同様に，ウィッグを使用しているFPHL患者20人にPIADSアンケートに答えてもらった[5]．重症度は，標準となる脱毛症の臨床写真と比較し1～6点で採点する田島スコア[6]を用いて評価した．結果は，2点が

FPHL
female pattern hair loss

❸ **Hamilton-Norwood 分類による男性型脱毛症重症度と福祉用具心理評価スケールの相関**

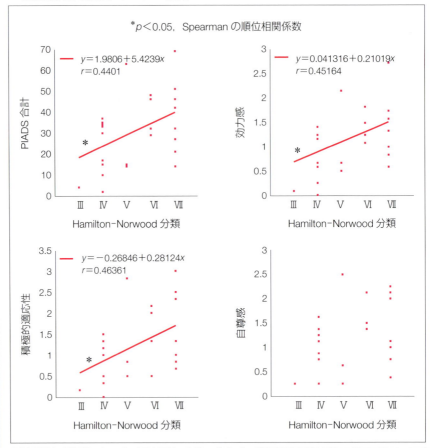

福祉用具心理評価スケール（PIADS）合計，効力感，積極的適応性は Hamilton-Norwood 分類による AGA 重症度と正に相関した．QOL への影響は見た目の変化の大きさによって増強することが示唆された．しかし，自尊感は AGA 重症度と相関しなかった．
(Inui S, et al. 2013[4])

2人，3点が3人，4点が3人，5点が7人，6点が5人であった．ウィッグ装着時の見た目への満足感は VAS $8.02+/-1.43$ で，十分な満足感が得られていた．PIADS 平均，効力感，積極的適応性，自尊感の3因子はともにベースラインである0に比べて有意に増加していた（$p<0.001$，Mann-Whitney U 検定；❹）．

AGA では PIADS 合計，効力感，積極的適応性，自尊感がウィッグ装着時の見た目への満足度を評価した VAS スケールと正に相関していたが，FPHL ではこれらの相関は見いだせなかった．さらに PIADS 合計，効力感，積極的適応性は AGA の重症度とは相関したが，FPHL では田島スコアとの相関もなかった．これらのことから，FPHL における心理的ストレスが脱毛の重症度以外の因子によっても複雑に影響されていることが示唆された．ただし，FPHL の被検者は比較的高齢（中央値 70.5 歳）であったために活動性の問題もあり，

❹ 女性型脱毛症患者におけるウィッグの福祉用具心理評価スケール平均と各指標

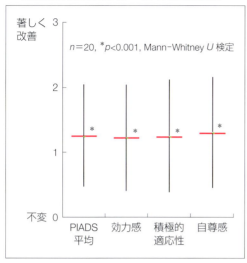

福祉用具心理評価スケール（PIADS）平均点，効力感，積極的適応性，自尊感の3因子はいずれもベースラインである0に比べて有意に増加した（$n=20$）．
（Inui S, et al. 2013[5]より作成）

さまざまな因子間の相関が得られなかった可能性もある．いずれにせよ，ウィッグのFPHL患者の心理的QOLへの好影響が証明された．

今後の展望

以上のことから，ウィッグは脱毛症患者のQOLを改善するというエビデンスに基づいた医療アイテムであり，その効果にはウィッグ装着時の見た目への満足度が重要であることが示された．したがって，実地臨床においては確かなエビデンスに基づいて脱毛症患者にウィッグを勧めることができるといえる．

ウィッグには既製品とオーダーメイドがあるが，後者のほうが価格は高くなる．しかしながら，近年，医療用ウィッグがJIS規格によって定められ，それらの価格は従来のおしゃれ用よりも安価になりつつある．小児の場合，初回を無料とするサービスもある[*2]．

フィナステリド

AGA患者27人に対し，そのQOLについてVASとDLQIを用いて，フィナステリド投与前後で比較した試験が報告されている[7]．その結果，両者ともにフィナステリド投与によって改善していた．さらに，フィナステリドが脱毛に対して有効だった症例と効果が乏しかった症例では，そのQOLの改善度に有意な差がなかったという．したがって，AGA患者においては，なんらかの治療を開始すること自体にQOL改善の効果があることが示唆された．

[*2]
㈱アデランス愛のチャリティー https://www.aderans.co.jp/corporate/love/ など．

DLQI
dermatology life quality index

文献

1) 眞鍋求ほか．男性型および女性型脱毛症診療ガイドライン（2017 年版）．日皮会誌 2017；127：2763-77.
2) Day HY, et al. The stability of impact of assistive devices. Disabil Rehabil 2001；23：400-4.
3) 井上剛伸ほか．福祉用具心理評価スケール（PIADS 日本語版）の開発 2．国リハ研紀 2001；21：54.
4) Inui S, et al. Effect of wigs on perceived quality of life level in androgenetic alopecia patients. J Dermatol 2013；40：223-5.
5) Inui S, et al. Effect of hairpieces on perceived quality of life in female pattern hair loss patients：questionnaire based study. J Dermatol 2013；40：671.
6) Tajima M, et al. Characteristic features of Japanese women's hair with aging and with progressing hair loss. J Dermatol Sci 2007；45：93-103.
7) Yamazaki M, et al. Oral finasteride improved the quality of life of androgenetic alopecia patients. J Dermatol 2011；38：773-7.

治療の全般的エビデンスレベルと今後の展望

乾　重樹（大阪大学/心斎橋いぬい皮フ科）

フィナステリド

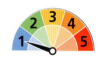

　海外の8件および国内の1件の良質なRCT，1件の非RCTによって，写真評価による毛量増加，毛髪数の増加，毛髪重量増加が証明されている．すでに長く臨床実地で使用されてきており，多くの臨床医によってその効果は実感されている．今後も安全性の高い治療法として広く行われるだろう．

デュタステリド

　海外における3件のRCT，国内における1件の非RCTがある．最も大規模なRCTは日本を含めた国際臨床試験では，プラセボ群との比較だけでなく，デュタステリド0.5 mg/日内服群とフィナステリド1 mg/日内服群の比較が行われ，全毛髪数と毛直径の増加，さらに頭頂部と前頭部の写真評価についてデュタステリドのほうが優れた効果を示した．国際的には欧米ではまだ承認されておらず，上市されているのは日本，韓国，台湾，南米などに限られる．

ミノキシジル外用液

　AGAに対して14件のRCT，1件のシステマティックレビュー，FPHLに対して10件のRCT，1件のシステマティックレビューが報告されている．いずれのエビデンスも良質であり，レベル1の治療といえる．海外ではフォーム型5％が販売されているが，これについてもAGAに対するRCTで有効性が示されている．

ミノシキジル内服薬

　有効性を示す論文は少数に限られているが，ミノキシジル外用液に対しての優位性は示されていない．内服することによる危険性を考慮すれば，まだ推奨できる段階にはないといわざるをえない．海外では降圧薬として上市されている国もあるが，日本では内服薬が承認されておらず，医療機関の責任において海外から輸入するよりない．今後エビデンスの集積が待たれる．また，その安

全性についてのデータが示されることが求められよう．

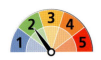
赤色 LED/低出力レーザー

　低出力レーザー/赤色 LED 照射療法について RCT が報告されている．いずれの試験でもプラセボ群に対して有効性が示されている．しかし，それらの臨床試験で用いられている機材はさまざまであり，どのような機材が最適であるかは今後の問題である．また，その効果はまだ強力ではなく，他治療に対する付加的治療という意味合いとなろう．今後，機材スペックの向上が待たれる．

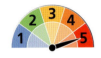
人工毛植毛術

　重篤な異物反応の報告が多くなされている．米国では禁止されている．日本では禁止はされていないが，行われることは少なくなっている．日本皮膚科学会ガイドラインでも行うべきではないとされている．

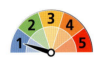
自毛植毛術

　RCT では行われていないものの，その効果は明らかであり，日本皮膚科学会ガイドラインでも行うべきと推奨されている．世界的にも古くから行われており，技術革新が今後も期待される．

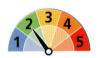
ウィッグ

　ウィッグ装着による QOL の改善が証明されている．装着時の見かけへの満足度が高いほど，AGA が重症であるほど，その効果が高い．FPHL への効果も示されている．カモフラージュとして黒色や茶色のパウダーが利用されることがあるが，データはないものの，同様の QOL 向上効果が期待される．

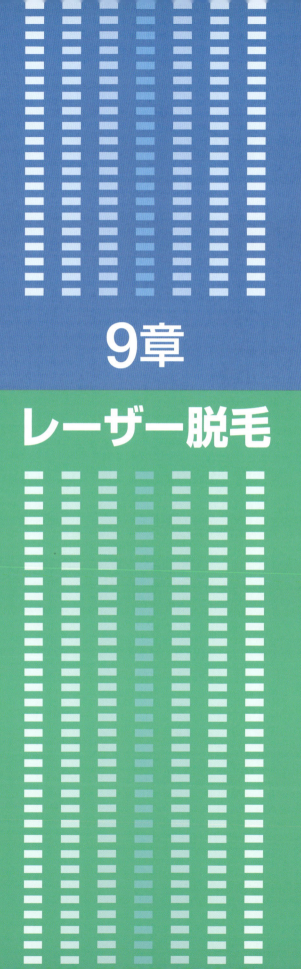

9章
レーザー脱毛

臨床医としての基礎知識

北野幸恵（千歳台きたのクリニック）

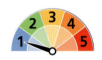

本テーマのエビデンスレベル
十分なエビデンスがあり，明らかに推奨される． → レベル1

毛の処理法とその選択に際しての注意点

　毛の処理法には，毛剃り，毛抜き，脱色，除毛クリームやワックス脱毛などの一時的減毛法と，針脱毛，レーザー脱毛とIPL脱毛による長期的減毛法がある．

　一時的減毛法は，自宅などで気軽にできる方法ではあるが，毛がすぐに生えてくるため繰り返し処理をする必要がある．頻回な処理は，角質層や毛根にダメージを与え，しばしば皮膚炎や色素沈着を誘発する．針脱毛は絶縁針を毛根に差し込んで通電する脱毛方法であり，レーザー脱毛が登場する直前まで唯一の長期的減毛手段であった．しかし，施術時間が非常に長く，治療費が高額であり，未熟な施術による感染や瘢痕がしばしば問題となった．レーザー脱毛が普及した今日，針脱毛は脱毛の第1選択としては考えにくいが，レーザーの禁忌部位や硬毛化の解決，母斑の剛毛除去など限られた対象において必要とされている．

　レーザー脱毛とIPL脱毛は，光によって長期的減毛を達成する脱毛手段である．照射された光は，皮膚にダメージを与えずに深部の毛包周辺に不可逆的変化をもたらす．光による脱毛方法は，針脱毛に比べて疼痛が少なく，短い施術時間ですみ，費用も安価である．このため，レーザー脱毛とIPL脱毛は爆発的に普及するところとなった．しかし，これら光による治療機器は，使用方法を誤ると皮膚の熱傷や失明・白内障などの眼疾患を生じる危険性を内包する．

　近年，家庭用のIPL脱毛器が通信販売などで気軽に購入できるようになった．家庭用機器はパワーが減弱されているとはいえ，医療用のIPL脱毛装置と同様の健康被害を生じる可能性がある．家庭用脱毛機器を承認している国もあるが，日本では，少なくとも現時点において，医師はこのような機器を患者に推奨するべきではない．

　本章では，レーザー脱毛を中心に述べ，必要に応じてIPL脱毛に関する補足を行う．

IPL
intense pulsed light

脱毛レーザーの奏効機序

レーザー光の重要な要素は，波長，フルエンスとパルス幅である．

脱毛レーザーには，600～1,100 nm の波長領域が使用される．この領域よりも短い波長は皮内で強く散乱されるうえに，ヘモグロビンなどほかの構造体への吸収が強いため，深部の毛根に到達しにくく，目的以外の組織へのダメージが大きい．一方，この領域よりも長い波長では，メラニンへの吸収が非常に弱いため，効果的な減毛ができない．また，波長が 1,100 nm より長くなると，照射光は水に吸収されるようになり，透過性が衰えるとともに疼痛が生じやすくなる．600～1,100 nm の波長領域は，皮膚浅層組織を障害せずに透過し，深部組織に生物学的影響を及ぼすことが可能なため，optical window とよばれる[1]．実際の脱毛装置では，755 nm，800 nm，940 nm，1,064 nm などが使用される．

レーザー脱毛では，連続した光ではなく，断続的なパルス光が照射される．パルスの強度の単位には，エネルギー密度＝フルエンス（fluence）（J/cm^2）が使用される．1 パルスの照射時間はパルス幅（pulse duration）とよばれる．脱毛レーザーでは，表在性色素疾患を治療するレーザーに比べて長いパルス幅を使用するため，レーザー機器の名称に「long pulse alexandrite」など "long pulse" の修飾語をつけられることがある．

レーザー装置から皮膚表面に向けて発射された光は，最終的に発毛のおおもとの組織に不可逆的な熱損傷を与えることにより長期的減毛を生じる．そのような組織に対しては，「発毛原器」「発毛の幹細胞」「発毛最上流の細胞」など，種々の名称がつけられているが，現在までになんらかの唯一の組織が明らかになっているわけではない．したがって，本項では脱毛レーザーの最終ターゲットを「発毛中枢」という名称に統一した．

レーザー光による発毛中枢の変性過程

レーザー光が照射されてから，発毛中枢が変性するまでの過程は次のように考えられている（❶）．

①皮膚表面：レーザー光は，皮膚表面での反射により，4～7％の光エネルギーを失う[2]．

②表皮：レーザー光が表皮を透過する際，光エネルギーの一部が表皮メラニン顆粒に吸収され，透過光が減弱するとともに表層温度が上昇する．表皮温の過度な上昇を抑制するために，脱毛レーザー機器のパルス幅は長めに設定されている[3]（column 1 参照）．また，同様の目的のため，すべての脱毛レーザー機器には表皮冷却装置が内蔵または付属している．

③真皮：レーザー光は，真皮に侵入後，水やヘモグロビンによる吸収および真皮コラーゲン組織による散乱によって，さらに減衰する．とくに散乱の影響は大きく，これがレーザー光の深達を妨げる主たる要因となっている[1]．

①～③は，照射された光が毛幹に達するまでの過程である．レーザー光は，

❶ 光が皮膚に照射されてから発毛中枢に不可逆的変性を起こすまでの経路

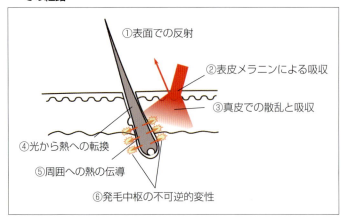

❷ フルエンス，パルス幅と温度上昇の仕方

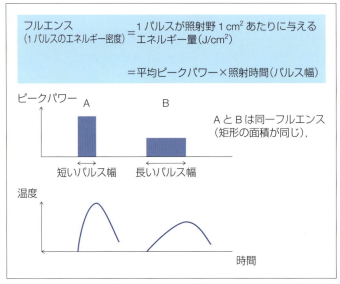

同じエネルギー密度で照射しても，短いパルス幅のほうがより高温に達する．

皮膚に照射されてから深層の毛幹に達するまでの間，反射，吸収，散乱により減弱する．減弱作用はレーザー光の波長が短いほど強く生じるため，短波長では深層に達しにくく，表層に熱がたまりやすい．

④毛幹：照射されたレーザー光は毛幹メラニンに吸収され，熱が発生する．この過程には，ⅰ波長，ⅱフルエンスとパルス幅，ⅲ毛の太さと色でメラニン量，ⅳ毛の長さと皮毛角で規定される毛根の深さ，などが複雑に関与する．

毛幹では，波長が短いほど，メラニンへの吸収度が高いため低フルエンスで効率が良いエネルギー転換が起こる．当然のことながら，高いフルエンスほど高温となる．しかし，同じフルエンスであっても，パルス幅が短ければ

column 1 パルス幅について

　脱毛レーザーは，選択的熱融解理論（SP）[5]を上手に利用した機器であるといわれる[3]．SP理論によると，対象組織の熱緩和時間（TRT）よりも短いパルス幅で照射するならば組織内への「熱の封じ込め」が可能となる．TRTとは，組織が熱せられた際に最高温度から半分の温度に下がるまでの時間で定義され，組織の形状や大きさによって値が異なる．

　1996年Andersonらのグループは，SP理論を表皮と毛根に適用することによって初めて脱毛レーザーを実用化させた．具体的には，表皮に対しては，これを破壊しないようにパルス幅を表皮のTRTよりも長い10 msec以上とし，毛根に対しては，これを十分破壊しつつ周囲組織を変性させないようにパルス幅を毛根TRTよりも短い50 msec以下とした．1990年代に製作された脱毛レーザー装置のパルス幅は，おおむねこの範囲で設定された．

　とはいえ，SP理論はもともと均一な組織に対して適用されたものであり，毛根のように不均一な組織には異なる理論が必要であった．さらに，当時はまだ発毛中枢は毛乳頭にあるという説が有力であり，バルジ領域のFSC説は萌芽的研究の段階にあった．毛乳頭と異なりFCSは毛包の遠位部に局在するため，SP理論による破壊を説明することは困難であった．しかし2000年までの間にバルジ領域のFSCを発毛中枢とする説が有力となり[6]，脱毛レーザーに対するSP理論は見直しを迫られた．

　2001年，Andersonらのグループは，SP理論の修正理論としてESP理論を発表した[7]．ESP理論のポイントは，以下の2点である．
①照射光に反応して熱を発生するヒーター組織（毛幹）と，照射光に反応しないターゲット組織（発毛中枢）との距離が離れている場合のパルス幅は，TRTを超え，熱がヒーターから組織に届く時間までの長さが適切であるとした（❸）．
②脱毛のターゲット組織をバルジ領域のFSCと定め，これに不可逆的熱損傷を与えるためのパルス幅を算出した．

　SP理論に基づくパルス幅が10〜50 msecであったのに対し，ESP理論に基づき推奨されたパルス幅は1,000 msecを超える非常に長いものであった．しかし，1,000 msecという超長パルス幅が臨床で用いられるようになると，耐えがたい痛みが生じるとともに，減毛率がかなり低いことが判明した[8-10]．結局のところ，このタイプの脱毛レーザー装置は短期間で市場から姿を消した．また，脱毛施術後の皮膚組織において，FSCが変性していないことが病理学的に示され[11]，ESP理論のうち②の部分はさらに見直されることになった．とはいえESP理論の①の部分は，長期的減毛のモデルとして広く受け入れられ，今日に至っている．

　その後の発毛研究では，発毛にはFSC以外に毛包に存在する多くの幹細胞と支持細胞が複雑に関与することが明らかになってきた．これを受けて，最近の脱毛に関する文献ではターゲットをFSCに限定せず，漠然と毛包および毛包周囲組織と記載する文献が多いようである．また，パルス幅に関しては，理論主導というよりは，臨床からのフィードバックによって適切な値が模索され，10〜100 msecが主流となっている（❹）．

SP
selective photothermolysis

TRT
thermal relaxation time

FSC
follicular stem cell

ESP
extended theory of selective photothermolysis

❸ 選択的熱融解理論と修正選択的熱融解理論

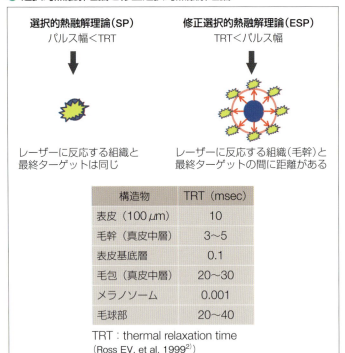

短時間で高温に達し，パルス幅が長ければ温度はゆっくりと上昇し，やや低い温度で最高温度となる（❷）．

　波長，フルエンス，パルス幅が同じであっても，黒く太い毛はメラニン量が多いため発生する熱量が多く，色が薄く細い毛では熱量が少ない．一般的には黒く太い剛毛のほうが容易に減毛できるといわれているが，剛毛でも毛根が深い場合は照射光が深部毛根に到達しにくいため，減毛が困難である[4]．⑤毛幹から毛包周囲へ：毛幹で発生した熱は周囲に拡散し，⑥毛包周囲にある発毛中枢に不可逆的な変化をもたらす．これにより，長期的減毛が達成される．⑤と⑥は，毛幹で発生した熱がターゲットを変性させるまでの過程であり，毛包とその周囲の解剖学的構造や発毛中枢の局在が関与する（column 1参照）．

　以上のように，脱毛レーザーは，表皮メラニンの温度を上げずにこれを潜り抜け，真皮で減弱しながらも毛根に到達した光が毛幹メラニンで熱エネルギーに転換したのち，発毛中枢を変性させ，長期的減毛に至る．

レーザー脱毛とIPLの違い

　IPL脱毛では，キセノンランプが発する幅広い波長のうち，脱毛に適した波長領域をフィルターによって選択して照射する．IPLの光はレーザーと異なり，広スペクトラムで，指向性がない．IPL脱毛の本体機器は，表在性治療やシワ治療にも使用できる多目的装置であり，フィルター変更のみで治療目的を変更

❹ レーザー脱毛後の施術経過（26 歳，女性）

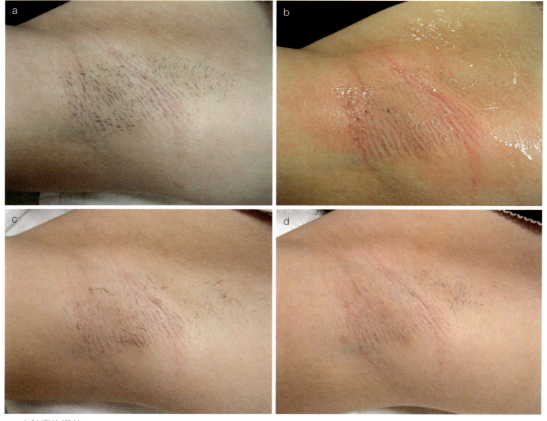

a：右腋窩施術前.
b：MeDiostar XT　パルス幅 90 msec，フルエンス 26 J/cm^2 にて施術直後．パルス幅が比較的長いため，毛の爆出はほとんど生じない．
c：1 回目施術後 1 か月半．
d：2 回目施術後 1 か月半．良好な減毛が観察される．

できる．しかし，IPL 脱毛の深達性は低く，減毛率はレーザーよりも低いことが多い．ちなみに，エステの「フラッシュ脱毛」や「光脱毛」は，低出力の IPL である．

レーザー脱毛の禁忌と他疾患に対する治療効果，若年者への施術

毛の処理を希望または必要とする患者のほとんどにレーザー脱毛を推奨できる．しかし，なかには脱毛を推奨できない，推奨するにしても困難が予想される，あるいは明らかに禁忌の場合がある．

細い毛，色が薄い毛，色が濃い肌

非常に細い毛や色が薄い毛は毛幹メラニンに乏しく，照射光に反応して発生する熱量が少ないため，十分減毛できない場合がある．白髪の長期的減毛はほ

❺ Fitzpatrick skin type

skin type	肌の色	日焼けによる皮膚の変化
Type Ⅰ	白色	常に赤くなる．褐色変化は生じない．
Type Ⅱ	↕	常に赤くなる．褐色変化がわずかに生じる．
Type Ⅲ		時折軽度に赤くなる．褐色変化が生じる．
Type Ⅳ		わずかに赤くなる．常に褐色変化が生じる．
Type Ⅴ	↕	まれにしか赤くならない．容易に褐色変化が生じる．
Type Ⅵ	濃い褐色	決して赤くならない．

ほ不可能といってよい．また，肌色が濃い Fitzpatrick skin type（以下，skin type）（❺）Ⅳ～Ⅵの患者は，照射光が表皮のメラニンに強く吸収されるため，深部毛幹に光が届きにくいうえ，表皮温度が上がりやすく，熱傷リスクが高い．したがって，肌色が濃い患者への施術では，弱めの照射条件を選択せざるをえず，減毛効率は低く施術回数が多くなる．

日焼け

過度な日光曝露の直後は，さらなる刺激が加わることによって水疱や表皮壊死を起こしやすいため，脱毛レーザー施術は禁忌である．日焼けの初期症状が軽快し，色素沈着のみが残る場合は，肌色が濃い患者と同様の配慮を行う．とくに skin type Ⅳ～Ⅵの患者では日焼けの初期症状を見逃しやすいので，注意が必要である．

脱毛施術は，2 か月程度の間隔をあけながら 4～6 回の施術を行うので，合計 1 年近くに及ぶことが多い．初診時のみならず，毎回の施術前に注意深く皮膚の状態を観察するべきである．

禁忌疾患，禁忌部位と気をつけるべき疾患

脱毛施術後に全身に蕁麻疹を発症したとの報告がある[12,13]．この症状は，蕁麻疹の既往がない患者にも発症しうるため，完全に予防することは不可能である．少なくとも現在，蕁麻疹罹患中の患者には施術を控えるべきである．その他，感光性薬剤や抗凝固薬内服中，インスリン依存型糖尿病，ヘルペス発症中，皮膚癌，妊婦の脱毛も避けるべきである．

眉に対する脱毛レーザー施術により，ぶどう膜炎や虹彩後癒着が生じたとの報告がある[14-16]．脱毛レーザー光は深部へ届きやすい性質を有するので，ゴーグル装着下でも目を損傷することがあるため，眼瞼周囲の脱毛は避けるべきである．

真性ケロイドや肥厚性瘢痕の既往がある患者に対する施術では，施術部にケロイドが生じる危険性がある．最初に施術部にテスト照射を行い，安全性を確認後に施術を行うべきである．

他疾患に対する治療効果

通常のレーザー脱毛は美容目的であるが，特定の疾患では疾病の改善に役立つ場合がある．ひげ剃りによって誘発される下顎・頸部の毛嚢炎，pseudofolliculitis barbae は，レーザー脱毛によって改善することが知られている[17]．同様に，アトピー性皮膚炎は脱毛を避ける理由とはならない．むしろ，脱毛レーザーによって皮膚炎を寛解に導くことが可能である．これは，脱毛によって毛剃りの必要がなくなるだけでなく，レーザー光がかゆみの伝導線維である C 線維を脱分極し，かゆみが抑制されることも一因であるといわれている[18]．

脱毛レーザーは，その他，毛巣洞や化膿性汗腺炎の治療にも有効との報告がある[17,19-23]．

多毛症の患者にとって，長期的減毛治療は対症療法そのものであり，実際多くの患者が脱毛施術の恩恵を受けている．ホルモン値が正常の特発性多毛症は脱毛施術へ良好な反応を示すが，未治療の多嚢胞性卵巣症候群（PCOS）をはじめとするホルモン異常値による多毛や，ステロイド薬内服などによる薬剤性多毛では，減毛率が低く，硬毛化を生じやすい[24-26]．

PCOS
polycystic ovary syndrome

若年者のレーザー脱毛

脱毛施術の低年齢化は最近の一つの傾向である．幼稚園児や小学生の親が，体毛の減毛相談に訪れることがしばしばある．毛が目立つ児であっても，年少者の毛幹は細く，レーザーに反応するメラニン量は少ない．また，年少児は痛みに弱いので，適切な出力で施術しにくい．これらの理由から，年少児では減毛率が低いうえに長期的減毛になりにくいこと，万が一脱毛が長期にわたる場合は費用的な問題も無視できなくなることなどを保護者に理解してもらう必要がある．

小学校高学年から中学生で腋窩脱毛をする女児は多い．スイミングやバレエなどで日常的に毛剃りが必要な場合は，積極的に施術を勧めてもよい．疼痛に敏感な若年者には，局所麻酔薬を適切に使用する，あるいは痛みが少ない機種を選択するなどの工夫により，スムーズな施術が可能となる[27]．

どのような医療機関に紹介するべきか

長期的減毛が可能な脱毛装置を有する医療機関に紹介するべきである．また，施術医師がスキンタイプや毛の状態を正確に診断でき，機器の特性を十分理解するとともに，使用手技について習熟していることも重要である．

> **column 2** 陰部脱毛への関心
>
> 　欧州などでの普及には及ばないものの，近年，日本でも陰部脱毛を希望する患者が増えている．陰部脱毛の動機は多彩である．単に外見上の希望のみならず，毛がないほうが清潔であるという意識や，無毛はパートナーへのエチケットであると考えることなどにより，陰部脱毛を決断する患者が多いようである．また近年は20代，30代女性のみならず，40代，50代や男性の希望者も増えている．中高年世代のなかには，高齢者介護の際に陰毛にまとわりつく便の処理に苦労した経験から，自分が介護される立場になる前に陰毛をなくしておこうという動機で陰部脱毛（介護脱毛）に踏み切る例もあるとのことである．これらもまた，レーザー脱毛施術の安全性と確実性に対する信頼が高まったことにより生じた社会現象であるいえよう．

治療費

　脱毛レーザー施術の価格や料金システムは，施設間で大きな差がある．たとえば，ワキ脱毛1回の料金は，同じレーザー機種による施術であっても2,000円程度から1万円前後までと，5倍前後の差がある．

　施術1回ごとに支払う料金システム（都度払い）の場合，患者にとっては躊躇なく施術を中止できる安心感があり，料金トラブルは少ない．都度払いのデメリットは，患者が早期に施術に対して不満を感じたとき，挽回するチャンスが減ることである．脱毛開始後1，2回目は，患者の肌や毛の状態や施術条件を調整する期間でもあり，条件を見直して施術を重ねれば目的を達せられる可能性が高いが，都度支払いシステムでは患者のほうから早々に見切りをつける場合がある．

　これに対して，3〜6回のセット料金システムは，必要な回数を達成する動機づけとなる．また，医療施設にとっては患者一人が支払う金額を高めに設定できるという側面もある．セット料金設定の場合は，解約時のコストと，セット回数内で目的を達せられなかった場合の対応を明確にしておく必要がある．

エステティック（エステ）脱毛

　「エステの脱毛と，医療機関の脱毛はどう違うのですか」という質問は，多くの患者から頻繁に受けるものである．エステ脱毛はいくつかの問題をはらんでいる．

① 脱法行為の問題[*1]．事実上，エステでは長期的減毛は禁止されている．それにもかかわらず，現実にエステでは長期的減毛という脱法行為が行われている．

② 健康被害の問題．エステでは，医療的な知識のない未熟な施術者による熱傷

[*1] 平成13年11月8日付け医政医発第105号厚生労働省医政局医事課長通知では，「用いる機器が医療用であるか否かを問わず，レーザー光線又はその他の強力なエネルギーを有する光線を毛根部に照射し，毛乳頭，皮脂腺開口部等を破壊する行為を医師が行うのでなければ保健衛生上危害の生ずるおそれのある行為であり，医師免許を有しない者が業として行えば医師法第17条に違反する．」となっている．

が後を絶たず，しかも当然のことながら，熱傷に対する治療はできない．
③金銭的な問題など．しばしば問題になるのは，低金額で契約しても予約がとれない，あるいは価格の安さに惹かれて訪れたところ，いつの間にか高額ローンを組まされたなどのトラブルである．

上記のような問題がしばしば消費者庁へ訴えられているにもかかわらず，当局がエステ脱毛を取り締まる気配は見受けられない．エステが魅力的な脱毛を堂々と広告している現状において，医師がエステの脱法行為を批判したところで，どれだけ説得力があるだろうか，悩ましいところである．

文献

1) Anderson RR, Parrish JA. The optics of human skin. J Invest Dermatol 1981；77：13-9.
2) Ross EV, et al. Theoretical considerations in laser hair removal. Dermatol Clin 1999；17：333-55.
3) Grossman MC, et al. Damage to hair follicles by normal-mode ruby laser pulses. J Am Acad Dermatol 1996；35：889-94.
4) 葛西健一郎．脱毛．渡辺晋一ほか編．皮膚レーザー治療プロフェッショナル．東京：南江堂；2013. p.206-19.
5) Anderson RR, Parrish JA. Selective photothermolysis：precise microsurgery by selective absorption of pulsed radiation. Science 1983；220：524-7.
6) Lyle S, et al. The C8/144B monoclonal antibody recognizes cytokeratin 15 and defines the location of human hair follicle stem cells. J Cell Sci 1998；111（Pt 21）：3179-88.
7) Altshuler GB, et al. Extended theory of selective photothermolysis. Lasers Surg Med 2001；29：416-32.
8) Ross EV. Extended theory of selective photothermolysis：a new recipe for hair cooking？ Lasers Surg Med 2001；29：413-5.
9) Rogachefsky AS, et al. Evaluation of a super long pulsed 810-nm diode hair removal laser in suntanned individuals. J Cutan Laser Ther 2001；3：57-62.
10) Rogachefsky AS, et al. Evaluation of a new super-long-pulsed 810 nm diode laser for the removal of unwanted hair：the concept of thermal damage time. Dermatol Surg 2002；28：410-4.
11) Orringer JS, et al. The effects of laser-mediated hair removal on immunohistochemical staining properties of hair follicles. J Am Acad Dermatol 2006；55：402-7.
12) Raison-Peyron N, et al. Follicular traction urticaria：a new form of chronic inducible urticaria？ Acta Derm Venereol 2017；97：522-3.
13) Landa N, et al. Urticaria induced by laser epilation：a clinical and histopathological study with extended follow-up in 36 patients. Lasers Surg Med 2012；44：384-9.
14) Elkin Z, et al. Iritis and iris atrophy after eyebrow epilation with alexandrite laser. Clin Ophthalmol 2011；5：1733.
15) Gunes A, et al. Two cases of anterior uveitis after laser eyebrow epilation. Cornea 2015；34：101-2.
16) Yalçindağ FN, Uzun A. Anterior uveitis associated with laser epilation of eyebrows. J Ophthalmic Inflamm Infect 2013；3：45.
17) Koch D, et al. The diverse application of laser hair removal therapy：a tertiary laser unit's experience with less common indications and a literature overview. Lasers Med Sci 2015；30：453-67.
18) 山田裕道．皮膚科治療に役立つ脱毛レーザーを用いた治療—レーザー脱毛でアトピー性皮膚炎もよくなる？ Vis Dermatology 2004；7：446-9.
19) Ghnnam W, Hafez D. Laser hair removal as adjunct to surgery for pilonidal sinus：our initial experience. J Cutan Aesthet Surg 2011；4：192.
20) Khan MAA, et al. Control of hair growth using long-pulsed alexandrite laser is an efficient and

cost effective therapy for patients suffering from recurrent pilonidal disease. Lasers Med Sci 2016 ; 31 : 857-62.
21) Hamzavi IH, et al. Laser and light-based treatment options for hidradenitis suppurativa. J Am Acad Dermatol 2015 ; 73 : S78-81.
22) Saunte DM, Lapins J. Lasers and intense pulsed light hidradenitis suppurativa. Dermatol Clin 2016 ; 34 : 111-9.
23) John H, et al. A systematic review of the use of lasers for the treatment of hidradenitis suppurativa. J Plast Reconstr Aesthetic Surg 2016 ; 69 : 1374-81.
24) Karn D, et al. Hormonal profile and efficacy of long pulse Nd-YAG laser in treatment of hirsutism. J Nepal Health Res Counc 2014 ; 12 : 59-62.
25) McGill DJ, et al. Laser hair removal in women with polycystic ovary syndrome. J Plast Reconstr Aesthet Surg 2007 ; 60 : 426-31.
26) Desai S, et al. Paradoxical hypertrichosis after laser therapy : a review. Dermatologic Surg 2010 ; 36 : 291-8.
27) Rajpar SF, et al. Hair removal with the long-pulse alexandrite and long-pulse Nd : YAG lasers is safe and well tolerated in children. Clin Exp Dermatol 2009 ; 34 : 684-7.

専門医としての治療アプローチ

北野幸恵（千歳台きたのクリニック）

その治療・機器を選択する根拠，文献

　脱毛レーザー機器をこれから購入する医師や，多種の脱毛レーザー機器を装備する施設で施術を行う医師は，レーザー機種間を比較・選択する立場にある．また，1種類の脱毛装置のみを使用する医師も，自身が扱うレーザーの特性を十分理解するとともに，他機種についても知識をもち，自院のレーザーの立ち位置を知る必要がある．

　国内で使用される主要な脱毛レーザー類は，媒体別に①アレキサンドライトレーザー，755 nm，②ダイオードレーザー，800〜810 nm，940 nm，1,064 nm の3波長のいずれかまたは混合波長，③Nd:YAG レーザー，1,064 nm，④ IPL に分類される．機種の大半は国内外において安全性と効果について承認を取得している（❶）．

IPL
intense pulsed light

長期的減毛効率

　755 nm アレキサンドライトと 810 nm ダイオードの比較では，長期的減毛と副作用における有意差はないとする報告が優勢である[1-7]．他にダイオードのほうが長期的減毛率は若干低いとの文献もある[8]．Nd:YAG は，755 nm アレキサンドライトと 810 nm ダイオードよりも長期的減毛率が劣るとの報告が優勢であるが[4,5]，三者は同等であるという報告や，Nd:YAG は 755 nm アレキサンドライトと同程度の高い減毛率を示したとの報告もある[9]．

　IPL は当初，755 nm アレキサンドライトおよび 810 nm ダイオードと同等の長期的減毛率を示すとされたが[6,7]，時代が下るにつれ，レーザーに比べると減毛率は劣るとの報告が増えてきた[10-14]．IPL は Nd:YAG よりも長期的減毛率が低いという報告[12,15]と同等であるという報告がある[16,17]．

疼痛

　アレキサンドライトと IPL は疼痛が弱く，これらに比べるとダイオードは若干疼痛が強い[1]．Nd:YAG では強い疼痛を生じることが多くの論文で報告されている[8,9,17,18]．近年，疼痛を最小限にするための低フルエンス照射方法が注目されている（column 1 参照）．

❶ 主な脱毛レーザーの仕様

	媒体	機種名	波長 (nm)	スポットサイズ (mm)	パルス幅 (msec)	最大周波数	冷却装置
単一波長	アレキサンドライト	GentleLase Pro	755	6~24	0.25~100	10 Hz	DCD
	ダイオード	LightSheer Duet	805	9×9 22×35	5~400 30~400	3 Hz	contact cooling (5℃) vacuum assist
		LightSheer DESIRE	805	9×9 22×22 22×35	5~400 5~400 30~400	3 Hz	contact cooling (2℃) vacuum assist
	Nd:YAG	GentleYAG Pro	1064	6~24	0.25~100	10 Hz	DCD
複数波長 切り替え	アレキサンドライト/ Nd:YAG	Gentlemax Pro Elite+	755/1064 755/1064	6~24 3~24	0.25~100 0.5~300	755 nm 3 Hz 1064 nm 5 Hz	DCD cold air-available separately
	ダイオード	Soprano ice PLATINUM*	755/805	10×15 10×20 (810 nm)	20	10 Hz, 単発と蓄熱型	contact cooling (4℃)
		LightSheer Infinity	805/1060	9×9 9×27 22×35	5~400 5~400 30~400	3 Hz	contact cooling (2℃) vacuum assist
複数波長 同時発射	ダイオード	メディオスターネクストプロ	808+940	10×14 30×10 38×24	単発 10~400, 蓄熱型 10~24 単発 8~400, 蓄熱型 5.6~19.6 単発 10~400, 蓄熱型 9.6~45.6	12 Hz, 単発と蓄熱型 12 Hz, 単発と蓄熱型 10.9 Hz, 単発と蓄熱型	contact cooling (10~27℃) contact cooling (17~27℃)
		Soprano ice PLATINUM*	755+805+ 1064	10×20	20	10 Hz	contact cooling (4℃)

*Soprano ice PLATINUMは複数波長切り替えと同時発射双方に対応.

濃い肌色での安全性と効果

　一般的に，アレキサンドライトはメラニンへ吸収されやすいため，肌色の明るい Fitzpatrick skin type Ⅰ～Ⅲ[*1] ならば安全に施術できるといわれている[19,20]．一方，肌色の濃い typeⅣ～Ⅵでは，Nd:YAG と 940 nm ダイオードが適する[21,22]．これら長波長は表皮ダメージが少なく，高フルエンスでの照射が可能なため，濃い肌色での減毛効率が高い[20]．しかし，アレキサンドライトでも，照射条件が適切であれば熱傷の発症率はきわめて低いことから，濃い肌色に対する施術が必ずしも禁忌というわけではない[21]．ただし，typeⅥでは水疱や痂皮が高率に生じるため，短波長による脱毛は避けるべきである[23]．

　IPL では typeⅣも安全に施術できるが，減毛率は Nd:YAG に劣るとの報告と[12]，同等であるとの報告がある[16]．いずれの波長を使用しても，熱傷回避のためにメラニン温度がなるべく上昇しないように注意しながら施術を行うため，目的とする減毛を達成するまでには数回の施術回数が必要である．

　ダイオードについては，近年，濃い肌色への対策として特殊な低フルエンス照射方法を導入する機種が中心となってきた．

[*1] Fitzpatrick skin type は「臨床医としての基礎知識」の❺参照．

硬毛化

　硬毛化（paradoxical hypertrichosis）は，脱毛レーザー施術によって軟毛が剛毛に変化する，あるいは毛の密度が高くなるなどの現象である．主として skin typeⅢ～Ⅵの患者に生じ，上腕，背部，および女性の顔から頸部が好発部位である．未治療の多嚢胞性卵巣症候群（PCOS）患者にも後発しやすい[24]．硬毛化は，施術箇所のみならず，施術箇所の周囲にも生じる．IPL と 755 nm による発症例が多く報告されているが[*2]，810 nm ダイオードでの報告もある[25-27]．940 nm ダイオードと Nd:YAG での発症は不明である．

　硬毛化の原因としては，中途半端な刺激と炎症が毛サイクルの変化や発毛刺激に働いた可能性が指摘されている[24]．硬毛化予防のためには，①施術部位周辺にコールドパックを置く，②連続照射を行う，③施術間隔を 4～6 週間と短くするなどの方法が報告されているが[27]，確実な予防手段としてプロトコール化されるには至っていない．施術時と同じレーザーで解決を図る場合，施術回数の増加か，強めのフルエンスでの照射が一般的である[20]．しかしそのような手段によっても太い毛が残ることが多いうえ，高フルエンス照射では熱傷などの合併症が懸念される．硬毛発症後，あえて何もせずに経過観察した結果，1 年程度で改善したとの報告もあるが，施術中止 10 年後の経過観察でも硬毛が残ったとの報告もある[28]．硬毛化の一因は，照射光が深達しないことにあるといわれるため，いったん硬毛化した場合，Nd:YAG レーザーなどの長波長や針脱毛は，より確実に解決できる手段であると考えられる[18,24]．

　いずれの機器を使用する場合においても硬毛化について事前の説明を行うことが肝要であり，解決手段が不十分な状況においては，高リスク患者の施術を行わないという選択も必要である[29]．

PCOS
polycystic ovary syndrome

[*2] 755 nm での発症率は 0.6～10％といわれている[24]が，女性の顔から首に生える黒い毛に限定した場合，33％に達するとの報告もある[26]．

文献による評価の問題点

文献によるレーザー機種の評価では，次の事柄に注意が必要である．

① 全体として，いずれの脱毛機器においても，十分高い減毛効率が示され，機種間に大きな減毛効率の差はないようにみえる．これは，ほとんどの文献が女性の腋窩や下腿などを対象としていることにも一因がある．実際，女性の腋窩や下腿のみを施術対象とするならば，どの機種を使用してもある程度良好な減毛効率を得られる．一方，男性のひげや背部では，機種間の能力差が大きいことはよく知られている．にもかかわらず，このような難治部位に対する照射条件についての研究報告はきわめて少ない．研究論文は，脱毛施術対象の多様性に追いついていない状況といえる．男性のひげと背部の脱毛については，十分なエビデンスがあるとはいえないが，短波長よりも，Nd:YAGや940 nmダイオードなどの長波長のほうが，高い減毛効率を得られることが知られている．

② 通常の科学的手法ならば，波長が異なる機種間の比較研究では，波長以外の因子を統一するところである．しかし波長によって吸収率に差があり，同じフルエンスで比較すると必然的に減毛率に差が出るため，異なるフルエンスで比較することになるが，どの程度の強度で比較すると適切であるかについては，明確な基準がない．また，異なる機種間でパルス幅や冷却条件を統一するのは事実上不可能である．メーカーが提示する推奨条件で比較する文献も多いが，推奨条件には幅があり，臨床現場では術者の判断でいくらでもパ

---

column 1　低フルエンス照射と大照射口による脱毛

低フルエンス照射

近年，ダイオードでは，低フルエンスでの脱毛のしくみが組み込まれるようになってきた．代表的な低フルエンス施術は，蓄熱型脱毛と吸引型脱毛である．

蓄熱型脱毛では，5～12 J/cm^{2}の低フルエンスを7～10 Hz程度で断続的に照射し真皮に熱を蓄積する．毛幹温度は時間をかけて徐々に上がり，過剰な温度上昇を伴わずに発毛中枢を変性させることが可能である[30-36]．また，表皮は常に放熱しているため，熱傷の危険性が減る．吸引型脱毛では，皮膚に陰圧をかけて吸引・伸展させることにより毛根が表層に近づく結果，低フルエンス照射で発毛中枢に熱変性をもたらすことが可能となる[37-39]．

いずれの低フルエンス照射法も，濃い肌色の対象において比較的安全な施術が可能であり，かつ，痛みが少ないことが特徴である．しかし，症例や部位によっては減毛率が低いことがあり，その場合は同じ機器に搭載される従来型施術モードや，他の脱毛機種へ施術手段を変更することになる．

大照射口による脱毛

最近の機種では，大照射口を装着できるようになった．従来の照射口面積はせいぜい1 cm^{2}前後であったが，最新機種では最大9 cm^{2}程度の照射口も選択できる．照射面積が大きいと，低フルエンスでも深部へ高エネルギーを届けることができるため，表皮熱傷の危険性が少ない[40]．一方，大照射口ではフルエンスは低くても総エネルギー量が大きいため，フルエンスがわずかに上昇しただけでも疼痛を生じる．大照射口は施術スピードが速く，広い面積を施術する際に便利であるため，全身脱毛を頻繁に行う施設を中心に採用されている．

専門医としての治療アプローチ

> **column 2** 脱毛対象の多様性への対応はどのように行うか

1990年代に登場した初期の脱毛レーザー機種は，短い波長1種類と固定パルス幅で構成されており，比較的色白の肌で，毛根が浅く太い黒色の毛を対象に施術する限りは問題がなかった．

その後，脱毛レーザーの普及とともに，濃い肌色や毛根が深い男性のひげなどに施術対象が拡大した．これらの脱毛対象を初期機種で施術したところ，低い減毛効率，熱傷，硬毛化などの問題が生じうることが明らかになった．現在発売されている脱毛レーザー機器では，初期機種の単純な仕様を見直し，脱毛対象の多様性に対応するための数々の工夫が施されている．

多様な脱毛対象に対応する手段としては，①パルス幅の操作，②異なる波長の機種を装備，③複数波長を同時照射する機種を選択，④リスクが高い脱毛施術での十分なインフォームドコンセントと施術回避の4通りがある．

①パルス幅を長く設定すると，短波長であっても表皮温度上昇を抑制できるため，熱傷の危険性が減る．一方，パルス幅延長は毛幹温度上昇をも抑制するため，効果的な減毛を得るためには，フルエンス調整も必要である．最近のほとんどの機種において，パルス幅は術者によって変更可能である．しかし，実際は患者ごとにパルス幅とフルエンスを調整するのは煩雑であり，現場では推奨パルス幅のみを利用することが多いのではないかと思われる．

②複数の波長の機種を利用することは，多様な施術対象への対処方法として有効性が高い．とくに，1,064 nmと755 nmは互いの弱点を効果的に補い合う関係にある．これら2波長を装備する施設では，状況に応じて波長を切り替えることにより，多様な脱毛ニーズに対応することが可能である．難点は，波長ごとに別のレーザー媒体が必要なので，初期費用が高額になることである．

③複数波長同時発射もまた，②と同様，複数の波長の長所を生かす手段である．複数波長同時発射は②に比べて低額な初期費用で脱毛対象の多様性に対応できる．また，波長を切り替える手間がないのも利点である．しかし，②に比べて歴史が浅いうえ，混合の種類や比率は機種ごとに違うので，過去の文献を参考にしにくいのが難点である．

④どのような機器を装備していても，治療困難が予測される患者の施術回避はある程度仕方のない措置ではある．とくに，単一波長の機種1台で治療する場合，②，③に比べると，実質上，多様性への適応力が低い状態にあることを認識のうえ，より厳しくリスクとベネフィットを患者に説明するべきである．

ラメータ変更が可能である．

③②の結果，同一機種による施術であっても，減毛率の絶対値は文献により大きく異なる．したがって，ある論文の絶対値をもって機種の能力を論じることは避けるべきである．

④脱毛レーザーの特性や機種間を比較した論文のほとんどは2010年以前のものである．それ以降の最新機種について他機種と比較した論文はきわめて少ない．アレキサンドライトとNd:YAGの新機種は，旧機種の仕様をほぼ踏襲しており，文献で扱う機種と現在の機種の差は少ないと考えてよいが，ダイオードに関しては，現在主流の機種と旧型機種の仕様の差は大きく，臨床効果も大きく異なる．ダイオードの新機能と旧機能と比較する論文はいくつか入手できるが，新型ダイオードと他機種を比較する論文は現在までほとんど発表されていない．

患者に対する施術前の説明

施術前の詳しい説明は，使用する機種や術者の方針などでも大きく異なる．以下に要点を記す．

- 脱毛の作用機序
- 治療の期間と回数
- 術前の注意（日焼け，入れ墨など）
- 術後の注意（刺激，日光露出の禁止など）
- 随伴症状（疼痛，発赤，毛穴周囲浮腫）
- 合併症（熱傷，毛嚢炎，硬毛化，蕁麻疹など）
- 費用

治療の要点・コツ

実際の施術現場では，照射漏れがないよう，広い照射対象ではあらかじめマーカーで分割するなどして施術を開始する．術者は照射の反応を見ながら施術を行う必要があるわけだが，脱毛レーザー施術の問題の一つは，正しい照射条件で照射しているのかが施術中にわかりにくい点である．別の治療，たとえばシミのレーザー治療では，照射直後の白色化が目安となるが，脱毛レーザーでは「肉眼的に何も変化が見えない」ことが前提かつ理想である．しかも，機器がバージョンアップするに従い，ますますこの理想が実現する方向へ近づいている．さらに厄介なことに，長期的減毛効果を確認するまでには数か月かかる．

術中に効果を確認する手だてがないにもかかわらず，数か月後の脱毛の成功を確信するためには，過去の経験に頼るしかない．具体的には，同じ機器を使用する熟練者に条件を教えてもらうか，自分で慎重に多数の経験を積むことである．レーザー脱毛の選択においては，歴史が長くユーザーが多い機種が好まれるのにはこのような理由がある．

新規に開発されたレーザー装置には理論的に魅力的な仕様が搭載されているが，使用してみないと実際の安全性と効果はわからないものである．新型レーザー機器を扱う場合は，販売会社からの情報のみに頼らず，できるだけ多くのユーザーからの情報を集めて全体像を把握するほうがよい．

レーザー脱毛施術のアウトカム

レーザー脱毛の主要なアウトカムは，①長期的減毛率，②随伴症状（疼痛，軽度の毛嚢炎など），③回復可能な合併症（水疱，痂皮，硬毛化，色素沈着など），④後遺症（瘢痕，色素脱失など）があげられる．
①最も重大なアウトカムは長期的減毛率であることはいうまでもない．

②現在，高い脱毛効率を実現するためにはある程度の疼痛は仕方ないという考えが主流だが，近年の疼痛軽減への試みが成功すれば，疼痛への考え方が変わるかもしれない．
③痂皮，水疱形成，色素沈着などは，ほかのレーザー治療，たとえばシミ治療では随伴症状と見なされるが，レーザー脱毛では合併症と見なされる．
④後遺症は非常にまれであるが，起こりうるリスクとしてあげた．

満足度を上げる工夫

　脱毛レーザーは，強すぎる疼痛や合併症がなく，毎回の施術で減毛の進行が確認できる限りにおいては，満足度が高い施術である．低い減毛率や合併症が予測される施術については，あらかじめそのことを患者に知らせておくと理解を得られやすい．数多くの施術を行ううちに，予想外の合併症や減毛が進まない症例に遭遇することもありうる．そのような場合，原因を見極め，適切な処置を施すことが，患者の信頼と満足度向上を得るポイントとなるであろう．

エビデンスレベル

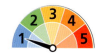

　systematic reviewや前向き研究も多く，エビデンスレベルはレベル1としてよいであろう．しかし，研究論文の大半は女性腋窩を対象にしたものである．ほかの部位については症例数が十分ではなく，患者のskin typeや毛の性質についての統一性は少ない．とくに，近年希望が多い男性のひげや上腕・背部の減毛効率には機種間差があることは，術者の間でよく知られているにもかかわらず，これらの部位における適切な波長，パルス幅，照射口径などについて十分な評価を行った論文はない．

　脱毛レーザーは今後さらに拡大が見込まれる施術である．施術対象の多様性に対応する研究成果が望まれるところである．

文献

1) Handrick C, Alster TS. Comparison of long-pulsed diode and long-pulsed alexandrite lasers for hair removal : a long-term clinical and histologic study. Dermatol Surg 2001 ; 27 : 622-6.
2) Eremia S, et al. Laser hair removal with alexandrite versus diode laser using four treatment sessions : 1-year results. Dermatol Surg 2001 ; 27 : 925-9 ; discussion 929-30.
3) Galadari I. Comparative evaluation of different hair removal lasers in skin types IV, V, and VI. Int J Dermatol 2003 ; 42 : 68-70.
4) Bouzari N, et al. Laser hair removal : comparison of long-pulsed Nd:YAG, long-pulsed alexandrite, and long-pulsed diode lasers. Dermatologic Surg 2004 ; 30 : 498-502.
5) Rao J, Goldman MP. Prospective, comparative evaluation of three laser systems used individually and in combination for axillary hair removal. Dermatol Surg 2005 ; 31 : 1671-6 ; discussion 1677.
6) Toosi P, et al. A comparison study of the efficacy and side effects of different light sources in hair removal. Lasers Med Sci 2006 ; 21 : 1-4.

7) Amin SP, Goldberg DJ. Clinical comparison of four hair removal lasers and light sources. J Cosmet Laser Ther 2006；8：65-8.
8) Khoury JG, et al. Comparative evaluation of long-pulse alexandrite and long-pulse Nd:YAG laser systems used individually and in combination for axillary hair removal. Dermatol Surg 2008；34：665-70；discussion 670-1.
9) Davoudi SM, et al. Comparison of long-pulsed alexandrite and Nd:YAG lasers, individually and in combination, for leg hair reduction. Arch Dermatol 2008；144.
10) Ormiga P, et al. Comparison of the effect of diode laser versus intense pulsed light in axillary hair removal. Dermatologic Surg 2014；40：1061-9.
11) Klein A, et al. Photoepilation with a diode laser vs. intense pulsed light：a randomized, intrapatient left-to-right trial. Br J Dermatol 2013；168：1287-93.
12) Ismail SA. Long-pulsed Nd:YAG laser vs. intense pulsed light for hair removal in dark skin：a randomized controlled trial. Br J Dermatol 2012；166：317-21.
13) Sochor M, et al. Comparison of hair reduction with three lasers and light sources：prospective, blinded and controlled study. J Cosmet Laser Ther 2011；13：210-5.
14) McGill DJ, et al. A randomised, split-face comparison of facial hair removal with the alexandrite laser and intense pulsed light system. Lasers Surg Med 2007；39：767-72.
15) Goh C. Comparative study on a single treatment response to long pulse Nd:YAG lasers and intense pulse light therapy for hair removal on skin typeⅣ to Ⅵ：is longer wavelengths lasers preferred over shorter wavelengths lights for assisted hair removal. J Dermatolog Treat 2003；14：243-7.
16) Bs B, et al. Are lasers superior to lights in the photoepilation of Fitzpatrick Ⅴ and Ⅵ skin types?：a comparison between Nd:YAG laser and intense pulsed light. J Cosmet Laser Ther 2017；19：252-5.
17) Szima GZ, et al. Comparison of hair removal efficacy and side effect of neodymium：Yttrium-aluminum-garnet laser and intense pulsed light systems（18-month follow-up）. J Cosmet Dermatol 2017；16：193-8.
18) 葛西健一郎．脱毛．渡辺晋一ほか編．皮膚レーザー治療プロフェッショナル．東京：南江堂；2013．p.206-19.
19) Ibrahimi OA, et al. Laser hair removal. Dermatol Ther 2011；24：94-107.
20) Gan SD, Graber EM. Laser hair removal：a review. Dermatologic Surg 2013；39：823-38.
21) Fayne RA, et al. Laser and light treatments for hair reduction in Fitzpatrick skin typesⅣ-Ⅵ：a comprehensive review of the literature. Am J Clin Dermatol 2018；19：237-52.
22) Hussain M, et al. A new long pulsed 940 nm diode laser used for hair removal in Asian skin types. J Cosmet Laser Ther 2003；5：97-100.
23) Garcia C, et al. Alexandrite laser hair removal is safe for Fitzpatrick skin typesⅣ-Ⅵ. Dermatol Surg 2000；26：130-4.
24) Desai S, et al. Paradoxical hypertrichosis after laser therapy：a review. Dermatologic Surg 2010；36：291-8.
25) Radmanesh M, et al. Burning, paradoxical hypertrichosis, leukotrichia and folliculitis are four major complications of intense pulsed light hair removal therapy. J Dermatolog Treat 2008；19：360-3.
26) Uyar B, Saklamaz A. Effects of the 755-nm alexandrite laser on fine dark facial hair：review of 90 cases. J Dermatol 2012；39：430-2.
27) Willey A, et al. Hair stimulation following laser and intense pulsed light photo-epilation：review of 543 cases and ways to manage it. Lasers Surg Med 2007；39：297-301.
28) Honeybrook A, et al. Long-term outcome of a patient with paradoxical hypertrichosis after laser epilation. J Cosmet Laser Ther 2018；20：179-83.
29) 西田美穂．ロングパルスアレキサンドライトレーザー全顔照射施術後に頬部の産毛の硬毛化を生じた一例．日本美容皮膚科学会雑誌 2014；24：351-5.
30) Pai GS, et al. Safety and efficacy of low-fluence, high-repetition rate versus high-fluence, low-repetition rate 810-nm diode laser for permanent hair removal：a split-face comparison study. J Cosmet Laser Ther 2011；13：134-7.
31) Braun M. Permanent laser hair removal with low fluence high repetition rate versus high fluence low repetition rate 810 nm diode laser：a split leg comparison study. J Drugs Dermatol 2009；

8：s14-7.
32) Royo J, et al. Six-month follow-up multicenter prospective study of 368 patients, phototypes Ⅲ to Ⅴ, on epilation efficacy using an 810-nm diode laser at low fluence. Lasers Med Sci 2011；26：247-55.
33) Trelles M, et al. Hair structures are effectively altered during 810 nm diode laser hair epilation at low fluences. J Dermatolog Treat 2009；21：1-4.
34) Barolet D. Low fluence-high repetition rate diode laser hair removal 12-month evaluation：reducing pain and risks while keeping clinical efficacy. Lasers Surg Med 2012；44：277-81.
35) Koo B, et al. A comparison of two 810 diode lasers for hair removal：low fluence, multiple pass versus a high fluence, single pass technique. Lasers Surg Med 2014；46：270-4.
36) Wanitphakdeedecha R, et al. A split axilla comparison study of axillary hair removal with low fluence high repetition rate 810 nm diode laser vs. high fluence low repetition rate 1064 nm Nd:YAG laser. J Eur Acad Dermatology Venereol 2012；26：1133-6.
37) Ibrahimi OA, Kilmer SL. Long-term clinical evaluation of a 800-nm long-pulsed diode laser with a large spot size and vacuum-assisted suction for hair removal. Dermatologic Surg 2012；38：912-7.
38) Halachmi S, Lapidoth M. Low-fluence vs. standard fluence hair removal：a contralateral control non-inferiority study. J Cosmet Laser Ther 2012；14：2-6.
39) Youssef NJ, et al. Long-term comparison of a large spot vacuum assisted handpiece vs the small spot size traditional handpiece of the 800 nm diode laser. J Drugs Dermatol 2017；16：893-8.
40) Ross EV, et al. Theoretical considerations in laser hair removal. Dermatol Clin 1999；17：333-55.

あとがき

　このたび，中山書店から"エビデンスに基づく"皮膚科シリーズを発刊する運びとなりました．中山書店とは『最新皮膚科学大系』を編集して以来のお付き合いで，重厚な出版姿勢で知られるので，平田社長からこのお話をいただいたときはいささか緊張しました．いま皮膚科学に限らず医学全般においてエビデンスに基づく治療が重視されるようになり，標準的治療（＝すなわち最善の治療）もガイドラインという形でエビデンスに基づいた推奨度が決められています．これは，患者さんから「私になぜこの治療を選択されたのですか」と聞かれたときに，「こういうエビデンスがあるからですよ」と即答できることが求められ，医師と患者の信頼関係の構築にも大きく寄与してきたからだと思います．

　皮膚科学の中で，アトピー性皮膚炎や乾癬などかなりエビデンスに基づく病態論が蓄積され，新規治療が発展している分野もあるので，まずアトピー性皮膚炎を取り上げましょう，と提案したのですが，「美容皮膚科」を取り上げてほしいと言われ少しばかり戸惑いました（ご心配なく，アトピー性皮膚炎は第三弾として数か月後に刊行予定です！）．それは美容皮膚科こそが最もエキスパートオピニオンが優先され（二重盲検臨床試験などできませんから），エビデンスに基づく治療からかけ離れたジャンルだと思ったからです．私は個人的には美容皮膚科診療をしていませんが，皮膚科専門医がサイエンスに基づく美容皮膚科学を継承すべきと考え，日本美容皮膚科学会を改組し，教科書も刊行し，美容皮膚科専門医制度の立ち上げにも関与しましたから，美容皮膚科診療に人並み以上の思い入れがあるのも事実です．それで，美容皮膚科を専門としない皮膚科医が，患者さんから「フィラーってどんなものでしょうか？」「レーザーをしてみたいのですが」などと訊かれたときに，自分で施術しなくても，「いま，この治療はこういう現況だから，こういうことに留意して受けられたらいいと思いますよ」と答えられるようになってほしいという意気込みでこの本を編集しました．

　共同編集者には，これまでも何度か出版を重ねてきた私の敬服する畏友・葛西健一郎先生をお迎えしました．ぶれない見識と歯に衣着せぬ発言が本書の編集方針にぴったりだと考えたからです．葛西先生を始め多くの先生方には大変な作業をお願いしてしまいましたが，苦労のあとが滲み出るような玉稿をいただき感謝しています．ゲラを拝読してそのご尽力に頭の下がる思いがしました．美容皮膚科を専門とされる先生はもちろんですが，美容皮膚科診療をされない一般皮膚科医の先生方にこそ，外来での患者さんからの質問に即答できるための「座右の書」として日々の診療に多少なりともお役に立てば編者としてこれに勝る喜びはありません．

2019年3月
平成最後の春に

編集者を代表して
宮地良樹
京都大学名誉教授

索　引

和文索引

あ

アクアフィリング　5
アシンメトリー（左右差）　26
アセチルコリン　44, 55
アセトン　164
アダパレン　158
アレキサンドライトレーザー　231, 233
アンチエイジング　181
アンドロゲン　193
　　　――受容体　195, 196
アンドロゲン受容体共役因子　196

い

イオントフォレーシス　168
異物肉芽腫　4
医薬品　183
医薬部外品　183
医薬部外品美白機能評価試験　181
医療用ウィッグ　215
インコヒーレント光　72
インターネット販売　189
インピーダンス　78
陰部脱毛　228

う

ウィッグ　211, 218
ウシ由来コラーゲン　2
梅干しジワ　46

え

エイジングケア　180
エキソサイトーシス　43
エクリン汗腺　55
エステティック（エステ）脱毛　228
エネルギーデバイス　70
エラ縮小　54

エラボトックス　59
炎症後色素沈着（PIH）　160, 176
炎症性色素斑　118, 122, 124
エンドサイトーシス　44

お

オクロノーシス　174

か

介護脱毛　228
カイネチン　188
解剖学的老化プロセス　7, 8
過酸化ベンゾイル　158
過剰充填症候群　23
下垂　25
ガミースマイル　59
カルシウムハイドロキシアパタイト製剤　4
眼瞼下垂　11
眼瞼痙攣　44
患者満足度　145, 146
眼動脈塞栓　37
肝斑　118, 120, 140, 174, 175, 176, 178
　　治療費　147
　　トラネキサム酸内服　137
顔面痙攣　44
顔面の老化　8
眼輪筋　51

き

キセノンフラッシュランプ　74
機能性化粧品　180
逆行性塞栓　37
キャビテーション　111
キャリアジェル　4
吸引型脱毛　234
球後麻酔針　39
吸収性フィラー　4, 31
球状マイクロ粒子　4
共振　75
近赤外線帯域　92

筋肉減量　61

く

クーリング　166
グリコール酸　158, 161

け

毛穴　103
痙性斜頸　44
ゲートコントロールセオリー　78
化粧品　183
血管塞栓　35
　　――事故　35
毛の処理法　220
ケミカルピーリング　158, 168
　　ガイドライン　141, 160
　　効果　189
　　薬剤深達度分類　159
ケラチノサイト　119, 123, 140
　　異常――　128
ケロイド　226
健康被害　228

こ

効果減弱　52
咬筋　63, 65
格子パターン投影法　181
高周波（RF）　71, 74, 77, 92, 93
抗シワ機能性製剤　185
抗シワ化粧品　180, 182, 189
口唇ヘルペス　168
光線性花弁状色素斑　127
光速　71
後天性真皮メラノサイトーシス（ADM）　118, 119, 127, 134, 140
高度管理医療機器　5
高密度焦点式超音波（HIFU）　75, 85
硬毛化　233
コールドパック　233
小顔　30, 62
小ジワ　3, 12, 14, 103

索　引

　　　ケミカルピーリング　167
小鼻縮小効果　30
コヒーレント光　72
コラーゲン　6, 92, 93, 94
コラーゲン製剤　2
コリン作動性神経　55
ゴルゴライン　18

さ

サーマクール　78
細胞調整因子　187
痤瘡　158, 160, 165
痤瘡瘢痕　105
サリチリズム　168
サリチル酸　159, 161, 164
サンスクリーン製品　181
三フッ化メチルバリルプロリルバリ
　　ルテレフタロイルグリシンナトリ
　　ウム　188

し

紫外線　118, 119
　　──曝露　118
色素異常症　178
色素沈着　122, 176, 178
色素斑　118, 137, 178
　　炎症性──　118, 122, 124
支持靱帯　9, 10, 90
湿潤療法　131
失明　35, 36, 37
シナプス小胞　43
刺入式フラクショナル高周波　108
ジヒドロテストステロン（DHT）
　　195, 199
脂肪コンパートメント　10
シミ　118
　　ケミカルピーリング　166
自毛植毛術　209, 218
雀卵斑（そばかす）　118, 119, 172,
　　178, 180
遮光　118, 123, 142, 144
周波数　71
皺眉筋　48
ジュール熱　75, 77, 109
小斑性　135
植物性抗酸化剤　186
植物成長ホルモン　188

植毛術　209
植毛ロボット　209
女性型脱毛症（FPHL）　193, 202,
　　203, 213, 215
脂漏性角化症（SK）　119, 127, 131
　　治療費　132
シワ　7, 10, 14, 18, 23, 70, 105
　　埋め立て　16
　　グレード　181, 182
　　重症度　45
　　前額部　46
　　眉間　48
　　目尻　49
神経再生　44
人工毛植毛（術）　210, 218
深層脂肪　18
真皮　159
真皮膠原線維　79
真皮メラノサイト　120, 134
真皮メラノサイトーシス　134
深部脂肪　15
蕁麻疹　226
シンメトリー（左右対称性）　23, 24

す

スキンリジュビネーション　67
スポットピーリング　165

せ

赤色LED　202, 208, 218
積極的無治療　123
セルライト　83
扇状刺入法　17
選択的骨吸収　8
選択的熱融解理論　223
剪断波　75
前頭筋　47

そ

創傷治癒機転　11, 78, 89, 158
僧帽筋　64
そばかす　118, 119, 172, 178, 180
疎密波　72

た

ターンオーバー　123, 185
　　表皮　187
ダイオードレーザー　93, 231, 233
対称性真皮メラノサイトーシス
　　（SDM）　119
タイトニング　67
ダウンタイム　70, 107, 110
多汗症　54, 55, 56
　　腋窩──　59
　　施術ポイント　57
脱法行為　228
脱毛症　211
脱毛法　220
脱毛レーザー　221, 223, 232
　　機器　231, 235
　　治療費　228
縦ジワ　50
縦波　71
多嚢胞性卵巣症候群（PCOS）　227,
　　233
多発性老人斑　142, 151
たるみ　9, 10, 14, 70, 76, 85
　　治療　97
単極型高周波　77, 78
炭酸ガスレーザー　105, 124, 128,
　　130
男性型脱毛症（AGA）　192, 197,
　　203, 211
短波長　71

ち

遅延型アレルギー反応　2
蓄熱型脱毛　234
遅発性異物肉芽腫　4
遅発性両側性太田母斑様色素沈着
　　（ABNOM）　119
超音波　75
長期的減毛効率　231
長波長　71
治療費　139
　　肝斑　147
　　脂漏性角化症（SK）　132
　　脱毛レーザー　228
　　ノーダウンタイムのレーザー治
　　　療　154
　　ボツリヌス毒素注射　60

243

索引

老人性色素斑　132
　　ADMのレーザー治療　139
チンダル現象　14, 19

て

低出力レーザー　202, 208, 218
低フルエンス照射法　234
低フルエンスピコ秒レーザー　150
テストステロン　193, 195, 199
デフォーカス　131
デュタステリド　200, 201, 205, 217
電磁波　71
テンティング　68

と

トラネキサム酸　175, 176
　　──内服　120, 125, 140, 144, 175
トランスデューサー　85
トリクロロ酢酸（TCA）　159, 162, 165
トレチノイン（Tr）　123, 129, 140, 175, 176

な

ナーブロック®　54, 55

に

にきび　158, 165, 166, 168
ニコチン酸アミド含有製剤　187
二次無効　52
日光黒子　119

の

脳梗塞　37
ノーダウンタイム治療　128, 149, 151, 152
　　　治療費　154

は

ハーフJessner液　165
バイオスティミュレーター　29, 32
ハイドロキノン（HQ）　120, 123,
129, 140, 173, 174, 176
白斑　122, 142, 147
　　高濃度ハイドロキノンクリーム　174
剝皮的フラクショナル高周波　107
剝皮的フラクショナルレーザー（AFL）　106
波長　71
発光ダイオード（LED）　168
発振素子　85
発毛中枢　221, 223
バルジ領域　223
パルス幅　221, 222, 223, 235
瘢痕形成　95, 168
晩発性トラブル　5

ひ

ヒアルロニダーゼ　38, 39
　　──製剤　4
ヒアルロン酸　5, 7
　　──製剤　3, 31, 35
ヒアルロン酸混合アクリルハイドロジェル　5
ピークパワー　73
ピーリング剤　164, 166
皮下出血　91
光吸収率　73
光切断法　181
光治療　124, 128
光老化　160
引き締め効果　78, 79, 87, 89, 92
非吸収性フィラー　4
ピコトーニング（PT）　148
ピコ秒レーザー　110, 115, 120, 122, 124, 128, 129
　　フラクショナル──　112
鼻根筋　48
ビタミンC　168
ビタミンC誘導体　172
ビタミン系抗酸化剤　186
ヒトコラーゲン製剤　15, 19
美白剤　120, 172, 176
　　外用──　129
非剝皮的フラクショナルレーザー（NAFL）　106
腓腹筋　63
びまん性　135
眉毛下制筋　48

日焼け　178, 226
表情筋　11
表情シワ　14, 21, 42, 44, 48
　　眉間　50
表皮　159
表皮ケラチノサイト　127
表皮メラニン　120
表皮メラノーシス　123
表皮メラノサイト　140

ふ

フィナステリド　199, 200, 201, 205, 206, 215, 217
フィラー　2
　　吸収性──　4, 31
　　　　──製剤　23, 2
　　　　──注入　7, 23, 26
　　非吸収性──　4
　　リスクエリア　36
フィラー塊　32
フェイスライン　66
フェイスリフト　90
福祉用具心理評価スケール（PIADS）　212
ブタ由来コラーゲン　3
フラクショナル焼灼　87
フラクショナル治療　110, 111
フラクショナルピコ秒レーザー　112
フラクショナルレーザー　105, 114, 125, 150, 151
プラズマ　111
プラスミン　125
フルエンス　130, 137, 141, 149, 153, 221, 222

へ

ヘモグロビン　101

ほ

豊胸術後のしこり　32
ほうれい線　9, 15, 16, 31
ボーラス注入　15, 21
ボツリヌス毒素（ボツリヌストキシン）　42, 54, 61
　　──製剤　42

索引

―――注射　11
治療費　60
ボトックス®　42, 43, 54, 55, 59, 61, 67
ボトックスビスタ®　44, 45, 55, 59, 61
ポリアクリルアミドハイドロゲル　5
ポリカプロラクトン（PCL）　3, 4
堀母斑　119
ボリュームロス　25, 28

ま

マイクロコラーゲン　188
マイクロボトックス　59, 67
マクロファージ　4
マトリキシル　188
マリオネットライン　9, 15, 17
マルチレイヤー　87
慢性過刺激性炎症性色素沈着症　120
マンデル酸　169

み

眉間の表情シワ　50
ミノキシジル　201, 208
外用液　217
内服薬　217

め

メラニン　72, 73, 92, 101, 140, 221, 233
生成　172, 180
表皮―――　120
毛幹―――　222
メラニン細胞刺激ホルモン（MSH）　175
メラノサイト　172, 174
表皮―――　140
真皮―――　120, 134
メラノサイトーシス　134
真皮―――　134
メラノサイト活性化阻害　173
メラノソーム　175
面皰　158

も

毛包単位　209
網膜中心動脈　37

や

薬機法　180

ゆ

誘電加熱　77, 82

よ

横ジワ　50
横波　71

ら

ラジオ波　77
ラベンダー水ガーゼ　166

り

リアップ®　208
リスクエリア　36
リフトアップ　16, 21, 67, 68, 88
リモデリング　78, 79
粒子（フォトン）　72

る

ルースニング　67

れ

冷却　166
レーザー　72, 100
発振時間と呼称　110
レーザー光　221, 222
レーザー脱毛　220, 220, 224, 225, 226, 237
レーザートーニング（LT）　122, 141, 142, 147, 150
レーザーフォーカス法　181
レーザーリサーフェイシング　105
レチノイド　175
レチノイン酸　174, 185

レチノール　185

ろ

老人性色素斑　118, 119, 120, 127, 176, 178
治療費　132
老人斑　119, 128
多発性―――　142
ロドデノール　178
ロングパルスNd:YAGレーザー　102
ロングパルスアレキサンドライトレーザー　102
ロングパルス色素レーザー　101
ロングパルスレーザー　73, 100, 114, 124, 128, 131, 149

わ

若返り　67, 158, 168

数字・ギリシャ文字

5α-還元酵素　195
特異的阻害薬　199
5α-還元酵素阻害薬　201
前立腺癌　207
50％致死量（LD_{50}値）　44
α-ヒドロキシ酸（AHA）　158, 161

欧文索引

A

A型ボツリヌス毒素　43
ABNOM（acquired bilateral nevus of Ota-like macules）　119
Accent® XLi　81
ADM（acquired dermal melanocytosis）　118, 119, 127, 134, 140
レーザー治療の治療費　139
AFL（ablative fractional laser）　106
AGA（androgenetic alopecia）

245

192, 197, 203, 211
　　整容的満足　213
　　重症度　212
AHA（α-hydroxy acid）　158, 161
androgen axis　195
aspiration test　38
atRA（オールトランスレチノイン酸）　175

B

BDDE（1,4-butanediol diglycidyl ether）　3
bio-stimulator　3, 29, 32
BSE（牛海綿状脳症）　2

C

CEマーク　5
Choi 式　209

D

deep medial cheek fat　18
deep peeling　159
dermatologic regression　101
dihydrotestosterone（DHT）　195, 199
dimple　17

E

electro-optical synergy　92
ELOS technology　92
　　機器　94, 95
ePlus　93
Er:YAG レーザー　124, 128

F

fanning 法　17
female pattern hair loss（FPHL）　193, 202, 203, 213, 215
　　ウィッグの PIADS 平均　215
ferning 法　15
fine lines　14
Fitzpatrick skin type　226
fold　14
follicular miniaturization　192

follicular stem cell（FSC）　223
follicular unit　209
follicular unit transplantation（FUT）　209
fossa　14, 19
frosting　163, 165, 168

G

groove　14, 19

H

Hamilton-Norwood 分類　193, 194, 212
　　重症度と PIADS　214
heat shock protein（HSP）　82
HIFU（high intensity focused ultrasound）　75, 85
HQ（hydroquinone）　120, 123, 129, 140, 173, 174, 176

I

immediate whitening phenomenon（IWP）　130
IPL（intense pulsed light）　71, 74, 92, 120, 131, 150, 220
IPL 脱毛　220, 224
ISAPS（International Society of Aesthetic Plastic Surgery）　38

J

Jessner 液　159, 162, 165

L

laser toning（LT）　122, 141, 142, 147, 150
LED（light emitting diode）　168
line　14
LIOB（laser induced optical breakdown）　111
loose areolar connetive tissue　21

M

marionette line　15

MASI（Melasma Area and Severity Index）　176
maxillary ligament　15
medium depth peeling　159
melanocyte-stimulating hormone（MSH）　175
MI（Melanin Index）　176
midcheek groove　18, 27
Minor 法　56
MKS-518　173

N

NAFL（non-ablative fractional laser）　106
nasolabial cheek fat　15, 16
nasolabial fold　15
Nd:YAG レーザー　100, 101, 102, 129, 141, 233
non ablative skin rejuvenation　100

O

optical window　221
orbicularis retaining ligament（ORL）　10, 12
over filled syndrome　23

P

PAF（platysma-auricular fascia）　17
paradoxical hypertrichosis　233
patterned hair loss　192
PCL（ポリカプロラクトン）製剤　4
photothermal heating　101
PIADS（psychosocial impact of assistive device scale）　211
PIH（postinflammatory hyperpigmentation）　130, 137, 160
polycystic ovary syndrome（PCOS）　227, 233
POMC（proopiomelanocortin）　175
PRX-T33®　163, 165, 167

Q

Qスイッチ Nd:YAG レーザー　102, 122
Qスイッチアレキサンドライトレーザー　129
Qスイッチルビーレーザー　124, 129, 138
Qスイッチレーザー　73, 100, 120, 128, 135, 152
Q-YAG レーザー　150

R

radiative 式高周波　77, 81
rejuvenation　67, 158, 168
RF（radiofrequency）　71, 74, 77, 92, 93

S

SDM（symmetrical dermal melanocytosis）　119
SK（seborrheic keratosis）　119, 127, 131
skin-tightening　78, 79, 87, 89, 92
SMAS（superficial musculoaponeurotic system）　9, 21, 86, 87
SMASectomy　87
SNAP-25kDA　43
SOOF（suborbicularis oculi fat）　11, 12, 20
　　lateral――　18
　　medial――　18
superficial peeling　159

T

TCA（trichloroacetic acid）　159, 162, 165
tear trough　18, 19, 27
Thermage®　78
thermal relaxation time（TRT）　224
Titan　93
Tr（tretinoin）　123, 129, 140, 175, 176
transepidermal water loss（TEWL）　181
triple combination cream　124, 174
turkey neck　68
turn over　175

V

vellus transformation　192
very superficial peeling　159
wrinkles　14

Z

zygomatic ligament　13

中山書店の出版物に関する情報は，小社サポートページを御覧ください．
https://www.nakayamashoten.jp/support.html

エビデンスに基づく美容皮膚科治療

2019年6月17日　初版第1刷発行ⓒ　　〔検印省略〕

編集　───　宮地　良樹
　　　　　　葛西　健一郎

発行者　───　平田　直

発行所　───　株式会社 中山書店
　　　　〒112-0006 東京都文京区小日向4-2-6
　　　　TEL 03-3813-1100（代表）　振替 00130-5-196565
　　　　https://www.nakayamashoten.jp/

装丁　───　花本浩一（麒麟三隻館）

印刷・製本　──　三報社印刷株式会社

Published by Nakayama Shoten Co.,Ltd.　　　Printed in Japan
ISBN 978-4-521-74760-6
落丁・乱丁の場合はお取り替え致します

本書の複製権・上映権・譲渡権・公衆送信権（送信可能化権を含む）
は株式会社中山書店が保有します．

JCOPY ＜(社)出版者著作権管理機構 委託出版物＞
本書の無断複写は著作権法上での例外を除き禁じられています．複写される場合は，そのつど事前に，(社)出版者著作権管理機構（電話 03-5244-5088, FAX 03-5244-5089, e-mail: info@jcopy.or.jp）の許諾を得てください．

本書をスキャン・デジタルデータ化するなどの複製を無許諾で行う行為は，著作権法上での限られた例外（「私的使用のための複製」など）を除き著作権法違反となります．なお，大学・病院・企業などにおいて，内部的に業務上使用する目的で上記の行為を行うことは，私的使用には該当せず違法です．また私的使用のためであっても，代行業者等の第三者に依頼して使用する本人以外の者が上記の行為を行うことは違法です．

Textbook of Modern Dermatology

簡潔な説明文と2,000点超の写真＋図表で最新の皮膚科学を熱く解説！

あたらしい皮膚科学

もっともっとあたらしい

お待たせしました！

第3版

「簡潔な記述」「多くの臨床・病理写真」「国際的に通用する疾患分類」など，初版からの編集方針を守り，最新の情報に基づいて全面的に見直した待望の第3版！皮膚科学を学ぶ学生だけでなく，研修医や一般臨床医，皮膚科専門医にも役立つ，これからの時代に必携のテキストです．

著●**清水　宏**（北海道大学医学部皮膚科教授）

第3版の改訂ポイント

▶臨床・病理写真，模式図，表を，あらたに約250点収載
教育的に質の高い写真や新しい知見を反映した図表を追加・差替え掲載し，疾患像へのより深い理解を助ける．

▶最新の疾患概念・診断基準・治療法に対応
乾癬，悪性黒色腫（メラノーマ），生物学的製剤など多数に言及．

▶最新の国際的な疾患分類・病名，新しい疾患を取り上げた
血管炎，皮膚筋炎，表皮水疱症，掌蹠角化症，自己免疫性疾患，悪性リンパ腫，間葉系悪性腫瘍など．

▶難しい漢字，英語がルビ（読み方）つきで自信をもって読める
「落屑」「疣贅」「Celsus禿瘡」などの皮膚科特有の用語のほか，「睫毛」などの一般的な医学用語にも対応．

▶医師国家試験出題レベルの重要疾患に★マーク
★マークの勉強で医師国家試験，本書1冊を読み込むことで皮膚科専門医試験にも完璧対応．

B5変型判／並製／4色刷／640頁
図・表・写真2,046点
定価（本体7,800円＋税）
ISBN978-4-521-74581-7

中山書店　〒112-0006　東京都文京区小日向4-2-6　TEL 03-3813-1100　FAX 03-3816-1015
https://www.nakayamashoten.jp/